EDDA GRABAR, ULRICH BAHNSEN
Das Ende aller Leiden

Titel auch als Hörbuch erhältlich

Edda Grabar
Dr. Ulrich Bahnsen

DAS ENDE ALLER LEIDEN

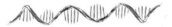

Wie **RNA-Therapien** die Behandlung von **Krebs, Herzkrankheiten** und **Infektionen** revolutionieren

QUADRIGA

Dieser Titel ist auch als Hörbuch und E-Book erschienen

Die Bastei Lübbe AG verfolgt eine nachhaltige Buchproduktion. Wir verwenden Papiere aus nachhaltiger Forstwirtschaft und verzichten darauf, Bücher einzeln in Folie zu verpacken. Wir stellen unsere Bücher in Deutschland und Europa (EU) her und arbeiten mit den Druckereien kontinuierlich an einer positiven Ökobilanz.

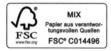

Originalausgabe

Copyright © 2022 by Bastei Lübbe AG, Köln

Textredaktion: Dr. Matthias Auer, Bodmann-Ludwigshafen
Umschlaggestaltung: Massimo Peter-Bille unter Verwendung einer Illustration von © onot/shutterstock
Satz: hanseatenSatz-bremen, Bremen
Gesetzt aus der Adobe Garamond Pro
Druck und Einband: GGP Media GmbH, Pößneck

Printed in Germany
ISBN 978-3-86995-116-4

5 4 3 2 1

Sie finden uns im Internet unter quadriga-verlag.de
Bitte beachten Sie auch: lesejury.de

Inhaltsverzeichnis

Ein Wort zuvor	**9**
Kapitel 1	
Die Entdeckung der RNA	**13**
Francis Crick, James Watson und ihre (fast geklaute) Entdeckung der DNA-Helix	13
mRNA – oder wie das Gen in die Zelle kommt	18
Im Maschinenraum des Lebens	19
Der Code des Lebens	22
1962 – das Jahr der RNA	25
Ursprung und Akteure des Lebens: die RNA	27
Alles Nonsens – der große Irrtum der Wissenschaft	28
Kapitel 2	
Von Fehlern und von Wundern –	
der mühsame Weg zum Erfolg	**31**
Der Traum von einer anderen Therapie	33
Ein folgenschwerer Fehlversuch – oder: wie die mRNA-Impfung entstand	36
Viele Wege führen zum Erfolg – das RNA-Zeitalter beginnt	41
Herr Rossi sucht das Glück – und Moderna entsteht	42
Ein Paar – eine Mission – BioNTech: die Suche nach der individuellen Krebstherapie	44
Der Durchbruch der mRNA	50

Kapitel 3
Der Weg zur individuellen Therapie:
Wie mRNA-Therapien den Kampf gegen den
Krebs verändern **57**

Krebs – der uralte Traum von der Heilung 60

Fehler der Natur: Wie entsteht Krebs? 64

Der Krebs und das Immunsystem 71

Eine Dekade der Krebstherapien – aber nicht für alle 74

Wie mRNA-Therapien das Immunsystem gegen
Krebs mobilisieren 79

Tuning für Immuntherapien 83

Noch mehr neue Therapien 85

Alte Therapien, ganz neu – mRNA statt Antikörper 87

Kampf gegen die Metastasen 89

Kapitel 4
Das unterschätzte Molekül **93**

Das Schweigen der Gene 94

Die erste RNA-Therapie – RNA ist viel mehr als die
kleine Schwester der DNA 102

Der Kampf gegen Muskelschwäche 110

Das Schrumpfen der Nervenzellen 115

Eine zweifelhafte Therapie – keine Rettung für
Duchenne-Kranke 123

Die eigene Krankheit erforschen 129

Kapitel 5
RNA-Therapien bekämpfen die Volkskrankheiten **133**

Mit Cholesterin-Senkern zum Milliardengeschäft 140

Winzige Abfangjäger gegen Herzschwäche 148

Die Geheimsprache des Körpers 159

Alzheimer – k(l)eine Hoffnung im Kampf gegen
die Zersetzung im Hirn 161

Parkinson – das große Zittern 166

Huntington – wenn aufgeblähte Gene das Gehirn
zerstören 172

Kapitel 6
Auf Leben und Tod – die Zukunft der RNA-Medizin **178**

Der Kampf gegen Mikroorganismen und Viren –
die neuen Impfungen 180

Die nächste Generation 182

Das Ende der Grippe? 185

Gekrönt und gefährlich – die Historie der Coronaviren
und zukünftige Schutzstrategien dagegen 189

Jahrtausend-Parasit – Malaria 194

Die Seuche aus der Blutkonserve – Hepatitis C 199

Das infizierte Immunsystem – Aids 206

Kapitel 7
(K)ein Versprechen auf ewige Jugend   **214**

Die Heilung der Gene   214

Edits – wie mRNA auch das Erbgut verändert   220

Ewige Jugend – wie RNA eine Utopie Wirklichkeit
werden lässt   228

Das Mäuse-Wunder   234

Ein Wort zum Schluss   **242**

Quellenverzeichnis   **244**

Ein Wort zuvor

RNA – diese drei Buchstaben bedeuten heute nicht weniger als die Rettung der Welt. Das Kürzel ist zum Synonym für eine Art von Impfung geworden, die uns vor einer der schlimmsten Katastrophen der letzten Jahrzehnte bewahrt: der Corona-Pandemie. Mehr als fünf Millionen Menschen hat das Virus inzwischen getötet. Der Impfstoff eines deutschen und eines US-Unternehmen haben noch Schlimmeres verhindert.

Die Abkürzung steht für Ribonukleinsäure (engl. ribonucleic acid). Wir haben gelernt, dass sie die Bauanleitung für den Impfstoff enthält. Und dass unsere Zellen diese Bauanleitung verstehen. Dass sie sie nutzen, um unser Abwehrsystem gegen eine Infektion mit dem richtigen Virus zu wappnen. Das kommt uns so einfach über die Lippen. Aber ist es nicht unglaublich? Einem Gerüst aus Phosphor-, Zucker- und Nukleinbausteine gelingt es, unseren gesamten Körper vor einer Bedrohung zu warnen!

Denken Sie dann auch an Ihre Schulzeit zurück? In der Sie gelernt haben, dass mRNAs, die Boten des Erbguts sind. Die die Informationen der Gene in für die Zelle nützliche Proteine umsetzen. Und fragen Sie sich inzwischen, ob das wirklich alles war, wenn doch dieses kleine Molekül, so viel einzuleiten vermag? Dann liegen Sie richtig. Denken Sie größer! Viel größer! Und begeben Sie sich mit uns auf eine großartige Entdeckungsreise in die Welt der Ribonukleinsäuren.

Diese kleinen Moleküle sind viel mehr als nur die Boten. Sie sind – wenn man die Analogie wagen darf – die Apps unserer Hardware DNA. Ohne die wir mit der ganzen Information, die in unserem Erbgut gespeichert vorliegt, nichts anfangen könnten. Unser Genom enthält alle Daten, die wir benötigen, um geboren zu werden, aufzuwachsen, am Leben zu bleiben, Kinder zu zeugen und am Ende zu sterben. Aber ohne die RNA bliebe es stumm. So wie das Handy ohne Messengerdienste.

Die Moleküle sind die Grundlage des Lebens. Sie existierten bereits vor mehr als vier Milliarden Jahren. Und erst in jenem Augenblick, in dem sie sich zusammentaten, konnten Mikroorganismen und Bakterien entstehen, der Ursprung für die Vielfalt unseres Lebens.

Und auch Sie, liebe Leserin, würden ohne die kleinen Moleküle dies nicht lesen. Denn schon in den ersten Stunden nach der Zeugung, dann, wenn sich entscheidet, dass Sie ein Mädchen, kein Junge werden, retten RNAs Ihr Überleben. Unmittelbar nach der Befruchtung schalten eben jene RNA-Moleküle eines Ihrer zwei X-Chromosomen ab, die Sie bekanntlich besitzen und sorgen so dafür, dass Sie zu einem Menschen, einer Frau, werden. Das Phänomen der X-Inaktivierung hat die britische Wissenschaftlerin Mary Frances Lyon bereits 1962 postuliert. Dass dabei zwei RNAs die entscheidende Rolle spielen, haben Wissenschaftler erst ab den 1990er Jahren nach und nach erkannt.

Von dem Moment der Befruchtung sind sie also da, die RNAs. Steuern, das was wir für unser Leben brauchen. Sie überbringen, regulieren, schalten ab oder ein. Spätestens als zwei amerikanische Forscher namens Craig Mello und Andrew Fire durch Zufall entdeckten, dass RNA-Moleküle die Bildung von Proteinen unterbinden können, ist klar: RNAs sind nicht nur Boten. Sie sind eine geheime Sprache der Natur, derer sich der Körper bedient – und sogar Pflanzen, indem sie RNA-Moleküle ins Erdreich abgeben, die von Artgenossen wieder aufgenommen werden.

Was aber passiert, wenn die Botschaften fehlerhaft sind? Die falschen Anweisungen überbracht werden? Dann kann ein System leicht aus den Fugen geraten. Liegt der Fehler bereits in der Hardware, den Genen, können schwere Erbkrankheiten resultieren. Sind die Apps defekt, kann der Stoffwechsel entgleisen.

Die ganze Macht dieser kleinen Moleküle verstehen Wissenschaftler nun immer besser. Und sie finden Wege sie zu nutzen – für neue Impfstoffe: gegen HIV, gegen Malaria oder Hepatitis C. Bereits heute helfen RNA-Therapien gegen gefährlich hohe Cholesterinspiegel im Blut. Die Steuerung dieser kleinen Moleküle kann zur wichtigen Waffe gegen Herzkrankheiten wie die chronische Herzschwäche oder Krebs werden. Gerade erst haben Wissenschaftler festgestellt, dass bestimmte RNAs an so schrecklichen Erkrankungen wie AlS entscheidend beteiligt sind – das Leiden, dem auch der berühmte Physiker Stephen Hawking zum Opfer fiel.

Tausende schwere Erbkrankheiten sind bis heute ohne jede Therapie geblieben. Aber nun verspricht eine neue RNA-Technologie Heilung: Mit »Base-Editors« können Wissenschaftler die Fehler in den Botenmolekülen beheben. Sie können ganz präzise die Fehler der Natur reparieren. Für Millionen schwerkranker Menschen können sie – wenn sich die Aussichten bewahrheiten – endlich Hilfe bringen.

Die mRNA-Impfungen haben gezeigt, dass es funktionieren kann. Sie machen den Weg frei für RNA-Therapien. Die Aussichten sind so fantastisch, dass selbst das angesehene New England Journal of Medicine im Oktober 2021 schwärmte: »Die RNA-Revolution hat gerade erst begonnen«. Und sie hat in Deutschland begonnen. Lassen Sie sich also mitnehmen auf eine Reise in die Zukunft der Medizin.

Kapitel 1
Die Entdeckung der RNA

Francis Crick, James Watson und ihre (etwas geschummelte) Entdeckung der DNA-Helix

Das Cavendish Laboratory der Universität befand sich 1953 noch in einem Gebäude an der Free School Lane im britischen Cambridge. Das bescherte »The Eagle«, einem nahegelegenen typisch britischen Pub, holzvertäfelt und kuschelig eng, zuverlässig gute Einnahmen. Viele Wissenschaftler des Instituts trafen sich dort zum Lunch – plauschten über ihre Forschung und noch viel lieber übereinander. Der 1667 zunächst als Kutschenstation gegründete Pub hatte dabei mit der Zeit eine Art zweites Leben als informeller wissenschaftlicher Debattierclub gewonnen. Man trank, aß und stritt sich genüsslich. Die wenigsten Gäste ahnten, dass die folgenden Jahre eine Flut aufregender Entdeckungen bringen und als die »goldene Ära der Molekularbiologie« in Erinnerung bleiben sollten.

Zu den Stammkunden im Eagle gehörten auch zwei bis dato gänzlich unbekannte und weitgehend erfolglose Forscher namens Francis Crick und James D. Watson. Der Amerikaner Watson war zu dieser Zeit ein noch junger Nachwuchswissenschaftler, der deutlich ältere Crick ein eher glückloser Physiker, der sich mit 36 Jahren noch immer mit seiner Doktorarbeit abmühte – und auch sonst nichts von Bedeutung verfasst hatte. »Seit 35 Jahren hat Francis nun schon ununterbrochen geredet, und bisher ist so gut wie nichts von entscheidendem Wert dabei herausgekommen«, soll sein Chef in Cambridge augenzwinkernd über ihn gesagt haben. Dennoch mangelte es den beiden keineswegs an Selbstbewusstsein. Wenn sie auch ihre eigene Forschungsarbeit nicht vorantrieben, so tüftelten und philosophierten sie doch übermütig und fühlten sich über andere erhaben. Nach dem 28. Februar 1953 spielten ihre wenig beeindruckenden bisherigen Leistungen allerdings keine Rolle mehr. Ab dem einen Moment nämlich, als Crick sich vom Mittagstisch erhob, eine Zeichnung hochhielt, die beide gerade auf ein Blatt Papier gekritzelt hatten, und in den Gastraum rief: »Gentlemen, ich und Jim haben das Geheimnis des Lebens entdeckt!«

Diese Unterbrechung ihres Mittagessens werden die anwesenden Gäste im Eagle wohl nie vergessen haben. Denn kurz darauf, am 25. April, veröffentlichte das renommierte Fachjournal *Nature* die Entdeckung der beiden Forscher auf nur einer Seite. Es waren gedruckt knapp 900 Wörter; der Titel: *Die Struktur unseres Erbmoleküls, die DNA-Doppelhelix*. Berühmt wurde der mit reichlich britischem Understatement formulierte Schlusssatz ihres Artikels: »Es ist unserer Aufmerksamkeit nicht entgangen, dass die spezifische (Basen-)Paarung, die wir postulieren, unmittelbar einen kopierenden Mechanismus für das Erbmaterial nahelegt.«

Das war es, was in den vorhergehenden fünf Jahre Biologen, Chemiker und Physiker in ihren Bann gezogen hatte. Ein Erbmolekül ja, aber was sollte dies sein, und wie sollte es so auf sich teilende Zellen übertragen werden, dass alle Nachkommen die identische Information erhielten? Wie konnte das funktionieren?

Was Watson und Crick vorschlugen, war brillant: Das Erbgut gleicht einer verdrillten Strickleiter der DNA – mit Seilen aus Zucker- und Phosphatresten und Sprossen, die von je zwei »verliebten« Molekülen gebildet werden. Die berühmten Basen A (Adenin) und T (Thymin) sowie C (Cytosin) und G (Guanin) sind eng verbunden über elektrochemische Kräfte. Diese Spirale aus Molekülen bildet die Grundlage des Lebens. Es war der lang gesuchte perfekte Kopiermechanismus, mit dem Zellen ihr Erbmaterial verdoppeln, bevor sie sich teilen. Wenn beide Teile der Strickleiter sich trennen, bildet jeder Strang eine Vorlage für den anderen. Das erklärt das Wunder der Vermehrung und des Wachstums, bildet das Fundament der Molekularbiologie, wie wir sie heute kennen – und der Technologie, der wir heute die besten Impfungen gegen das Coronavirus verdanken.

Aber schauen wir noch ein wenig zurück: Der Coup, der Watson und Crick gelang, hatte einen kleinen, aber nicht unerheblichen Schönheitsfehler. Einen, der sich immer wieder durch die Wissenschaftsgeschichte zieht und selbst vor unserem kleinen Molekül, um das sich in diesem Buch alles drehen soll, der RNA, nicht haltmacht. Meist ganz bewusst, manchmal unabsichtlich verzerren die Protagonisten selbst oder die Historiker die Tatsachen. In diesem Fall ist es die Frage, wie viel Watson und Crick eigentlich selbst zu ihrer Entdeckung beigetragen haben. Experimente im Labor haben sie jedenfalls selbst nicht durchgeführt, um der DNA auf die Schliche zu kommen. Die beiden institutsbekannten Hallodris konnten aber bereits auf das recht umfangreiche Wissen anderer zurückgreifen. Keineswegs waren sie, wie manchmal fälschlicherweise kolportiert, die Entdecker der DNA.

Das fädige Erbmolekül hatte der Schweizer Biochemiker Friedrich Miescher bereits 1869 bei der Untersuchung von Wundeiter in weißen Blutzellen gefunden – ausgerechnet in Tübingen, nur ein paar hundert Meter von dem Ort entfernt, wo ein gewisser Ingmar Hörr, der die – inzwischen gebräuchliche – Schreibung seines Nachnamens später in »Hoerr« abänderte, »weil die Engländer und Amerikaner einfach mit dem ›ö‹ nicht klarkommen«, ziemlich genau 130 Jahre später »aus Versehen« die mRNA-Impfung neu erfinden wird. Miescher allerdings stand nicht in einem hochtechnisierten Labor, wo ihm Doktoranden assistierten – er musste sich weitaus schlichter mit der umgebauten Küche des einstigen Schlosses Hohentübingen zufriedengeben. Zwischen Waschzubern untersuchte er dort die Bestandteile des gerade erst entdeckten Zellkerns (Nucleus) und nennt die glibberige weiße Substanz, die er daraus isoliert hatte, schlicht Nuclein. Kurz darauf gelang es deutschen Wissenschaftlern, die vier Basen zu identifizieren, 1929 stieß der russische Biochemiker Phoebus Levene auf die Zucker- (Desoxyribose) und die Phosphorsäure, an denen die Basen kleben. Aus dem Nuclein wurde endgültig die Nukleinsäure. Nur drei Jahre vor Watson und Cricks Postulat entdeckte der Chemiker Erwin Chargaff die »verliebten Moleküle«, sprich die Regel der Basenpaarung – er stellte fest, dass sich immer T mit A und G mit C über elektrochemische Anziehungskräfte paaren; sie sind komplementär zueinander wie die Farben: Rot und Grün oder Blau und Gelb.

Watson und Crick spielten aber nicht nur mit fairen Mitteln, bevor sie schließlich das internationale Wettrennen um die Struktur der Doppelhelix für sich entschieden. Jeder wusste: Wer das Rätsel lösen würde, dem wäre der Nobelpreis gewiss. Und so freundeten sie sich mit Peter Pauling an, dem Sohn des berühmten Proteinchemikers und Friedensaktivisten Linus Pauling, der in den späten 1930er Jahren erklären konnte, wie das Hämoglobin in unseren roten Blutkörperchen den Sauerstoff aufnimmt und durch den Körper transportiert. Seinen Sohn hatte Pauling Anfang der 1950er Jahre auf Europareise geschickt, die ihn auch ans Cavendish Laboratory führte, und bei ihm erhaschten sie einen Blick auf ein noch unveröffentlichtes Manuskript seines Vaters. Dort erkannten sie eine schraubenförmige zweikettige Spirale, die allerdings einen ziemlich offensichtlichen Fehler aufwies: Pauling hatte die Ketten falsch verknüpft.

Noch zweifelhafter aber gingen sie mit der damals wohl größten Koryphäe der Röntgenstrukturanalyse um. Watson und Crick hatten Rosalind Franklin zu sich eingeladen, um ihr DNA-Modell zu präsentieren. Nach einem kurzen Blick darauf soll sie, übereinstimmenden Berichten zufolge, wortlos das Labor verlassen haben. Dieser Stachel der Niederlage brannte im Fleisch der beiden Aspiranten, insbesondere Watson kam auch Jahrzehnte später nicht darüber hinweg. Selbst in seinen Memoiren lästerte er über die Ausnahme-Wissenschaftlerin – und nannte sie abfällig Rosy.

Rosalind Franklin selbst arbeitete am nur 80 Kilometer entfernten King's College in London. Sie und ihr Kollege Maurice Wilkins hatten den silbrigen Faden, der als DNA in jeder Zelle schwimmt, wieder und wieder mithilfe von Röntgenstrahlen vermessen. Ihre Bilder, die entstanden, wenn Röntgenstrahlen durch DNA-Kristalle geschossen und dabei charakteristisch abgelenkt wurden, galten als die besten der damaligen Zeit. Franklin hatte bereits festgestellt, dass die Zuckeranteile der DNA auf der Außenseite des Moleküls liegen mussten. Sie hatte etliche Modelle entwickelt und rasch erkannt, dass sich dieses universelle Molekül wie eine Schraube windet. Die Spezialistin für Röntgenstrukturanalyse aber hatte in der Wissenschaft einen schweren Stand. Frauen spielten in diesen Zeiten eine untergeordnete Rolle. Insbesondere an den britischen Universitäten galten sie schon während ihrer Ausbildung nicht als vollwertige Studentinnen, sondern lediglich als »Schülerinnen der Colleges von Girton und Newnham«. Anspruch auf einen akademischen Grad hatten sie nur pro forma, und wenn es einer Studentin tatsächlich gelang, sich durchzusetzen, war ihr der Spott der Jünglinge aus der britischen Upperclass über den »Tits Title«, den »Titten-Titel«, gewiss.

So erging es auch Franklin. Ihr Kollege Maurice Wilkins konnte es kaum verkraften, dass sie ihm nicht etwa assistieren sollte, sondern gleichgestellt war. Rosalind Franklin wiederum war charakterlich nicht so gestrickt, dass sie sich von einem Kollegen sagen lassen wollte, wie sie ihre Arbeit zu gestalten habe. So knallte es wohl häufiger zwischen den beiden. Als Watson auf einen Besuch am King's College vorbeischaute, um ihr das fehlerhafte Modell von Pauling zu präsentieren – und ein weiteres Mal auf vollständiges Desinteresse stieß –, zeigte ihm stattdessen Wilkins einfach die neuesten Röntgenaufnahmen, die er und Franklin von dem Erbmolekül gemacht hatten: Ihm sei sofort klar gewesen, sagte Watson später, dass die DNA eine Doppelhelix aus zwei spiraligen Einzelsträngen sein müsse.

Nur neun Jahre später, im Jahr 1962, erhielten James Watson, Francis Crick und Maurice Wilkins den Nobelpreis. Nicht ausgezeichnet wurde Rosalind Franklin, die unfreiwillig die entscheidenden Ergebnisse geliefert hatte. Sie starb vier Jahre vor der Entscheidung des Nobel-Komitees an Eierstockkrebs und konnte nach den Statuten nicht posthum berücksichtigt werden. Crick und Watson hatten zwar kein einziges Experiment zur DNA-Struktur durchgeführt, aber letztlich die richtige Idee geboren. Dabei spielte auch gleichsam ästhetische Intuition eine große Rolle: »Wir haben sie bewusst genutzt«, sagte Watson viele Jahre später. »Eine einfache und elegante Lösung ist ästhetisch. Plötzlich war es ganz klar, wie die Natur ein Gen kopiert. Ich glaube, nur wenige Entdeckungen waren von solch perfekter Schönheit.«

Tatsächlich hatten Crick und Watson das große Geheimnis gelüftet. Die DNA ist eine Doppelhelix, deren beide Stränge von den gepaarten Basen zusammengehalten werden. Und infolge der Basenpaarungsregel kann jeder Strang als Matrize für den anderen dienen. Für jede rote Base eine grüne, für jede blaue eine gelbe – und umgekehrt. Wenn sich DNA verdoppelt, enthält das neue Molekül je einen alten DNA-Strang, während der zweite Strang aus einzelnen »DNA-Bausteinen«, den Nukleotiden, die sich immer ihren entsprechenden Basenpartner suchen, neu gebildet wird. Das Rätsel der Vererbung war gelöst.

mRNA – oder wie das Gen in die Zelle kommt

Mit der Entschlüsselung der DNA-Struktur beginnt, zunächst zögerlich und dann kometenhaft, der Aufstieg der molekularen Biologie und Genetik, der Biotechnologie und der molekularen Medizin – und damit letztlich auch der Aufstieg ihrer »kleinen« Schwester, der RNA. Immer wieder war in den vergangenen beiden Jahren zu lesen, dass die mRNA-Impfungen von CureVac, BioNTech und Moderna einen Teil der genetischen Information des neuen Coronavirus tragen würden. Dass der Körper diesen Bauplan übersetze und so den eigentlichen Impfstoff selbst produziere. Aber was ist eigentlich diese genetische Information, und wie wird sie übersetzt? Was Watson und Crick vorgestellt hatten, war ja nichts weiter als die Struktur eines Moleküls. Sie verstanden weder den Code, mit dem die genetische Information verschlüsselt ist, noch, wie diese überhaupt aus dem Zellkern herausgelangen und in das umgesetzt werden kann, was die Natur benötigt: die Proteine des Organismus.

Das, was uns heute so selbstverständlich erscheint, womit schon Schüler umgehen, als hätte es niemals Fragen dazu gegeben, war vor nicht einmal einem Menschenleben noch ein großes Rätsel. Schauen wir also noch einmal zurück in die 1950er und 1960er Jahre. Es waren Jahrzehnte, in denen die ganz großen Entdeckungen gelangen, die uns zeigten, wie aus der DNA echtes Leben werden kann. Es war eine Zeit, in der auch die wahren Akteure des Lebens aufgespürt wurden: die RNAs. Was damals entdeckt wurde, ist heute die Blaupause für die Medizin der Zukunft.

Im Maschinenraum des Lebens

Der Weg zu den Genen führt über die Bohnen und die Ackerschmalwand, die Laborratten der Botaniker. Mit ihnen werden Biologiestudenten noch heute durch die Molekularphysiologie der Pflanze gescheucht. Die Autoren dieses Buches wissen ein Lied davon zu singen. Auch der dänische Biologe Wilhelm Johannsen experimentierte mit Bohnen. Er beobachtete ihre unterschiedliche Größe und ihr unterschiedliches Gewicht. Immer und immer wieder wiederholte er seine Experimente und kam letztlich zu dem Schluss, dass es zwei Gründe für die Veränderung von Lebewesen gebe: entweder äußere Einflüsse oder zufällig hervorgerufene Variation. Im Jahr 1909 gab er den für die Veränderungen verantwortlichen Komponenten im Inneren der Zellen den Namen Gene. Nur ein Jahr später entdeckte der Amerikaner Thomas Hunt, dass Chromosomen die Träger der Gene sein müssen. Und dass sie hintereinander auf den Chromosomen angeordnet sind.

Gut fünfzig Jahre also bevor sich Crick und Watson auf ihre Jagd nach der Struktur der DNA machten, waren die Grundlagen der

Molekularbiologie schon gelegt. Aber was sind Gene eigentlich? Die wohl einfachste Erklärung ist, dass sie die Bauanleitung für Eiweiße, also Proteine, bereitstellen, die wichtigsten Bausteine unseres Körpers. Tatsächlich aber ist es, wie so vieles in der Natur, weitaus komplizierter. Doch bleiben wir erst mal dabei.

Proteine spielen bei jedem Vorgang in Zellen und Geweben eine Rolle. Eiweiße sind Baustoffe für unsere Muskulatur und Sehnen, sie arbeiten als Schalter und Pumpen in unseren Zellen, transportieren den lebensnotwendigen Sauerstoff durch unsere Adern. Als Enzyme ermöglichen sie fast sämtliche chemischen Prozesse im Körper: Sie zerkleinern die Nahrung und helfen, sie in Zellen aufzunehmen. Das alles wussten auch Watson und Crick, die nach ihrer spektakulären Veröffentlichung nun doch zu ernsthaften Wissenschaftlern wurden.

Und nachdem sie so fabulös die Struktur des Erbmoleküls entworfen hatten, sinnierten sie nun über die Frage, wie und in welcher Form die Information, die in ihr verborgen ist, denn wohl in die Proteine umgesetzt werden könnte. Die Struktur der DNA, die Doppelhelix, hatte den Wissenschaftlern zwar erklärt, wie das Erbgut vermehrt und weitergegeben werden kann. Sie wussten, dass DNA der Träger der Erbinformation ist. Auch die Proteinfabriken unserer Zellen, die Ribosomen, waren längst entdeckt. Doch wie schaffte es die Natur, die genetische Information für den Aufbau der Eiweiße an den Ribosomen zu nutzen?

Lange glaubte man, die Ribosomen würden sich direkt an die DNA heften und dort auf irgendeine Weise den Code für die Eiweiße auslesen. Doch das war andererseits schwer vorzustellen – Ribosomen sind vergleichsweise groß und liegen im Zellplasma. Bis zu der im Zellkern liegenden, dick in Proteine verpackten DNA können sie gar nicht vordringen. Musste es also nicht einen Übermittler geben? Eine Substanz X vielleicht, die die Gen-Information übernimmt und zu den Ribosomen transportiert, damit dort das vom Gen kodierte Protein aufgebaut wird? Nur – was war Substanz X?

Die besten Köpfe der noch jungen Molekularbiologie – viele von ihnen sollten später für ihre Leistungen Nobelpreise erhalten – ringen um die Lösung dieser Frage. Der innere Zirkel der Szene, der »RNA Tie Club«, trifft sich regelmäßig; die Wissenschaftler streiten, diskutieren, entwerfen Modelle und verwerfen sie wieder. Unter ihnen ist auch unser inzwischen in Harvard forschender Francis Crick. Zu der illustren Gesellschaft gehören zudem der britische Entwicklungsbiologe Sydney Brenner, der französische Mikro- und Molekularbiologe Jacques Monod, sein Landsmann, der Genetiker und Mediziner François Jacob, und andere *hot shots* ihrer Zeit. Dabei ist natürlich auch Jim Watson, dessen Manieren sich zwischenzeitlich nicht gebessert haben.

Monod lädt im Jahr 1959 alle zu einem Symposium nach Kopenhagen. Man trifft sich in einem Hotel, erneut diskutieren die Wissenschaftler über Substanz X. Man trinkt Kaffee, die Debatte ist lautstark. Schließlich präsentiert jeder Teilnehmer seine Ideen. Alle lauschen gebannt. Nur Watson liest während der Vorträge der Kollegen ostentativ die Zeitung. Als er selbst an der Reihe ist, kontern alle anderen; wie ein Mann verschanzen sie sich ihrerseits hinter Zeitungen. Schließlich äußert sich Crick und formuliert seine Hypothese, die als »das zentrale Dogma der Molekularbiologie« bekannt werden sollte: Die Information fließt von DNA über Substanz X zum Protein. Vom Protein kann sie nicht wieder zurückübertragen werden.

Die Substanz X, so lautete die Vorstellung der Forscher, sei RNA. Die Abkürzung steht für Ribonukleinsäure, die über ein Sauerstoffatom mehr in ihrem Zuckeranteil (Ribose) verfügt als die Desoxyribonukleinsäure, die »entsauerstoffte« Ribonukleinsäure. Das ist damals eine mutige Hypothese. Zu dieser Zeit sind noch viele Wissenschaftler davon überzeugt, dass Proteine die Träger der Erbinformation seien. Drei Jahre später wurden sie eines Besseren belehrt. Im Mai 1961 feiern die Pioniere der Molekularbiologie ihren Triumph mit zwei Artikeln im Fachmagazin *Nature*.

Die messenger-RNA (mRNA) ist damit entdeckt – rund 60 Jahre bevor sie einen ganz großen Auftritt als Retter in der Pandemie hat.

Es mutet aus heutiger Perspektive fast ein wenig symbolisch an, dass es für die Entdeckung der mRNA nie einen Nobelpreis gab – zu sehr war diese Leistung das Ergebnis eines Teams, und mehr als drei Wissenschaftler eines Fachgebiets zeichnet das Komitee nicht aus. Dabei ist mRNA viel mehr als nur ein Bote – doch das werden Wissenschaftler erst Jahrzehnte später entdecken.

Nun hatte man zwar die DNA, ihre Struktur und einen Mittelsmann für deren genetische Information gefunden. Offen hingegen blieb die Frage: Wie verschlüsselt die Natur ihre Informationen?

Der Code des Lebens

Heinrich Matthaei ist 91 Jahre alt, als wir dieses Buch schreiben. Der ehemalige Leiter der Abteilung Molekulare Genetik des Max-Planck-Instituts für Toxikologie und experimentelle Medizin hat noch immer ein kleines Labor unten im Keller. Bis vor wenigen Jahren kam er täglich, um seiner Forschung nachzugehen. »Des Ganzen Wirklichkeit« wolle er noch entdecken, sagte er in einem seiner letzten Interviews im *Spiegel*, im Austausch mit Gott. Er weiß wohl, dass ihn die meisten der jungen Leute, die gewöhnlich die Flure des Instituts bevölkern, für etwas verschroben halten.

Ähnlich befremdet dürfte Matthaeis Doktorvater in den späten 1950er Jahren gewesen sein. Wobei verschroben vermutlich nicht das geeignete Wort gewesen wäre – Matthaei war verbissen ehrgeizig. Grundlagen, Kausalitäten zu entdecken, das war es, was den jungen Biochemiker aus Bonn antrieb. Deshalb musste er raus aus der piefigen Bundeshauptstadt des Wirtschaftswunderlandes Deutschland. Ein Stipendium bringt ihn 1960 an die National Institutes of Health in Bethesda, Maryland – nur dreißig Autominuten von Washington D.C. entfernt. Matthaei findet sich inmitten der Crème de la Crème der US-amerikanischen Naturwissenschaften wieder: Seit 1953 verstrich kein Jahr, in dem nicht wenigstens ein Wissenschaftler aus einem der nationalen Institute mit dem Nobelpreis ausgezeichnet wurde. Auch unser DNA-Struktur-Entdecker James

Watson lehrte inzwischen dort. Watson und Crick sollten zwei Jahre später, nachdem Matthaei in Bethesda eintraf, die höchste wissenschaftliche Würdigung erhalten. Nichts Geringeres schwebt Heinrich Matthaei vor.

Und das Glück scheint ihm hold. Am NIH lernt er in Marshall Nirenberg einen Seelenverwandten kennen – wie er selbst ein Denker und Tüftler, der sich zu Höherem berufen fühlt. Sie beschließen, das nächste große Rätsel zu lösen: den Code des Lebens zu knacken.

Dabei befanden sie sich in bester Gesellschaft: In England hatte Francis Crick inzwischen entdeckt, dass jeweils drei Basen eine Aminosäure kodieren mussten. Da die Natur zwanzig Aminosäuren nutzt, wäre ein Baustein viel zu wenig gewesen. Auch mit einem Zwei-Buchstaben-Code wären nur sechzehn Verschlüsselungen möglich gewesen – zu wenig für den Anspruch des Lebens. Zuvor hatten Forscher bereits alle erdenklichen Möglichkeiten diskutiert: einen Vier-Basen-Schlüssel, überlappende Basenfolgen oder auch, dass – grammatikalisch korrekt – »jede vierte Base ein Komma« sei.

Letztendlich half 1958 ein Versuch mit den höchst primitiven Bakterienviren: Die Forscher manipulierten so lange an den Bausteinen eines bestimmten Proteins herum, bis rein rechnerisch klar war, dass nur die Abfolgen von immer drei Basen zu einem funktionierenden Eiweiß führen konnten. Fehlten ein oder zwei Basen, scheiterte der Versuch. Nicht aber, wenn drei Basen fehlten – das Protein besaß dann zwar eine Aminosäure weniger, aber das Leseraster der Dreierregel blieb ja erhalten. Die Truppe erkannte sogar, dass es ein Startsignal geben musste. Denn ohne Startpunkt kann der Dreiercode schließlich in drei verschiedenen Rastern gelesen werden, und nur eines davon ergibt Sinn.

Vier Jahre später aber rätselte Cricks Gruppe noch immer an der entscheidenden Frage herum: Wie sieht der Code aus? Dies, so spekulierte sie, werde der Schlüssel zum Leben sein, der Universalcode der Natur. Er bestimmt, was Pflanzen, Tiere und Menschen physisch ausmacht. Wer die Folge der Basen zu lesen vermöge, der könne Krankheiten heilen, Fähigkeiten oder auch Unzulänglichkeiten erklären, glaubte die Wissenschaft damals – noch ohne zu ahnen, wie viel komplexer das Leben reguliert wird. Aber noch fehlte die universelle Verschlüsselungstechnik der Natur.

Crick und sein Team fieberten danach, auch diesen Coup zu landen. Doch ganz ähnlich wie Watson und Crick zehn Jahre zuvor forderten nun der Juniorprofessor Marshall Nirenberg und sein Postdoc Heinrich Matthaei ihrerseits die Elite der Fachwelt heraus – zu der unsere DNA-Pioniere längst zählten. Nirenberg und Matthaei diskutierten, grübelten und planten wochenlang, bis ihnen im Frühjahr 1961 die entscheidende und sehr amerikanische Idee kam: Keep it simple – halte es einfach. Statt wie die Spezialisten ihres Fachs das gesamte System zu entschlüsseln, wollten sie erst einmal nur ein einziges Wort verstehen, den Code für eine einzige Aminosäure.

Ausgerechnet als es dann so weit war, verschwand Nirenberg zu einem Forschungsaufenthalt nach Berkeley. Matthaei arbeitete allein im Labor: Er mischte eine künstlich erzeugte mRNA aus den Basen UUU (dreimal grün) mit radioaktiv markierten Aminosäuren und versetzte sie mit einer Mischung aus Zellinhalten, die auch die Proteinfabriken enthielten. Dann ließ er die Flüssigkeit durch ein Filterpapier sickern. Die mit mRNA markierte Aminosäure blieb im Filter hängen, freie Aminosäuren hingegen ließ er durch. Am 27. Mai 1961 um drei Uhr morgens versandte Heinrich Matthaei das schicksalhafte Fax seines Versuchsprotokolls an Nirenberg, das als Poly-U-Experiment in die Geschichte eingehen sollte: Die mRNA mit der Basenabfolge Uracil, Uracil, Uracil kodiert die Aminosäure Phenylalanin. Übersetzt auf die DNA heißt dies: Dreimal die Base Thymidin sind das Zeichen für Phenylalanin. Es war ihm gelungen, einen ersten Zugang zum Rätsel des genetischen Codes zu finden.

»The Nobel is Heinrich's«, soll Laborleiter George Tomkins laut Nachrichtenmagazin *Der Spiegel* zu Matthaei gesagt haben. Doch die Technik, mit deren Hilfe in den nächsten fünf Jahren alle weiteren zwanzig Aminosäuren entschlüsselt wurden, endet für den Deutschen tragisch. Am Ende erhalten Nirenberg und zwei US-

Wissenschaftler, die die Voraussetzung für seinen Versuch geschaffen hatten, den Nobelpreis. Der Postdoc Heinrich Matthaei ging leer aus. Es gehört zu den umstrittenen Entscheidungen des Nobelpreiskomitees. Aus Sicht der Wissenschaft aber bleibt er der »Vater des genetischen Codes«, der die Versuche konzipiert und durchgeführt hat.

1962 – das Jahr der RNA

Ohne jeden Zweifel aber hatten auch die beiden Wissenschaftler, die gemeinsam mit Nirenberg ausgezeichnet wurden, den Nobelpreis verdient. Im Jahr 1970 gelang es dem indisch-amerikanischen Biochemiker Har Gobind Khorana zudem, das erste Gen – ein bakterielles Enzym, das Licht in Energie verwandelt – vollständig künstlich herzustellen. Und mehr noch: Khorana legte die Grundlagen für einen Test, dessen Name früher nur Molekularbiologen geläufig war, den inzwischen jedoch jedes Grundschulkind kennt: die PCR, die Polymerasekettenreaktion (engl. Polymerase Chain Reaction), mit deren Hilfe Erbmoleküle zu großen Mengen vervielfältigt und – wie bei den Corona-Tests – nachgewiesen werden können.

Für unsere Reise in die Welt der RNA aber ist der andere der drei Nobelpreisträger von unerlässlicher Bedeutung: Robert William Holley. Der Chemiker aus dem ländlichen Illinois war wohl tatsächlich der erste Wissenschaftler, der ein Faible für die kleine Schwester der DNA entwickelte. Bereits Mitte der 1950er Jahre – während der Rest der Forscherwelt darum rangelte, den genetischen Code zu entziffern – wandte er sich der RNA zu. Die kleinen Moleküle sind in Zellen nicht zu übersehen. Überall findet man RNA-»Bruchstücke«. Als einer der wenigen jedoch sah Holley in ihnen nicht nur Müll oder recycelbare Einzelteile der mRNA. Er vermutete, es müsse mehr dahinterstecken. Während Matthaei gerade den genetischen Code geknackt hatte, kam Holley mit der nächsten durchschlagenden Erkenntnis: Es gibt ein weiteres RNA-Molekül, das wie ein Abschleppunternehmen die Aminosäuren der Zelle aufnimmt und

25

zu den Ribosomen transportiert – er nannte sie daher t(transfer)-RNA. Der Lieferdienst musste über zwei Andockstellen verfügen: eine für die Aminosäure und eine andere, mit der sie den Code, die richtige Farbzusammensetzung der mRNA in den Ribosomen, erkennt. Nach zwei Jahren Arbeit verstand er das Prinzip: tRNAs bestehen aus einer Kette von 76 RNA-Bausteinen, angeordnet wie ein dreiblättriges Kleeblatt mit Stiel. Am mittleren Kleeblatt liegen drei Basen, die das sogenannte Anticodon, also das Gegenstück zum jeweiligen Codon auf der mRNA, bilden. An ihrem Stiel hängt die dazu passende Aminosäure.

Und noch eine RNA identifizierten Wissenschaftler im Jahr 1962. Sie heißt ribosomale RNA und ist ein Bestandteil der Proteinfabriken. Wobei »Bestandteil« nicht ganz das richtige Wort ist. Denn die Eiweißmanufakturen der Zellen bestehen zu zwei Dritteln aus RNA, nur der Rest sind Proteine, und die dienen als Positionshalter für die verschiedenen RNAs, die in Ribosomen wirken.

Halten wir also fest: Innerhalb von zehn Jahren entdeckte die Wissenschaft die Struktur der DNA, entschlüsselte den genetischen Code und konnte erklären, wie die Information auf dem Erbgut in die Zelle transportiert und umgesetzt wird: Die DNA im Zellkern wird als mRNA abgelesen, die in den Zellen zu den Ribosomen wandert und dort ihrerseits von tRNA abgelesen wird. Die tRNA trägt als Schwänzchen die jeweils passende Aminosäure. Je nach Länge der mRNA werden genauso viele Aminosäuren angehängt und von tRNA miteinander verknüpft, bis das Protein fertiggestellt ist.

Die Natur hat sich mit diesem Prinzip einen nahezu unendlichen Pool an Kombinationsmöglichkeiten geschaffen. Denn die zwanzig natürlichen Aminosäuren des Menschen können beliebig kombiniert werden. Angenommen, ein Protein hätte 150 Aminosäuren, dann trüge mRNA mindestens 450 Basen. Daraus ergeben sich schier unendliche Kombinationsmöglichkeiten von Proteinen. Das Römpp-Lexikon *Chemie* liefert dafür ein beeindruckendes Rechenbeispiel: Für unser Protein aus 150 Aminosäuren gäbe es danach 20 hoch 150 verschiedene Varianten. Könnte man all diese Proteine herstellen, würde das Eiweißknäuel, das daraus entstünde, unser Universum 10 hoch 90-mal ausfüllen.

Ursprung und Akteure des Lebens: die RNA

Noch viele Jahre nach dieser Entdeckung kannte man nur diese drei Formen der RNA. Die Wissenschaft lernte, dass viele Viren die mRNA auch direkt als Erbmolekül nutzen: so etwa die nunmehr allgegenwärtigen Coronaviren. Sie bestehen lediglich aus der von einer charakteristischen Hülle umgebenen mRNA; und ein Teil dieser viralen mRNA mit der Information für ein Virusprotein steckt nun auch in den neuartigen mRNA-Impfstoffen, mit denen die Welt die Pandemie zu bewältigen versucht.

Wir wissen heute, dass es viele Typen von Ribonukleinsäuren gibt. Sie sind die zentralen Akteure in allen lebenden Zellen. Erste RNA-Moleküle entstanden schon vor mehr als vier Milliarden Jahren, lange bevor sich das erste Leben formte – auf einer Erde, die sehr anders aussah als heute. Ohne diesen erstaunlichen Zusammenschluss aus dem Zucker Ribose, Phosphorsäure und den stickstoffhaltigen Basen könnte es die lebendige Natur nicht geben. Und auch Viren wie Sars-CoV-2 nicht, die als solche eigentlich nicht lebendig sind. Ribonukleinsäuren waren nicht weniger als die ersten Informationsträger, die ersten Enzyme, die ersten Strukturelemente des werdenden Lebens. Sie entwickelten sich in einer Zeit, in der Evolution noch nichts weiter war als die zufällige Kombination neuer chemischer Strukturen. Doch sie wurde zum frühesten Erbmolekül auf dem Planeten.

Erst danach entstand die zweite, etwas veränderte Form einer Nukleinsäure: Desoxyribonukleinsäure oder kurz DNA. Sie unterscheidet sich chemisch nur geringfügig – den Platz der Ribose hat in der DNA die Desoxyribose eingenommen. Das allerdings hatte für das im Entstehen begriffene Leben einen großen Vorteil – DNA ist chemisch viel stabiler. DNA wurde daher vor vier Milliarden Jahren zum Back-up der noch kleinen genetischen Information, zum Speichermedium der ersten lebendigen Existenzformen auf unserem Planeten. Deshalb besteht unser Erbgut auch heute noch aus DNA, der Akteur in unseren Zellen aber ist die RNA.

Die vielen anderen RNA-Typen blieben lange Jahre unerkannt – obwohl sie in den Laboren eine Quelle ständigen Ärgers waren. Trotz größter Sauberkeit im Labor schien der »Schlunz«, der abgebaute RNA-Müll, stets unvermeidbar. Denn der Müll, die kurzen RNAs, waren nicht zwingend von Enzymen angefressene ursprünglich lange mRNA-Moleküle gewesen. Sie gehören, so wie sie sind, in jede unserer Zellen. Bei weitem nicht alle RNA-Moleküle enthalten einen Code für Proteine, die Abfolge ihrer Bausteine kann auch eine Vielzahl von steuernden Funktionen in der Zelle vorgeben. Sie hören auf kryptische Namen wie lncRNA, crc-RNA oder miRNA. Auf ihnen ruht die große Hoffnung, die Aussicht auf die RNA-Revolution. Sie werden uns bislang undenkbare Therapien für die Medizin der Zukunft bescheren.

Alles Nonsens – der große Irrtum der Wissenschaft

Als der genetische Code endlich entschlüsselt war, wussten die Wissenschaftler eigentlich genug, um die Anweisungen der Gene zu lesen. Doch bis es wirklich so weit war, hatten sie noch einen langen Weg zu bewältigen. Irgendwann einmal ein ganzes Gen zu entziffern, die Information für ein einziges Eiweiß, das hielten die Pioniere damals für den größten denkbaren Erfolg. Sie bestimmten Base für Base für Base – was langwierig, umständlich und nur mithilfe hochgiftiger Chemikalien zu bewerkstelligen war. Nur um dann innerhalb von mehreren Tagen bis Wochen höchstens ein paar wenige Bausteine zu identifizieren. Später wurden neue Leseverfahren entwickelt, die viel schneller und automatisierbar waren. Die Macht dieser Maschinen erlaubte die Dekodierung der DNA in zuvor unvorstellbarem Tempo.

So gelang, was zunächst nur wenige für möglich gehalten hatten: Am 26. Juni 2000 präsentierten der damalige US-Präsident Bill Clinton und sein zugeschalteter britischer Amtskollege Tony Blair zusammen mit den leitenden Wissenschaftlern bei einer berühmt gewordenen Pressekonferenz im Weißen Haus den Rohtext des Humangenoms mit den Worten: »Heute lernen wir die Sprache, in der Gott das Leben schuf.« Das war, auch schon aus damaliger Sicht, reine Hybris. In Wahrheit hatte man nur eine gewaltige Datenbank geschaffen, verstanden hingegen hatte die Wissenschaft zu diesem Zeitpunkt fast gar nichts. Die Sprache des Genoms beherrschen wir bis heute nur unvollständig.

Erst 2003 wurde das Humangenomprojekt für beendet erklärt – pünktlich zum fünfzigsten Jubiläum der Entdeckung der DNA-Doppelhelix. Das dürfte auch der wesentliche Grund für die Abschlussfeier gewesen sein, denn wirklich fertig ist man mit der Entschlüsselung noch immer nicht.

Was die Molekulargenetiker schließlich geliefert hatten, war zunächst sogar eine Enttäuschung. Je länger Bioinformatiker mit ihren Algorithmen den Datenwust durchsuchten, desto mehr verringerte sich die Zahl der Eiweiße kodierenden Gene. Von den 100.000, die man ursprünglich zu finden gedacht hatte, waren schnell nur noch 60.000 übrig, dann 35.000, am Ende blieb eine Ausbeute von 21.000 menschlichen Genen. Diese Zahl ist bis heute nicht abschließend geklärt. Es könnten auch bis zu 25.000 Gene sein – doch es ist nur wenig mehr, als eine kleine Fruchtfliege besitzt. Wie konnte das sein? Wie kann aus der Information so weniger Gene eine Million Proteine entstehen? Die Lösung dieses Rätsels liegt in den fantastischen Fähigkeiten der RNA verborgen.

Einer der Erben von Watson, Crick und Co. ist Ewan Birney, einer der beiden Direktoren des European Bioinformatics Institute im britischen Hinxton. Einige Jahre nach dem Ende des Humangenomprojekts starteten er und 442 Kollegen in aller Welt das nächste gigantische Unternehmen: Encode (Encyclopedia of DNA Elements) sollte die vermeintliche Junk-DNA untersuchen, die Birney lieber als die »dunkle Materie des Genoms« bezeichnet. Inzwischen hatten die Genetiker erkannt, dass die kodierenden Gene allein nicht genügen, um unsere Zellen am Leben zu halten. Sie müssen auch genau gesteuert werden: Welches Gen soll in welcher Zelle abgelesen und in mRNA kopiert werden? Wann und wie häufig? Und woher kommen all die kleinen RNAs, die uns später dann beschäftigen werden, weil sie die große Hoffnung der zukünftigen Medizin sind?

Fünf lange Jahre haben die Wissenschaftler an diesen Fragen gearbeitet, und als die Ergebnisse vorlagen, war von der vermeintlichen Junk-DNA fast nichts mehr übrig. »Welch unerforschter Wildnis wir da begegnet sind!«, sagt Birney. »Das Genom ist ein Dschungel voll seltsamer Kreaturen. Es ist kaum zu fassen, wie dicht das Erbgut mit Information gepackt ist.«

Schließlich hatte Birneys Forscherarmee für 80 Prozent des Genoms eine biologische Funktion gefunden. Ihre Entdeckungen füllten über vierzig Artikel, die sie 2012 auf einen Schlag veröffentlichten. Was sie erkundet hatten, ist der Maschinenraum unseres Erbguts – und das ist offenbar kein ordentlicher Ort. Wer sich im Erbgut zurechtfinden wolle, resümiert Birney, sei in der Situation eines Handwerkers, der in einem alten Haus die Elektrik kontrolliere. »Und er stellt fest: Alle Wände, Decken und Böden sind mit Lichtschaltern gepflastert. Wir müssen herausfinden, wie all diese Schalter mit Licht, Heizung und den Geräten in den Zimmern verbunden sind.«

Diese Aufgabe, muss man einräumen, ist noch lange nicht beendet. Doch in all dem Wust unseres Erbguts haben Wissenschaftler inzwischen auch den Ursprung der kleinen – und so wichtigen – RNAs entdeckt.

Kapitel 2

Von Fehlern und von Wundern – der mühsame Weg zum Erfolg

Die Epoche der RNA-Medizin beginnt Anfang Dezember 2019 mit rätselhaften Krankheitsfällen in China. Der Augenarzt Li Wenliang aus Wuhan beobachtet irritiert, wie immer mehr Menschen an sehr untypischen und ungewöhnlich ernsthaften Lungenentzündungen erkranken. Alle hatten sich auf dem riesigen städtischen Fleisch- und Fischmarkt aufgehalten. Li warnt seine Kollegen in einer Mediziner-Chatgruppe vor den schwer verlaufenden Erkrankungen; er spekuliert über einen neuen Erreger – und wird unmittelbar von den örtlichen Behörden zur Räson gebracht. Er verunsichere mit seinen Warnungen die Menschen. Was nicht sein darf, kann es nicht geben, und Li muss seine Beobachtung – fast mittelalterlich – widerrufen. Doch wenige Wochen später weiß die ganze Welt, dass der junge Arzt recht hat. Am 24. Januar 2020 bestätigen chinesische Experten im Fachmagazin *The Lancet* seine vergeblichen Warnungen: Ein neues Coronavirus bedrohe die Welt, schreiben sie in sorgenvoller Voraussicht – viele Wochen, bevor die Weltgesundheitsorganisation (WHO) den Ausbruch zur Pandemie erklärt.

Anders als die WHO handelt eine ganze Reihe von Ärzten und Wissenschaftlern nach den Warnungen ihrer chinesischen Kollegen sofort. Unter ihnen sind auch drei deutsche Forscher: der Tübinger Biochemiker Ingmar Hoerr und das Mainzer Forscher-Ehepaar Özlem Türeci und Uğur Şahin. »Als ich den Artikel im *Lancet* las, wusste ich, dass da ein riesiges Problem auf die Welt zurollt«, wird Şahin später zitiert. Beiden war klar, was zu tun ist, ein Impfstoff musste gefunden werden: »Es gab keine Diskussion«, erinnert sich Türeci, »wir haben sofort angefangen.«

Alle drei Wissenschaftler haben sich schon lange der Idee verschrieben, mithilfe von mRNA eine neue Art von Impfungen zu entwickeln. Hoerr gründete dafür bereits im Jahr 2000 das Biotech-Unternehmen CureVac, Türeci und Şahin folgten wenige Jahre später mit BioNTech. Während der junge Arzt Li Wenliang sich selbst mit dem Coronavirus infiziert und wenige Wochen später stirbt, setzen die beiden deutschen Unternehmen alles auf eine Karte; ebenso ein bis dahin kaum bekanntes amerikanisches Startup in Cambridge, Massachusetts, mit dem Namen Moderna: Alle drei Firmen stellen ihre laufenden millionenteuren Forschungsprogramme hintenan und beginnen mit aller Macht, einen Impfstoff gegen das neue Virus zu entwickeln. Sie ahnen, dass die Pandemie ihre Chance sein wird, die Potenziale der RNA-Technologie unter Beweis zu stellen. Dafür riskieren sie alles – drei unbekannte Startups ohne ein einziges Produkt.

Dass ihre kühnsten Träume wahr werden sollten, ahnen weder Şahin und Türeci noch Modernas CEO Stéphane Bancel im Frühjahr 2020. Ihre Forschungen, ihre Ausdauer und ihr Glaube an die mRNA-Technologie werden maßgeblich dazu beitragen, die Welt vor Krankheit, Tod und einem nie gekannten Ausnahmezustand zu schützen. Aus den kleinen Start-ups werden binnen Monaten große, börsennotierte Unternehmen; aus einigen hundert werden tausende Mitarbeiter. Im Oktober 2021 sind BioNTech und Moderna zusammen bereits fast 200 Milliarden Dollar wert – mehr als das Weltunternehmen Daimler. Die Regierungen reißen sich darum, ihre Impfstoffe zu erhalten. Diese, ihre ersten Produkte sind es, die nun tatsächlich das Zeitalter der RNA-Medizin einleiten – zwanzig Jahre nachdem ein junger Doktorand aus Tübingen in seinem Labor perplex vor den Ergebnissen eines Versuchs stand. Er begann, von den Möglichkeiten einer RNA-Medizin zu träumen. Doch ihm wird der große Ruhm versagt bleiben.

Der Traum von einer anderen Therapie

Im Jahr 1995 ist Katalin Karikó am Ende. Ihr Leben ist bedroht, ihre Karriere als Wissenschaftlerin an der University of Pennsylvania steht vor dem Aus, und ihr Mann sitzt nach einem Besuch in ihrem Heimatland Ungarn wegen eines Problems mit seinem Visum seit Monaten fest und kann nicht in die Vereinigten Staaten zurückkehren. Ärzte haben ihr gerade eine Krebsdiagnose eröffnet. Zweimal soll sie operiert werden. Und auch ihre Förderanträge für ihre Forschungsprojekte werden immer wieder abgewiesen. An das Projekt der Biochemikerin Karikó will niemand so recht glauben. Sie träumt davon, mit mRNA Therapien gegen schwere Krankheiten zu entwickeln. Doch weder ihre Professoren noch private Geldgeber kann sie überzeugen. Mitten in dieser beruflichen und gesundheitlichen Misere verlieren ihre Chefs an der Uni die Geduld: Sie müsse gehen oder ihre Position abgeben und als einfache wissenschaftliche Mitarbeiterin weiterforschen. Was macht man in solch einer Situation? Vermutlich das, was Karikó tat: Man nimmt die Demütigung hin – und bleibt.

Karikó hatte schon zwei Jahrzehnte ihres Lebens zäh – und erfolglos – an der Verwirklichung ihres Traums gearbeitet: die RNA in eine Waffe gegen Krankheiten zu verwandeln. Bereits nachdem die Wissenschaft die Bedeutung der mRNA erkannte, hatten erste Forscher die Hoffnung gehegt, dass man einst mithilfe dieser Moleküle Kranke heilen könne. Schließlich würde man ja jedes beliebige Eiweiß damit herstellen können – Antikörper, Enzyme oder was immer den Zellen von Patienten fehlt. Von der »Software des Lebens« jubelten manche schon. Doch wie hätten diese Träume wahr werden sollen? Es gab keine Möglichkeit, RNA künstlich herzustellen. Glaubt man Karikó, erfährt sie von der Utopie der RNA-Therapien bereits 1976, bei einer Vorlesung an der Universität von Szeged in ihrer Heimat Ungarn. Sie hatte sich für die Wissenschaft entschieden, für Biologie und Biochemie, obwohl sie, Tochter eines Fleischers, zuvor nie mit Forschung zu tun gehabt hatte. Karikó ist beeindruckt und fasziniert, als sie im Hörsaal von der Vision der mRNA-Medikamente hört. Die junge Biochemikerin forscht in einer Zeit, in der auch die Idee der Gentherapie sich bereits in den Köpfen wagemutiger Wissenschaftler festgesetzt hat. Könnte man nicht Menschen von Erbkrankheiten heilen, indem man einfach das defekte Gen in ihren Körperzellen durch eine intakte Kopie ersetzt? In den 1970er Jahren und auch danach war das noch eher eine Vision.

Und dann gibt es da ein Problem bei Gentherapien: Ist die therapeutische Erbanlage erst einmal in den Zellen von Patienten angelangt, kann man sie nicht wieder zurückholen, wenn es Probleme gibt und sie unerwarteten Schaden anrichtet. Dieses Problem, so wird Karikó später erzählen, habe sie schon als junge Forscherin erkannt. Ob es sich tatsächlich so verhält, lässt sich nicht überprüfen. Publikationen, die ihr überwältigendes Interesse an mRNA belegen, gibt es aus dieser Zeit nicht. Für Katalin Karikó ist heute sicher, dass die RNA schon immer ihr Hauptinteresse gewesen sei und dass sie ihren Vorteil schon früh erkannt habe. »Die meisten Patienten benötigen doch keine neuen Gene, sondern nur etwas Vorübergehendes gegen ihre Beschwerden«, wird Karikó später dem US-Magazin *Wired* erzählen, »deshalb fand ich RNA immer viel interessanter.«

Nach ihrer Promotion arbeitet Karikó zunächst im Biologischen Forschungszentrum der Universität. Doch als sie ihre Stelle verliert, fasst sie einen wagemutigen Plan: Inzwischen verheiratet und Mutter einer kleinen Tochter, beschließt sie, in den Vereinigten Staaten weiterzuforschen. Das Paar verkauft sein Auto auf dem Schwarzmarkt und besteigt 1985 einen Flieger nach Philadelphia. An der Hand halten die beiden ihre erst zwei Jahre alte Tochter und die ihren Teddy, in den die Eltern 900 britische Pfund eingenäht haben. Als sie in den USA landen, haben sie nichts außer sich selbst. Ihr Mann, ausgebildeter Ingenieur, übernimmt erst einmal Gelegenheitsjobs, Karikó erhält an der Temple University eine Forschungsstelle, muss aber nach einem heftigen Streit mit ihrem Chef – er soll sogar versucht haben, ihre Ausweisung zu veranlassen – wieder gehen. Karikó gilt schon damals als verbissen und ehrgeizig. Also fängt sie von vorn an, dieses Mal als Assistant Professor an der University of Pennsylvania. Doch auch hier hat sie lange kein Glück. Sie arbeitet vor allem an biochemischen Experimenten mit RNA-Bausteinen, aber sie schafft es nicht wirklich, an der Universität Fuß zu fassen. Veröffentlichungen von ihr bleiben rar – und keine befasst sich mit der mRNA, an die sie so fest glaubt.

Das liegt nicht nur daran, dass sie sich ein – vielleicht zu – hohes Ziel gesetzt hat. Mit synthetischer RNA Krankheiten zu heilen – Infektionen, seltene Stoffwechselleiden, die Folgen eines Herzinfarkts –, das klingt auf dem Papier folgerichtig. In der Praxis aber steckt die Strategie voller technischer Probleme. Und die Gutachter, die Karikós Forschungsanträge zu prüfen haben, wissen das genau: »Ich schrieb Anträge, Anträge, Anträge«, erzählt Karikó Jahre später dem Online-Magazin *Stat*, »zurück kam: Nein, Nein, Nein.« Zudem hat sie auch noch Pech: Drei ihrer Chefs bekommen nacheinander Angebote anderer Institutionen und verlassen die Universität, jedes Mal steht sie zunächst wieder heimatlos da. Als ihr 1995 die akademische Position entzogen wird, hat sie zeitweilig nicht einmal mehr ein eigenes Labor und muss sich als Gast bei Kollegen durchschlagen.

Ans Aufgeben denkt sie zwar gelegentlich, doch tatsächlich kommt das für sie nicht infrage. Karikó gilt als spröde, hartnäckig und sehr entschlossen. Anthony Fauci, schon zu dieser Zeit ein weltbekannter Immunologe und später wissenschaftlicher Berater vieler US-Präsidenten, hat ihre Arbeit verfolgt: »Sie ist in einem positiven Sinne besessen von dem Konzept der mRNA.« Karikó arbeitet sieben Tage pro Woche, jeder Tag ist ein Labortag. »Du gehst nicht zur Arbeit, du gehst zum Spaßhaben«, habe ihr Mann Béla Francia oft zu ihr gesagt, berichtet sie Jahre später. Er habe ihr vorgerechnet, dass sie mit ihren endlosen Arbeitstagen etwa einen Dollar in der Stunde verdiene. Nur, wirkliche Fortschritte macht ihre Idee nicht – die RNA-Therapie bleibt bloße Theorie.

Die große Wende in Karikós wissenschaftlichem Leben kommt erst zwei Jahre später. Im Jahr 1997 wechselt Drew Weissman an die University of Pennsylvania; er ist bereits ein hoch angesehener Immunologe. Und er bringt nicht nur Ruhm, sondern vor allem große Forschungsetats mit. Die beiden begegnen sich dort, wo in dieser Zeit viele fruchtbare Diskussionen in den Forschungsinstituten dieser Welt beginnen – in einem Flur am Fotokopierer –, und man fängt an zu reden. Weissman will eine DNA-Impfung gegen die damals gefürchtetste Seuche der Welt entwickeln: Aids. Dafür braucht er RNA. Karikó verspricht, sie ihm zu liefern. Als sie ihm von ihrem Projekt erzählt, ist Weissman fasziniert; gemeinsam wollen sie nun die RNA zum Medikament machen.

Endlich hat Karikó Geld für ihre Experimente zur Verfügung. Doch sie scheitert immer wieder an einem Problem: Fremde RNA ist ein Warnsignal für das Immunsystem. Es kann schwere Entzündungsreaktionen auslösen. Sobald Karikó ihre künstlich hergestellte mRNA in ihre Versuchszellen bringt, sterben sie.

Ein folgenschwerer Fehlversuch – oder: wie die mRNA-Impfung entstand

Während Katalin Karikó und Drew Weissman darüber sinnieren, wie sie die mRNA-Moleküle sicher in menschliche Zellen bugsieren können, schaut der junge Doktorand Ingmar Hoerr in Tübingen ziemlich fassungslos auf seine Versuche. Die Ergebnisse zeigen etwas, womit er und auch seine Professoren nicht gerechnet hatten: Hoerr hat seine Versuchstiere offenbar erfolgreich mit mRNA geimpft. Kann das wahr sein?

Eigentlich wollte er, recht ähnlich wie Karikó und Weissman auf der anderen Seite des Atlantiks, untersuchen, ob gespritzte DNA in der Lage ist, eine Immunantwort in Tieren auszulösen. Das ist damals en vogue – und auch Hoerrs Doktorvater Günther Jung vom Institut für Organische Chemie in Tübingen ist fasziniert.

Doch Hans-Georg Rammensee, der als Hoerrs zweiter Betreuer fungiert, hat eine andere Idee. Der Immunologe, der mit Schnauzbart und kaum gebändigtem Haupthaar ein wenig an Albert Einstein erinnert, gilt als eigenwillig – vor allem aber innovativ. Niemand habe damals so wie er die Entwicklung der RNA-Impfung beeinflusst, sagt Gerold Schuler, der renommierte Immunologe der Uniklinik Erlangen. Tatsächlich lag die Idee einer RNA-Impfung in den 1990er-Jahren in der Luft. Rammensee war es, der in den 1990er Jahren eine Reihe von erstaunlichen Veröffentlichungen studierte: Da war etwa das Experiment des jungen Doktoranden Robert Malone am Salk Institute im kalifornischen La Jolla. Er hatte mRNA mit fettigen Bläschen vermischt und dann menschliche Zellen damit behandelt. Erstaunt notierte er, dass die Zellen Proteine herstellten, die von seiner mRNA kodiert worden seien. Wenn seine Ergebnisse stimmten, hielt er 1988 fest, dann könne man mRNA als Medikament verwenden. Malone reklamiert bis heute die Erfindung der mRNA-Impfung – zu Unrecht – für sich; zudem verbreitet er fragwürdige Thesen über angebliche Risiken der Technologie. Dabei hatte auch Giorgos Dimitriadis schon 1987 am National Institute for Medical Research in London ganz ähnlich Ergebnisse mit Blutzellen von Mäusen erzielt und in *Nature* veröffentlicht. Und vor allem war da die französischen Arbeitsgruppe von Pierre Meulien. Die Wissenschaftler hatten Mäusen bereits in Fettbläschen verpackte mRNA gespritzt. Und zu ihrem Erstaunen beobachtet, dass ihre Tiere nicht nur das dort kodierte Virus-Eiweiß bildeten, sondern auch eine Abwehrreaktion zeigten. Doch die Zeit war noch nicht reif – oder diese Forscher nicht willens genug, darin eine grundlegende Therapie zu erkennen. Bis dahin konnten die Wissenschaftler nur mit natürlicher mRNA arbeiten, die sie mühsam aus Blutzellen gewinnen mussten. Das änderte sich erst ab 1984 allmählich: Da gelang es Forschern um Doug Melton und Tom Maniatis an der Harvard University, eine Methode zu entwickeln, mit der man beliebige mRNA im Labor produzieren kann.

Erinnern wir uns: Das Erbgut-Molekül DNA überträgt seine Informationen in messenger-RNA, damit in der Zelle Proteine entstehen. Doch mRNA hat ihre Tücken. Die Moleküle sind höchst empfindlich in der Handhabung und verschwinden, sobald man nicht richtig auf sie aufpasst. Könnte man diese Schwäche nicht auch nutzen, diskutieren Rammensee, Hoerr und Jung in jenen Tagen – und könnte Hoerr nicht seine DNA-Versuche zugleich auch mit mRNA durchführen, als eine negative Kontrolle, die schließlich zu jedem wissenschaftlichen Experiment gehört? Die instabile RNA, so glauben die Tübinger Wissenschaftler, sei ideal dafür geeignet: fast identisch mit der DNA, die sie untersuchen wollen, aber so labil, dass sie sofort wieder abgebaut wird. Während Hoerr noch überlegt, Zellen und Gewebe für den Versuch zu nutzen, fordert Rammensee weitsichtig mehr Mut: »Spritz deine DNA und die RNA direkt in die Mäuse«, empfiehlt er, »und schau, was passiert.«

Kurze Zeit später, im August 1999, hält Hoerr seine Ergebnisse in den Händen: Seine Kontrolle schlug fehl, die mit mRNA behandelten Tiere waren nicht nur immunisiert worden, sie zeigten sogar stärkere Immunantworten als die anderen. Hoerr kann es zunächst nicht glauben. Zu dieser Zeit hatten auch viele Pharmaunternehmen mit mRNA als möglichem Impfstoff experimentiert – und die Projekte, entnervt von der Labilität des Moleküls, wieder eingestellt. Er wiederholt seine Versuche, penibel darauf bedacht, dass ihm ja kein Fehler unterläuft – doch das Ergebnis bleibt immer gleich.

Heute spricht Hoerr häufig von seinem »Heureka«-Moment. Doch es ist in der Wissenschaft nur sehr selten ein einziger Augenblick, der die Erleuchtung bringt. Fast immer reifen neue Erkenntnisse über Wochen, Monate, Jahre, bis sie sich schließlich bestätigen. Wann hat Hoerr also geahnt, dass er etwas ganz Großes entdeckte? »Als die folgenden Versuche das Ergebnis immer wieder bestätigten – ja, da wurde mir klar, dass ich ein grundlegendes Prinzip vor Augen hatte«, sagt er. Doch es geht Hoerr nicht anders als Katalin Karikó: Es interessiert sich niemand für sein Ergebnis. Anstatt in namhaften Journalen wie *Nature* oder *Science* landet Hoerrs Veröffentlichung schließlich an einem Freitag im August 1999 bei dem zwar angesehenen, aber längst nicht so bedeutsamen Magazin *European Journal of Immunology*. Den jungen Doktoranden allerdings hat es längst gepackt. »Er war so überzeugt von seiner Idee, dass er alle auf eine

Karte gesetzt hat«, wird Günther Jung etwas mehr als zwanzig Jahre später über ihn sagen.

Diese eine Karte ist ein Start-up: CureVac. Im ersten Jahr des neuen Jahrtausends gründen er, Günther Jung, Hans-Georg Rammensee samt ihren Wissenschaftlern Florian von der Mülbe und Steve Pascolo das neue Unternehmen. Mit der Vision einer neuen Medizin, in der mRNA-Moleküle fehlgeleitete Funktionen des Körpers richtigstellen, und einem frischen MBA im Rucksack pilgern Hoerr und Florian von der Mülbe von Pharmafirma zu Pharmafirma, von Risikoinvestor zu Risikoinvestor, um Geld einzuwerben. Sie blitzen ab. Überall. In der Zeit der Dotcom-Blase, in der Techunternehmen wie Facebook und Amazon entstanden und mit Geld überschüttet wurden, sich jede auch noch so absurde Idee als Chance für die Zukunft gehypt sah, haben die Geldgeber nicht einmal ein müdes Lächeln für die jungen Gründer übrig. Einer der möglichen Investoren habe sie grußlos stehen lassen, erinnert sich Hoerr, »obwohl wir ja extra einen Termin gemacht hatten«.

Deutsche Risikokapitalgeber investieren notorisch zögerlich in Biotechnologie-Unternehmen. Diese Branche funktioniert anders als etwa IT, wo eine gute Idee schnell vermarktet und in Gewinn umgewandelt werden kann. »Mit Biotech-Unternehmen aber macht man erst mal kein Geld«, sagt Franz-Werner Haas, der heute CureVac leitet. Im Gegenteil: Je erfolgreicher ein Start-up sei, desto teurer werde es. Die Wirkstoffkandidaten müssen aufwendig getestet werden, erst in Laborversuchen, an Tieren und schließlich in einem dreistufigen Verfahren an Probanden und Patienten. Vor allem diese letzte, die dritte klinische Phase verschlingt Millionen, obwohl die Chance, dass die Prüfung erfolgreich verläuft, immer noch gering ist. Vier von fünf hoffnungsvollen Therapien bleiben auch dann noch auf der Strecke.

So gesellt sich zu Engagement und Hoffnung auch Not und Unerfahrenheit. Hoerr und von der Mülbe fallen auf einen Business Angel herein. So nennt man Menschen, die gewöhnlich junge Existenzgründer beraten und sie mit Kapital versorgen oder sich selbst finanziell beteiligen. »Unserer allerdings nicht. Der bekam kalte Füße und forderte über seinen Anwalt sein gerade eben erst gezahltes Geld umgehend wieder zurück. Und plötzlich standen wir ohne alles, mit einem Haufen Schulden vor der Privatinsolvenz«, erzählt Hoerr. Es sei eine der wirklich schlimmen Erfahrungen gewesen. »Wir hatten inzwischen Verantwortung, auch für Mitarbeiter, und wir wussten nicht, wie wir weitermachen sollten.« Aus dem Schlamassel hilft den jungen Visionären eine sehr altbackene Finanzinstitution: Die Kreissparkasse Tübingen gewährt den vier Firmengründern ohne Sicherheiten einen Kredit. Man stelle sich das heute, nicht ganz 25 Jahre später, vor!

Zu Hilfe kommt ihnen auch eine weitere solide Institution: die öffentliche Hand. Dank eines Fonds für junge Innovatoren des Landes Baden-Württemberg, der universitäre Ausgründungen unterstützt, können sie zunächst die Räumlichkeiten der Uni Tübingen nutzen. Doch an innovative Forschung ist erst mal nicht zu denken. Überleben war angesagt – die »RNA People« (Menschen, die etwas von RNA verstehen), so das Branding, das sie sich inzwischen verpasst hatten, erledigen jetzt Auftragsarbeiten, stellen RNA-Moleküle für andere Labore her. Während eine junge Truppe Wissenschaftler tagsüber arbeitet, bauen Hoerr und von der Mülbe nachts ihre bei Neckermann, dem analogen Amazon der 1980er und 1990er Jahre, bestellten Schreibtische auf.

Die Wende für ihr kleines Unternehmen kommt wenige Jahre später. Durch Zufall erhalten sie Kontakt zu Friedrich von Bohlen, einem jungen Spross der Krupp-Halbach-Dynastie. »Er war damals ein Star der deutschen Biotech-Szene«, sagt Hoerr. Bohlen hatte ein eigenes Biotech-Unternehmen aufgezogen und war gescheitert. Seit fast zwanzig Jahren berät er nun den von Biotech faszinierten SAP-Gründer Dietmar Hopp. Der Auftritt von Bohlen bei CureVac ist denkwürdig. Er sei schnurstracks an ihnen vorbei ins Büro marschiert, erinnert sich Hoerr, habe sich die PowerPoint-Präsentation der Firma angesehen und gesagt: »Wenn nur 50 Prozent davon stimmt, dann können Sie die Medizin revolutionieren.« Kurz darauf steigt Hopp bei CureVac ein.

Viele Wege führen zum Erfolg – das RNA-Zeitalter beginnt

Während Ingmar Hoerr noch staunend vor den Ergebnissen seiner Maus-Tests sitzt, beginnt sich auch für Karikó und Weissman das Blatt zu wenden. Die beiden haben eine Idee, warum die übertragene künstliche RNA für Zellen so schädlich ist. Was sie beobachtet haben: Benutzt man natürliche mRNA für den Versuch, bleiben die behandelten Zellen fit und gesund. Könnte das an einem der Bausteine ihrer synthetischen RNA liegen?

Karikó stolpert zufällig über eine Studie. Sie zeigt: Das angeborene Immunsystem von Mäusen erkennt einen besonderen Baustein der RNA – die Base Uridin. Sie gibt ein Signal, die fremde RNA zu bekämpfen. Tatsächlich enthält natürliche mRNA in menschlichen Zellen geringfügig modifizierte Varianten des Bausteins – vor allem das sogenannte Pseudouridin. Wenn ein RNA-Molekül ausschließlich das ursprüngliche Uridin enthält, ist dies ein Zeichen für den Körper, dass sich ein Feind, nämlich Viren, in den Körper eingeschlichen haben. Für Weissman und Karikó ist es der entscheidende Augenblick: Nun setzen sie Pseudouridin ein, um ihre mRNA-Moleküle herzustellen. Die Ersatzbasen lassen das synthetische Molekül nicht länger fremd aussehen und machen es zudem stabiler. Die Zellen bleiben nach der Übertragung gesund. Heute noch erinnert sich Karikó an diesen Augenblick: »In diesem Moment wurde uns klar, dass wir einen entscheidenden Schritt getan hatten und man nun mit RNA Therapien und Impfstoffe entwickeln konnte.«

Die beiden Forscher schreiben eine Veröffentlichung und stellen einen Patentantrag. Doch in der Patentabteilung der University of Pennsylvania ist niemand beeindruckt von ihrer Entdeckung, der zuständige Mitarbeiter, ein Mann mit bereits schütterem Haar, sagt nur: »Wofür soll das denn gut sein?« Er lehnt es ab, ein Patent zu beantragen. Da hat Karikó einen Geistesblitz. Sie deutet auf seine beginnende Glatze und sagt: »Man könnte das da behandeln.« Das reicht, sie bekommt ihr Patent. Kurz darauf, im Jahr 2005, veröffentlichen Karikó und Weissman ihre Arbeit im Fachblatt *Immunity*.

Und es geschieht – nichts. Ganz ähnlich wie bei der Gruppe um Rammensee, Jung und Ingmar Hoerr erzeugt ihr Artikel keinerlei Aufmerksamkeit. Sie bekommen nicht *eine* Einladung zu Vorträgen bei Kongressen, werden nicht zitiert.

Herr Rossi sucht das Glück – und Moderna entsteht

Derrick Rossi stammt aus Toronto. 2005 ist er 39 Jahre alt und forscht an der Stanford University an Stammzellen. Rossi kennt Karikó und Weissman nicht. Zufällig stößt er auf ihre Veröffentlichungen und ist plötzlich hellwach. Jedenfalls erzählt er es heute so – wie alle handelnden Personen dieser Geschichte, die auf der Stelle die Wichtigkeit der verschiedenen Erkenntnisse, die schließlich zu den mRNA-Vakzinen gegen das Coronavirus führten, sofort erkannt haben wollen. Dabei hat er jedoch keinesfalls die RNA-Impfung im Sinn. Er will vielmehr die bahnbrechenden Experimente eines Mannes verbessern, der ein Jahr später für genau diese Arbeit den Nobelpreis bekommen wird. Shinya Yamanaka macht 2006 mit einer Entdeckung Furore: Erwachsene Zellen lassen sich reprogrammieren – sie lassen sich verjüngen.

Im Jahr 2006 identifiziert er vier entscheidende Gene, die in erwachsenen Zellen längst verstummt, aber in denen eines Embryos sehr wach sind. Als die japanischen Forscher aktive Kopien dieser Erbanlagen in ausgereifte Hautzellen übertragen, beginnen diese mit einer geradezu magisch anmutenden Verwandlung: Ihr Aussehen verändert sich, in ihren Zellkernen erwachen viele Gene, und andere verstummen. Nach und nach verlieren sie ihre Identität und durchlaufen den ursprünglichen Entwicklungsprozess tatsächlich rückwärts. Schließlich sind sie das, was sie einmal waren – embryonale Zellen. Yamanaka nennt sie iPS (induzierte pluripotente Stammzellen), wie echte Embryozellen können aus ihnen alle Zelltypen des Körpers entstehen.

Die Entdeckung macht weltweit Schlagzeilen: Yamanakas Technik ebnete den Weg aus einem bioethischen Dilemma, das in den

Jahren zuvor zu erbitterten öffentlichen Auseinandersetzungen geführt hatte: Ist es erlaubt, überzählige Embryos aus den Fortpflanzungskliniken für Forschungszwecke zu nutzen? Etwa, um Gewebe- und Organersatz für kranke Menschen zu züchten? Ist nicht auch ein Embryo bereits ein Mensch und besitzt Menschenwürde? Nach Yamanakas Veröffentlichung ist das Geschichte; seine Zellen werden nicht als ethisch bedenklich gesehen. Die kühnste, bislang allerdings unerfüllte Erwartung: Bald würde man aus Körperzellen Ersatzgewebe oder gar Ersatzorgane züchten können. Sie würden nicht mehr abgestoßen, der dramatische Mangel an Spenderorganen wäre passé.

Derrick Rossi weiß all das genau, als er 2008 wieder an die Arbeit von Karikó und Weissman denkt. Denn ein Problem haben die iPS-Zellen von Yamanaka. Um sie herzustellen, muss man die vier Gene in ihr Erbgut übertragen. Ein Risiko, denn beim Einbau der Erbanlagen könnte es zu Schäden im Erbgut kommen. Womöglich, überlegt Rossi, kann aus solchen bei der Reprogrammierung geschädigten Zellen später im Körper von Patienten Krebs entstehen. Aber wie wäre es mit mRNA? Sie gelangt nicht in das Erbgut, verschwindet schnell wieder aus Zellen – das macht sie viel weniger gefährlich.

Rossi nutzt die Anweisung, die Karikó und Weissman schon 2005 in ihrem Artikel gegeben haben. Es funktioniert, genau wie fünf Jahre zuvor bei seinen Vorgängern an der University of Pennsylvania.

Rossi ist begeistert – welche Aussichten verspricht dieser Erfolg doch für die regenerative Medizin, für Ersatzorgane und -gewebe, für Zellmodelle, in denen man Krankheiten studieren und Medikamente testen kann! Aber er weiß, solche Pläne kann ein akademisches Labor nicht ohne Hilfe umsetzen. Er brauchte eine Firma. Timothy Springer ist zu dieser Zeit Professor an der Harvard Medical School, ein Mann mit Erfahrung bei der Gründung von Biotech-Start-ups. Rossi zeigt ihm seine Ergebnisse, und die beiden kontaktieren Robert Langer, einen potenten Investor und biomedizinischen Ingenieur am benachbarten Massachusetts Institute of Technology. Langer ist im Bereich der Biotechnologie damals eine Legende. Hundert Unternehmen haben Lizenzen für seine Erfindungen erworben. Im Frühjahr 2010 besuchen Rossi und Springer ihn in seinem Labor. Die Männer reden zwei Stunden, dann steht ein Plan. Mit Langers Hilfe bekommen sie Geld – große Risikokapitalfonds steigen ein. Innerhalb weniger Monate entsteht ein neues Unternehmen: Moderna. Der Name steht für »Modified RNA«.

Ein Paar – eine Mission – BioNTech: die Suche nach der individuellen Krebstherapie

Ungefähr zur selben Zeit, als die Gründer von Moderna auf ihr neues Unternehmen anstoßen, sitzt Katalin Karikó mit Uğur Şahin in einem Mainzer Restaurant beim Abendessen. Karikó ist auf einer Deutschlandreise – und mal wieder auf Jobsuche. Şahin hatte bereits einige Jahre zuvor gemeinsam mit seiner Frau Özlem Türeci ein RNA-Unternehmen mit dem Namen BioNTech gegründet. Beide sind Mediziner – sie Onkologin, er Immunologe – und haben sich wie Ingmar Hoerr der Bekämpfung von Tumoren verschrieben. Ähnlich wie die Tübinger Forscher wollen sie das Abwehrsystem von Krebspatienten schulen, die Tumoren zu bekämpfen. Als sie 2005 auf die Veröffentlichungen Karikós stoßen, sind sie – anders als der weitaus größte Teil der wissenschaftlichen Elite – fasziniert. Die Pseudouridine, die die ungarische Wissenschaftlerin verwendet hat, so glauben sie, könnten ihnen helfen. Zu diesem Zeitpunkt vergibt die UPenn, wie die University of Pennsylvania gemeinhin abgekürzt wird, die Lizenz für Karikós Erfindung an andere Firmen. Moderna und BioNTech erhalten den Zuschlag. Seitdem schreiben sich Şahin, Türeci und Karikó regelmäßig.

Şahin und Karikó verstehen sich an jenem Abend sofort. Wie sie ist auch Uğur Şahin kein Akademikerkind. Mitte der 1960er Jahre sucht Deutschlands aufstrebende Stahl- und Kohleindustrie dringend Arbeiter – vor allem aus Italien und der Türkei. 1969, als Şahin gerade vier Jahre alt ist, zieht er mit seiner Mutter vom idyllischen, am östlichen Mittelmeer gelegenen Iskenderun zum Vater in die Karnevalshochburg Köln.

Während der Vater das Geld in den Kölner Ford-Werken verdient, besucht der Sohn das Niehler Erich Kästner-Gymnasium. Das verdankt er der Intervention eines Nachbarn der Familie – die Grundschule hatte ihm die Empfehlung für die höhere Schule zunächst verweigert. Şahin wählt Mathe und Chemie als Leistungskurse und schafft das Abi 1984 als Jahrgangsbester – als erstes Kind türkischer Einwanderer des Gymnasiums. Mitten in den 1980er Jahren, in denen das Leben der meisten 15- bis 25-Jährigen um Pop, Punk und Fußball kreist und Rauchen als Statussymbol gilt, macht ein Satz auf dem Abiball unter Şahins Mitschülern die Runde: »Warum soll ich mit dem Rauchen aufhören? Uğur geht doch eh in die Medizin«, erzählt ein ehemaliger Mitschüler.

Uğur studiert Medizin. Die Frage, was ihn dazu getrieben habe, beantwortet er so: »Ich war fasziniert vom Immunsystem, habe Vorträge gehört und Referate gehalten.« Auf den Hinweis, dass mit der Frage die Zeit vor dem Studium gemeint war, meint er: »Ja, richtig, auch in der Schulzeit.« Es gibt allerdings etwas, das ihn in dieser Zeit ebenfalls fasziniert. Das ist der Fußball. Natürlich sei es immer um den FC gegangen, erinnert sich ein Mitschüler. Şahin selbst spielt noch während des Medizinstudiums, das er in Köln beginnt, bei Barisspor (»barış« türkisch für Frieden), in einer türkisch-kurdisch-deutschen Mannschaft – deren deutscher Anteil der Torwart ist. Nach den Spielen habe man sich im Vereinscafé in Köln-Dellbrück getroffen. Jeder habe ein paar Mark gegeben, damit einer für alle Pommes hole.

Mit dem Doktortitel in der Hand wechselt Şahin im Jahr 1992 mit seinem Doktorvater, dem Onkologen Michael Pfreundschuh, an das Uniklinikum Homburg/Saar. Dort habilitiert er sich 1999 im Bereich Immunologie und molekulare Medizin – und macht die wohl wichtigste Begegnung seines Lebens: Er trifft Özlem Türeci.

Die junge Medizinstudentin ist bereits im letzten Semester, als sie einen Kurs besucht, der ausgerechnet von Uğur Şahin unterrichtet wird. So lernen sie sich kennen und stellen fest, dass sie nicht nur persönliche Zuneigung verbindet, sondern auch eine Vision: Krebs mit den Mitteln des Immunsystems zu bekämpfen. Für Uğur Şahin wird Türeci nicht nur die Liebe seines Lebens, sondern auch seine wichtigste Kollegin und Vertraute, eine Partnerin, die wissenschaftlich und intellektuell auf Augenhöhe ist.

Im Jahr 2000 geht das Paar für ein Jahr nach Zürich in das Labor des Immunologen Rolf Zinkernagel. Gemeinsam mit dem Australier Peter Doherty klärt der Schweizer in den 1980er und 1990er Jahren auf, wie Immunzellen virusinfizierte Zellen erkennen. 1996 erhalten beide den Nobelpreis für ihre Forschungen. Und bei Türeci und Şahin nimmt die Idee, den Krebs mithilfe des Immunsystems zu bekämpfen, allmählich Gestalt an.

Eine seiner effektivsten Waffen sind Antikörper.

Antikörper sind Proteine. Ihre Form gleicht einem Y – einem Stiel mit zwei Ärmchen. Diese Ärmchen arbeiten wie Sonden. Erkennen sie Oberflächenstrukturen, bestimmte Bereiche von fremden Eiweißen auf Viren oder Bakterien, binden sie sich fest daran und leiten deren Zerstörung ein. Doch Krebszellen bilden aufgrund ihrer enormen genetischen Veränderungen viele ungewöhnliche Eiweiße, die gesunden Zellen fehlen. Wie wäre es also, wenn man Antikörper gegen ebendiese entarteten Tumorproteine erzeugen würde? Könnte man so Krebs stoppen?

Man kann. Das zu dieser Zeit noch kleine Biotech-Unternehmen Genentech konzipiert eine damals völlig neuartige Methode der Krebsbehandlung. Es konstruiert Antikörper, die Merkmale auf der Oberfläche von Tumorzellen erkennen. CD20 etwa ist eines jener Proteine, die auf den entarteten B-Zellen beim Non-Hodgkin-Lymphom auftreten, HER2-Proteine (für »Human Estrogen-Receptor 2«) machen hingegen den Brustkrebs zu einer gefürchteten Krankheit. Mammakarzinome lassen sich grob in drei Klassen einteilen: solche, die ein Übermaß an HER2 produzieren, eine zweite, die zwei andere Hormonrezeptoren im Exzess synthetisieren, die Zellen wachsen lassen, und eine dritte Klasse, bei denen keine der drei Rezeptoren gebildet werden.

Gegen beide Oberflächenmerkmale der Krebszellen entwickeln die Genentech-Forscher in den 1990er Jahren Antikörper. Unter ihnen ist der Deutsche Axel Ullrich. Gemeinsam mit dem US-

Forscher Michael Shepard von Genentech konstruiert er den ersten Antikörper, der gezielt die HER2-Rezeptoren besetzt. Im Jahr 1997 wird zunächst der CD20-Antikörper Rituximab, nur ein Jahr später der HER2-Antikörper Trastuzumab gegen metastasierten Brustkrebs in den USA zugelassen. Ein beziehungsweise zwei Jahre später folgt die Empfehlung durch die europäische Aufsichtsbehörde. Es sind die allerersten gezielten Antikörpertherapien in der Krebsbehandlung, und sie haben unzähligen Menschen auf dieser Welt das Leben gerettet oder bedeutend verlängert. Seit 2014 zählt die WHO Herceptin zu den wichtigsten Medikamenten für die Weltgesundheit. Genentech wird damit zum ersten Star der aufsteigenden Biotech-Branche. Heute gehört das Unternehmen zum Schweizer Pharmakonzern Roche.

Diese Entwicklung geht an keinem, der in der Krebsforschung tätig ist, spurlos vorbei – auch nicht an Özlem Türeci und Uğur Şahin. 2001 fassen sie daher einen weitreichenden Entschluss. Sie gehen nach Mainz. Dorthin, so erzählt es Şahin, habe ihn die immunologische Tradition der Uniklinik gezogen. Aber da ist noch etwas, das ihn anspricht. Es ist die Atmosphäre der rheinland-pfälzischen Landeshauptstadt mit ihrem Dom, dem Kopfsteinpflaster, den Volksfesten, die in ihrem Herzen trotz Universität und Politik ein Dorf geblieben ist. Wo das hessische Wiesbaden schon fast mondän wirkt, bleibt Mainz bodenständig; wo es in Frankfurt hektisch zugeht, wird in Mainz mit Genuss gebabbelt. »Ich mag dieses Unaufgeregte in Mainz, einfach in Ruhe forschen zu können. So eine Umgebung, in der Innovationen sich über lange Zeit entwickeln können, ohne Effekthascherei, ohne Glanz und Glamour«, sagt Şahin heute.

Der wichtigste Grund aber für Şahin und Türeci, nach Mainz zu gehen, heißt Christoph Huber. Der damalige Direktor der III. Medizinischen Klinik hat die Uniklinik zu einer der führenden Institutionen in der Immunonkologie entwickelt. Er verzahnt die Krebsmedizin und die Immunologie mit neuartigen Behandlungsmethoden – und er teilt Türecis und Şahins Visionen, Tumoren mithilfe des Immunsystems in Schach zu halten. Gemeinsam gründen sie unmittelbar nachdem das Paar in Mainz angekommen ist, ihre erste Firma: Ganymed – die Leitung des Unternehmens übernimmt Özlem Türeci.

Ganymed hört sich an wie »ganimet«, der türkische Ausdruck für etwas, »das man sich durch harte Arbeit verdient hat«, erklärt Türeci – viel treffender kann man die beiden Wissenschaftler wohl nicht beschreiben. Auf die Frage, wie sie den Mut dazu aufgebracht habe, nach Fördergeldern und Investoren zu suchen, statt eine typische akademische Laufbahn einzuschlagen, antwortet Özlem Türeci, sie habe beobachtet, dass die Wissenschaft oftmals nicht am Patientenbett ankomme. »Wenn Sie dagegen etwas tun wollen, sind Sie gezwungen, eine Firma zu gründen«, sagt sie.

Ein Biotech-Unternehmen verschlingt Geld – ähnlich wie Ingmar Hoerr und Florian von der Mülbe beginnt das Trio Huber, Şahin und Türeci deshalb, Fördergelder und Investoren zu suchen. Sie planen ebenfalls, Antikörper herzustellen, ein Wirkstoff mit dem Namen Claudiximab (der heute Zolbetuximab heißt) gegen Magen-, Darm- und Bauchspeicheldrüsenkrebs. Er erkennt ein Protein mit dem Namen Claudin 18.2, das auf normalen Körperzellen sehr selten vorkommt. Von Krebszellen jedoch wird es unerlaubt angeschaltet und unterstützt ihr unkontrolliertes Wachstum. Für den Antikörper ist dieses Claudin die Andockstelle an die Krebszelle. Er lockt jene Abwehrzellen an, die den Tumor dann bekämpfen.

Michael Motschmann, ein Fondsverwalter für Tech-Investoren, ist nach einem Pitch – wenn man das so sagen kann – hingerissen von dieser Idee. Er fügt Ganymed seinem Fonds hinzu, und, was noch viel wichtiger ist: Er stellt Kontakte her.

Die wohl wichtigsten Menschen, die Türeci und Şahin kennenlernen, sind die Zwillinge Andreas und Thomas Strüngmann, die einst neben anderen Firmen das Generika-Unternehmen Hexal gründeten und damit schwerreich wurden. 2005 verkauften sie das Unternehmen für rund fünf Milliarden Euro an den Basler Pharmakonzern Novartis. Davon wollten sie damals eine Milliarde in junge Biotech-Unternehmen investieren – inzwischen sei es etwas mehr, sagt Thomas Strüngmann 2019 in einem Interview mit dem

Handelsblatt. Ihr Ziel ist es, wie der SAP-Gründer Dietmar Hopp Deutschland endlich zu einem Biotechnologie-Standort zu machen.

Ganymed, in das die Strüngmanns investieren, gehört zu ihren erfolgreichsten Projekten – und Özlem Türeci ist eine der sehr wenigen Frauen an der Spitze eines deutschen Biotech-Unternehmens. In den folgenden Jahren treibt sie die Antikörper-Forschungen voran und entwickelt das Unternehmen weiter. Bald beginnt sie mit ersten klinischen Studien – und die verlaufen so verheißungsvoll, dass 2016, gut fünfzehn Jahre nach der Gründung, Ganymed für 1,4 Milliarden Euro an den japanischen Pharmahersteller Astellas Pharma verkauft wird – was die Strüngmann-Brüder an die Spitze der deutschen Biotech-Investoren katapultiert.

Unterdessen stößt Uğur Şahin auf Veröffentlichungen, die ihn nicht mehr loslassen. Da ist 1993 die französischen Arbeitsgruppe, die mRNA in Mäuse injiziert, da sind Versuche, sie in Muskelgewebe zu spritzen, da sind die Ergebnisse von Ingmar Hoerr, die den Tübinger 1999 so verdattert zurücklassen.

Şahin und Türeci sehen in der mRNA, wie schon Hoerr, das Molekül, das künftig den Krebs bekämpfen kann. Dazu aber müssen sie erst jene Probleme lösen, vor denen auch Ingmar Hoerr steht: Wie können sie die fragile RNA stabilisieren und vor den RNA-vernichtenden Enzymen schützen? Wie lassen sich die Zellen und Gewebe erreichen, in denen die von ihr gespeicherte Information abgelesen werden soll – die dendritischen Zellen? Und wie sorgt man dafür, dass sie möglichst leistungsfähig von der Zellmaschinerie abgelesen wird?

Sie verbessern an allen Stellschrauben, die ihnen das Molekül bietet: an der Cap-Region, die jedes mRNA-Molekül braucht, um übersetzt zu werden, dann an der Endregion, die dafür verantwortlich ist, wie schnell das Molekül abgebaut wird. Sie testen die Verpackung der mRNAs, die aus verschiedensten Fettcocktails bestehen. »Man muss sich das so vorstellen, dass wir durch all diese Studien wie auch durch Zusammenarbeit mit anderen Forschern einen ganzen Werkzeugkasten an mRNA-Designelementen erarbeitet haben. Wir haben im Detail charakterisiert, was diese

Werkzeuge konnten und was man erreichte, wenn man die einzelnen Werkzeuge miteinander kombiniert. Wir konnten nun für jede Aufgabenstellung die passenden Werkzeugsets zusammenstellen«, sagt Türeci. Spätestens in diesem Moment ist klar, dass sie eine weitere Firma gründen müssen, wollen sie den Krebskranken wirklich helfen.

Also nehmen sie mit ihren »pharmakologisch optimierten Ribopharmaka« – so taufen sie damals ihre mRNA-Kandidaten – an einem Gründer-Wettbewerb des Bundesforschungsministeriums teil und erhalten gleich Startkapital, allerdings unter der Bedingung, nach drei Jahren ein Unternehmen zu gründen, um weitere Förderungen erhalten zu können. Und obwohl Şahin und Türeci längst noch nicht mit Investoren rechnen, den Strüngmann-Brüdern versichern, dass ihr neues Projekt nicht in Konkurrenz zu Ganymed stehe und es noch ein langer Weg sei, bis daraus eine Krebstherapie werden könne, hören die beiden zu, lassen sich mitreißen und steigen in ihre wohl ungewöhnlichste Finanzierung ein. Im Jahr 2008 wird die Firma BioNTech gegründet.

Etwa zwei Jahre später sitzt Uğur Şahin mit Katalin Karikó in einem Restaurant in Mainz. Längst haben die Deutschen die Lizenz ihrer Erfindung, die die mRNA für den Körper verträglich macht, lizensiert. Sie erzählt ihm von ihrem Frust an der UPenn. Schon wieder wurde ihr eine Professur verweigert. Nun will sie endgültig gehen. »Wir haben uns unterhalten, und irgendwann habe ich festgestellt: Mensch, die ist ja klasse, und gesagt, wenn du möchtest, kannst du zu uns kommen!«

Der Durchbruch der mRNA

CureVac, BioNTech, Moderna: Drei neue Unternehmen, deren Namen nur wenige Insider kennen, arbeiten in der Folge daran, die RNA-Technik zu verbessern. Sie haben vor allem neue Therapien gegen Krebs im Visier. Als der junge Augenarzt Li im Dezember 2019 zum ersten Mal vor dieser rätselhaften neuen Krankheit in Wuhan warnt, stehen ihre Technologien bereit. Fast prophetisch mutet ein Auftritt Şahins im Jahr 2018 bei einer Konferenz in Berlin an: In einem Saal voller Experten für Infektionskrankheiten versprach er, BioNTechs Technologie könne im Fall einer Pandemie sehr schnell einen mRNA-Impfstoff bereitstellen.

Dass es nur ein Jahr später schon der Fall sein würde, damit hat Şahin aber wohl in seinen kühnsten Träumen nicht gerechnet.

In den Firmenzentralen von BioNTech, CureVac und Moderna diskutieren die Chefs mit ihren Experten die Lage. Und überall, in Mainz, in Tübingen und im amerikanischen Cambridge, fällt die gleiche Entscheidung: Man wird die laufenden Entwicklungsprojekte zurückstellen und mit allen Mitteln – und so schnell wie möglich – einen Impfstoff gegen dieses Virus produzieren. Unabhängig voneinander setzen sie alles daran, einen völlig neuen Impfstoff zu entwickeln.

The Lancet erscheint immer am Freitag. »Am Freitagabend und Samstagmorgen hat mein Mann die Arbeit gelesen«, erzählt Türeci. »Und am Sonntag waren die ersten RNA-Konstrukte konzipiert, die unser Klonisierungsteam dann gebaut hat. Dann liefen die ersten Tests.« BioNTechs Impfprojekt wurde tatsächlich an einem einzigen Wochenende gestartet. Noch während die Laboruntersuchungen der Impfstoffkandidaten laufen, bereiten Türeci, Şahin und ihr Team die ersten klinischen Tests an Probanden vor, planen mit der zuständigen deutschen Aufsichtsbehörde, dem Paul-Ehrlich-Institut, die Bedingungen für die Studiengenehmigung. Während der damalige US-Präsident Donald Trump die von den Vereinigten Staaten initiierte Impfstoffentwicklung großspurig »Operation Warp Speed« tauft, bleibt man in Mainz im realen Universum: »Projekt Lichtgeschwindigkeit«. »Verwegen genug«, meint Türeci, »wir hatten wieder unbekanntes Terrain vor uns.«

Jetzt zeigt die RNA-Technik der drei Unternehmen ihre Vorteile – sie ist schnell. Im März, als Deutschland in den ersten Lockdown geht, hat BioNTech bereits zwanzig Vakzinkandidaten in der Prüfung. Fünf von ihnen – die vielversprechendsten – wählt man aus für die weitere Erprobung. Zu diesem Zeitpunkt treiben allein bei BioNTech fast 500 Mitarbeiter das Projekt voran.

Wie die allermeisten Unternehmen, die ab Januar 2020 mit Hochdruck an Impfstoffen gegen das neue Coronavirus arbeiten, wählt auch BioNTech das gefährliche Spike-Protein des Virus, gegen das sich die Körperabwehr ausrichten soll; sie konstruieren eine mRNA von dem Protein, die zunächst in die Abwehrzellen, die dendritischen Zellen, wandern soll, um dort das Spike-Protein zu bilden. Das soll nach ihrer Vorstellung gleich zwei Verteidigungsmechanismen aktivieren: erst die Bildung von Antikörpern, und schließlich soll sich die Information in das Immungedächtnis einprägen. Doch das ursprüngliche Spike-Protein reicht dafür nicht aus. Sie müssen es schärfer, eindringlicher für das Immunsystem machen.

Der Mensch kann lediglich zwanzig Aminosäuren bilden. Also nutzen sie »aus dem Werkzeugkasten jene Optimierungen, die die Proteinsynthese bestmöglich unterstützen und die Art von Immunantwort auslösen, die wir für dieses Virus für besonders geeignet halten«, erklärt Özlem Türeci. Und noch etwas verändern die mRNA-Unternehmen: Sie feilen an der Aminosäureabfolge des eigentlichen Spike-Proteins so lange herum, bis es eine noch stärkere Immunreaktion hervorruft. Wie genau BioNTech, CureVac und Moderna all diese Techniken eingesetzt haben, bleibt geheim. Doch am Ende landet nicht der authentische Code des Spike-Proteins in den Impfstoffgläschen, sondern vielmehr eine hochgetunte Impf-RNA, umgeben von Fettkügelchen, die selbst deutlich mehr sind als nur die lapidare Schutzhülle, als die sie beschrieben werden. Die Wissenschaftler haben sie in ihrer Größe so angepasst, dass der Körper sie automatisch ins Lymphsystem und zu den nächsten Lymphknoten transportiert – dahin, wo die alles entscheidenden dendritischen Zellen liegen, die den Prozess des Impfschutzes anstoßen.

Bereits im Frühjahr gibt es für BioNTech ermutigende Ergebnisse aus Tierversuchen: Die Konzentration der Antikörper, die das Virus eliminieren sollen, übersteigt jene, die durch eine Infektion erworben wird, deutlich. Zugleich beginnen die ersten Tests an Freiwilligen. Für die mRNA-Technik ist es das Jahr der Bewährung.

Für den Tübinger Firmenchef Ingmar Hoerr jedoch wird 2020 auch zu einem persönlichen Schicksalsjahr. Bereits zu Beginn der Pandemie kämpft er mit seinem Tübinger Unternehmen CureVac nicht nur um einen Impfstoff, sondern auch um sein eigenes Leben. Im März, mitten in den Verhandlungen mit der Bundesregierung, bricht er an einem Freitagmorgen in seinem Hotelzimmer in Berlin zusammen. Eine Hirnblutung reißt ihn beinahe aus dem Leben. Für sechs Wochen steht seine Welt still. Dann erwacht er aus dem Koma, weiß kaum mehr, wer er eigentlich ist. Er habe Phantasie und Realität nicht unterscheiden können, wird seine Frau später erzählen. Zeitweise glaubt er, der russische Geheimdienst habe ihn entführt, weil einige Pfleger russisch sprechen. Seine Ärzte hatten ihm zum Schutz seiner Identität einen anderen Namen gegeben. Ob er überleben werde, wagen sie nicht zu prognostizieren. »Etwa zwanzig Prozent« hätten sie ihm eingeräumt, berichtet er später. Doch Hoerr erholt sich. »Kämpfen ist meine Natur, alles was ich gemacht habe, habe ich mir erarbeitet«, sagt er. Also lernt er: sprechen, gehen, Treppen steigen. Es sei eine Grenzerfahrung gewesen, erzählt er später, »so etwas will man nicht zweimal erleben«.

Hoerrs Hirnblutung ist nicht nur eine persönliche Katastrophe, sondern auch ein Desaster für CureVac. Erst drei Tage vor der Hirnblutung hatte er selbst die Leitung des Unternehmens wieder übernommen. Nun muss sein Vize Franz-Werner Haas übernehmen. »Das hat wertvolle Zeit gekostet«, bestätigt dieser heute.

Als sich das erste Pandemiejahr seinem Ende zuneigt, zeigt sich, dass mRNA-Impfstoffe ihren Konkurrenten weit überlegen sind. So deutlich, dass es selbst Uğur Şahin etwas fassungslos zurücklässt. Am 9. November gibt BioNTech mit seinem Partner Pfizer das erste Ergebnis bekannt: Der Impfstoff aus Mainz ist überwältigend wirksam; über 94 Prozent Schutz gegen eine Covid-Erkrankung, besser als die meisten Impfstoffe überhaupt. »Damit haben wir wirklich nicht gerechnet«, erzählt Şahin später. Exakt eine Woche später, am

16. November, präsentiert Moderna seine Testergebnisse: Auch dieser Impfstoff ist ein sensationeller Erfolg, er schützt mit 94,5 Prozent ebenso gut vor der Erkrankung.

Mit dieser Schutzwirkung hatte keine der weltweiten Zulassungsbehörden gerechnet. Im Gegenteil: Die US-amerikanische und europäische Arzneimittelaufsicht legen die Messlatte in den Wochen und Monaten zuvor bewusst niedrig: Jede Impfung, sagt die amerikanische FDA damals, die das Risiko einer Covid-Erkrankung um mindestens die Hälfte, also um 50 Prozent, senke, werde sie ihr Okay geben. Die europäische Arzneimittelagentur EMA mag sich 2020 nicht einmal auf einen Wert festlegen. »Wenn eine Impfung nur 48 Prozent wirkt, aber dafür sehr gut verträglich ist, dann nehmen wir sie auch«, sagt noch im Oktober 2020 Hans-Georg Eichler, der Senior Medical Officer der EMA. Das ist etwa eine Wirksamkeit, wie sie die jährlichen Grippeimpfstoffe erreichen. Es würde genügen, um viele schwere Erkrankungen und Todesfälle zu verhindern, niemals aber für eine effektive Kontrolle des neuen Coronavirus – geschweige denn seiner Mutanten.

Noch im Herbst 2020 will sich niemand unter den Experten auf eine Prognose einlassen. Selbst Tony Fauci, Chefberater des damaligen US-Präsidenten Donald Trump (und von dessen Vorgängern) in Gesundheitsfragen, ist unsicher. »Wenn es 50 Prozent werden oder etwas mehr – das wäre okay«, sagt der Direktor des National Institute of Allergy and Infectious Diseases (NIAID) noch am 25. September 2020 in einem seiner Live-Interviews auf der Webseite des *Journal of the American Medical Association (JAMA)*. »Aber ich möchte lieber 70, 75 Prozent Schutz, das wäre wirklich gut.« Später erzählt er uns in einem Gespräch, wie er von der überragenden Wirksamkeit des BioNTech-Impfstoffs erfuhr: »Ich erinnere mich genau an den Moment. Es war ein Sonntagabend, und bekam einen Anruf von Albert Bourla, dem CEO von Pfizer. Er sagte: »Tony, sitzt du gerade?« Und ich sagte: »Äh, nein, sollte ich mich hinsetzen?« Er sagte, er wolle mir die Ergebnisse der Studie mitteilen. Und ich sagte: »Ach, du meine Güte!« Ich wusste ja nicht, ob es eine gute oder eine schlechte Nachricht wird. Und er sagte, die Wirksamkeit liege bei 95 Prozent. Ich rief: »Ach, du meine Güte, du meine Güte.« Ich hätte nie gedacht, dass es so gut sein würde!«

Während man in Tübingen noch immer darauf wartet, die entscheidenden Tests mit dem CureVac-Impfstoff auswerten zu können, lässt am 8. Dezember 2020 – knapp ein Jahr, nachdem der junge Arzt Li aus Wuhan seine Sorgen über das neue Virus äußerte – die britische Zulassungsbehörde MRHA den Impfstoff von BioNTech gegen das Pandemie-Virus zu: Es ist der erste mRNA-Impfstoff der Welt. Einen Tag später ist in Großbritannien »V-Day« – in Anlehnung an den Kampf gegen das Hitler-Regime: Die Massenimpfungen, der Kampf gegen das Coronavirus, beginnen. Nur wenige Tage später folgt die US-amerikanische Arzneimittelaufsicht FDA, die fast zeitgleich auch dem Impfstoff für Moderna seine Marktzulassung erteilt. Am 19. Dezember startet in Israel die wohl schnellste und am besten organisierte Impfkampagne. Innerhalb der ersten vier Wochen bekommen über drei Millionen Israelis ihre erste Spritze. Europa folgt direkt nach den Weihnachtstagen, am 27. Dezember.

CureVac wird noch lange sechs Monate auf die entscheidende Nachricht des für seine Studie zuständigen Expertenteams warten müssen – bis zum 16. Juni 2021. Da muss die Firma ein niederschmetterndes Ergebnis bekanntgeben: Gemäß einer Zwischenanalyse schützt der Impfstoff nur zu 48 Prozent gegen Covid-19. Das Unternehmen verliert an diesem einen Tag mehr als die Hälfte seines Börsenwerts. CureVac scheint am Boden zu liegen – und ausgerechnet das Lebenswerk des Pioniers der mRNA-Technik wird nun vor der ganzen Welt infrage gestellt.

Experten und Medien rätseln über die Ursache für den Misserfolg CureVacs: War es die geringe Dosierung der verwendeten mRNA? Oder könnte es ein Fehler gewesen sein, anders als BioNTech und Moderna kein Pseudouridin für deren Synthese verwendet zu haben? Als die Tübinger kurze Zeit später die genauen Studienergebnisse veröffentlichen, zeigt sich: Zwar verspricht der Impfstoff nur zu 48 Prozent Schutz gegen Covid-19-Symptome, aber er verhindert wirklich relevante Verläufe zu 77 Prozent und schützt vollständig vor Hospitalisierung und Tod. Dennoch entscheidet sich CureVac im Oktober 2021 endgültig gegen seinen Impfstoff und zieht den Antrag auf Zulassung bei der EMA zurück.

Aber das Unternehmen hat noch einen weiteren mRNA-Impfstoff im Arsenal, doch der steht erst am Anfang der klinischen Tests. Könnten sich die Anstrengungen von CureVac am Ende also doch noch lohnen? Die Erfolge von Moderna und BioNTech jedenfalls lassen die mRNA-Technologie triumphieren. Kurz bevor die Impfkampagnen anlaufen, treten die ersten besorgniserregenden Veränderungen des Coronavirus auf. Nun zeigt sich die wahre Stärke der mRNA-Impfstoffe: Anders als herkömmliche Impfstofftechnologien vermögen die mRNA-Firmen schnell umzuschwenken. »Innerhalb von sechs Wochen können wir unseren Impfstoff anpassen«, wird Uğur Şahin sagen. Man muss nur den mRNA-Abschnitt aktualisieren.

Es ist wahr, dass es schon vor der mRNA-Impfung vereinzelte RNA-Therapien gab. Und dass mit ihnen schwerste ererbte Lähmungen oder andere Viren bekämpft wurden. Doch das große Potenzial dieser kleinen Moleküle wurde bis dahin von der großen Mehrheit der Forscher, Investoren und auch der Pharmaunternehmen unterschätzt. Es ist der Triumph der mRNA-Impfungen über das Coronavirus, der den eigentlichen Beginn einer neuen Ära einleiten wird: Sie kann die Epoche der RNA-Therapien werden.

Kapitel 3

Der Weg zur individuellen Therapie: Wie mRNA-Therapien den Kampf gegen den Krebs verändern

Ende Juni 2021. Deutschland schaut seinem zweiten Corona-Sommer entgegen. Die Ferien in einigen Bundesländern haben bereits begonnen. Risikogebiete verschwinden nach und nach von der Landkarte. Es kann gereist werden.

Beim Impfstoffhersteller BioNTech prüft man einen Impfkandidaten für die besorgniserregende Delta-Variante – später wird sich herausstellen, dass es keiner neuen Vakzine bedarf. Die Zulassung für die Impfung für Zwölf- bis Siebzehnjährige wurde erteilt, die für die Fünf- bis Elfjährigen folgte im Winter 2021/2022. Man könnte also lange über die Pandemie und ihre Bekämpfung plaudern. Doch für Özlem Türeci stehen längst andere Themen an. »Wissen Sie, was mich besonders stolz macht?«, fragt sie mehr rhetorisch. »Dass wir mitten in der Pandemie unsere ersten RiboCytokine in den Menschen gebracht haben. Damit eröffnen wir ein ganz neues Feld in der Krebstherapie.«

Richtig. Da war nämlich noch etwas. Neben Corona. Oder besser: vor der Coronapandemie. Sowohl BioNTech als auch CureVac waren einst angetreten, die Krebsmedizin zu revolutionieren. Nicht gegen ein Virus wollten sie impfen, sondern gegen die Tumoren.

Tatsächlich muss man festhalten, dass beide Unternehmen noch keine Krebstherapie auf den Markt gebracht haben. Und doch ist es diese Vision, die Türeci treibt.

Die Onkologin Türeci kommt 1967 als Tochter eines Chirurgen in Siegen zur Welt. Schon früh nimmt ihr Vater sie mit in das Krankenhaus, in dem er arbeitet, im niedersächsischen Lastrup. Einer der ersten Berufswünsche, die sie als kleines Kind damals gehegt habe, erzählt sie einmal, sei Nonne gewesen – weil sie im Krankenhaus erlebt habe, wie die Schwestern dort die Kranken gepflegt und dabei so viel Hingabe gezeigt hätten. Und die Religion? Um die geht es ihr weniger als um die Leidenschaft, mit der sie sich um die Patienten kümmerten. »Ich wollte helfen, so wie die Nonnen«, wird sie Jahre später berichten. Heute sagt Türeci, dass sie von der Arbeit ihres Vaters so inspiriert gewesen sei, dass »das Medizinstudium einfach auf der Hand lag«.

Am Klinikum in Bad Homburg, wo Türeci ihren Mann Uğur Şahin kennenlernt, erlebt sie das Leid der Patienten. Erfährt die Not der Mediziner, die zu wenige Therapien in der Hand haben, um der wachsenden Geschwülste Herr zu werden.

Es sind die letzten Jahre des ausgehenden Jahrtausends. Wissenschaftlich sind sie geprägt vom Wettbewerb um die Entschlüsselung des menschlichen Erbguts – und der Entwicklung neuer biotechnologischer Verfahren, die das Wissen der Molekularbiologie grundlegend verändern werden.

In den folgenden Jahren entstehen die ersten Schnellverfahren, mit denen sich das Erbgut von Tumoren untersuchen und mit dem der gesunden Körperzellen vergleichen lässt. Dabei zeigt sich: Nicht die Organe, in denen die Tumoren entstehen, entscheiden über die Art des Krebses. Es ist vielmehr sein genetischer Fingerabdruck, der ihn charakterisiert. Und der ist von Mensch zu Mensch, von Tumor zu Tumor verschieden. Die Wissenschaft entdeckt in dieser Zeit auch die vielen kritischen Veränderungen im Erbgut von Zellen, die sie entarten und unendlich wachsen lassen. Es sind Mutationen in Genen, die für Proteine, Enzyme, Transportmoleküle oder Hormonrezeptoren kodieren. Sie sind Schaltstellen – Stellschrauben, die über gesund oder krankhaft entscheiden. Sind sie in die falsche Richtung umgelegt, geben sie einer Zelle das Signal, zu wachsen und dem gesunden Alterungsprozess zu entgehen. Die Forscher geben diesen Treibermutationen Namen wie KRAS, BRAF, EGFR, ALK und beginnen, Strategien zu entwerfen, um diese Stellschrauben zu modulieren, abzufangen oder auszuschalten, um das Wachstum der Krebszellen zu stoppen und das Fortschreiten des Erkrankung zu verhindern.

Es ist dies der Beginn der gezielten Therapien, die nicht wie herkömmliche Chemotherapien alle Zellen gleichermaßen schädigen, sondern nur jene, die gefährliche Veränderungen zeigen. Große Hoffnungen verknüpft die Medizin mit diesen Entdeckungen und muss doch bald feststellen, dass es so einfach nicht geht. Dass die Natur, oder vielmehr die Tumoren, gerissener ist und oftmals Wege finden, den gezielten Ansätzen zu entgehen.

Doch eine weitere Erkenntnis beflügelt den Optimismus der Medizinbranche in jenen Jahren: Sie versteht zunehmend, wie das – nach dem Gehirn – wohl komplexeste System des menschlichen Körpers organisiert ist: das Immunsystem. Grob lassen sich zwei Arten der Selbstverteidigung unterscheiden: die angeborene, unspezifische sowie die erworbene, spezifische Abwehr. Erstere ist bei Verletzungen und Infektionen sofort zur Stelle. Es sind Entzündungsreaktionen, die Abwehrzellen anlocken – und bei Bedarf über eine ganze Kette von Reaktionen Verstärkung ordern. Dazu zählt auch eine ganz besondere Art von Kämpfern, die sogenannten natürlichen Killerzellen. Sie erkennen sowohl virusinfizierte als auch mitunter tumorartig veränderte Zellen – und leiten ihre Zerstörung ein.

In diesem Umfeld reift bei Ingmar Hoerr, Özlem Türeci und Uğur Şahin die Idee, die Waffen des Körpers gegen die Tumoren zu richten. Wenn Tumoren so verschieden sind, wenn sie ein eigenes Gesicht entwickeln, wäre das Immunsystem dann darauf abzurichten? Wäre es möglich, dem Körper jene Strukturen zu zeigen, die ihn zerstören? Ihn anzulernen, um diese zu bekämpfen? Die ersten Ideen, die zur Gründung von CureVac und später BioNTech führen, klingen logisch: Man zeigt dem Körper mithilfe der mRNA solche Oberflächenmerkmale, die nur der Tumor aufweist. Wie bei der Corona-Impfung soll das Abwehrsystem gegen die Tumoren abgerichtet werden.

Die Vision beginnt mit unzähligen Versuchen. Wie will man die mRNA überhaupt in den Körper bringen, ohne dass sie zersetzt wird? Wie kann man sie dahin leiten, wo die Immunantwort des Körpers generiert wird? Wie sorgt man dafür, dass sie dort auch abgelesen wird?

Zwanzig lange Jahre werden diese Visionäre keine Krebsmedizin auf den Markt bekommen. Das hat viele Gründe. Es werden Jahre vergehen, bis das ideale RNA-Molekül entwickelt ist. Es muss stabil sein, gut abzulesen und die Immunantwort des Körpers ausreichend ankurbeln. Und die Wissenschaft kann die wohl perfideste Waffe der Tumoren, die Tarnkappe der Unsichtbarkeit, noch nicht ausheben – die aber gilt es zu überwinden, wenn man den Krebs mithilfe des Immunsystems bekämpfen will.

Nun aber scheint diese Zeit gekommen. Die Coronapandemie hat der Welt das Potenzial der mRNA-Impfung demonstriert. Und der Krebsmedizin gelingt es wenigstens teilweise, dem Krebs seine Maske vom Gesicht zu reißen: Nun ist die Hoffnung groß, die Geschwüre mit mRNA-Impfungen umso wirkungsvoller zu attackieren.

Doch als Özlem Türeci an diesem Mittag Ende Juni 2021 von den RiboCytokinen schwärmt, ist klar, dass die mRNA noch viel mehr an Möglichkeiten für die Krebstherapie bereithält. Die Forscher bei BioNTech können die Armeen des Abwehrsystems nachbauen, sie in RNA verschlüsseln und so dem Körper zuführen. Ob diese verheißungsvolle Strategie so aufgehen wird, wie es sich anhört, wird sich allerdings erst in einigen Jahren herausstellen. Doch wenn alles gut läuft, wird das kleine unterschätzte Molekül RNA wenigstens einen Teil der Krebsmedizin auf den Kopf stellen. Und Özlem Türeci wird das gelingen, was in ihr als Kind den Wunsch weckte, Nonne zu werden, und sie später antrieb, Medizin zu studieren: Menschen zu helfen.

Krebs – der uralte Traum von der Heilung

Seit Jahrzehnten suchen Zehntausende Mediziner und Wissenschaftler nach Strategien, um Tumoren zu bekämpfen. Noch bis in die 1950er Jahre sind sie weitgehend machtlos gegen das Unheil.

Ausgerechnet eine Massenvernichtungswaffe, eingesetzt im Ersten Weltkrieg, soll die Grundlage für die erste Therapie gegen

Krebs legen. Ende 1943 liegt im italienischen Hafen Bari das amerikanische Handelsschiff John Harvey mit einer heiklen Ladung: 540 Tonnen Senfgas lagern – nach einem Beitrag des *Spiegel* aus dem Jahr 1988 – auf dem Frachter. Hitlers Nachrichtendienste bekommen Wind von den geheimen Lieferungen; die Deutschen bombardieren die Hafenstadt am 2. Dezember. Mit verheerenden Folgen: Der Frachter fängt Feuer. Der Stickstoff-Lost verteilt sich über eine ungeschützte Bevölkerung. Bei den Menschen sackt der Blutdruck ab, Haut, Lungen und Schleimhäute verätzen. Diejenigen, die die ersten Reaktionen überleben, sterben nach etwa einer Woche an Infektionen. Mediziner beobachten damals erstaunt, dass die Zahl ihrer weißen Blutkörperchen, die die Infektionen abwehren könnten, rasant abfällt – und ebenso die anderer sich schnell teilender Zellen.

Die Geschichte um den Frachter in Bari lädt zu vielen Spekulationen ein. Denn in diesen Jahren erforschen auch die US-Pharmakologen Louis Goodman und Alfred Gilman von der Yale University in einem Geheimauftrag der Regierung an Mäusen die Wirkung von Senfgas und dessen Reaktion auf die Gewebe. Es heißt, weil man befürchtet habe, Hitler könne zu Giftgas greifen. Vielleicht aber auch, um abzuschätzen, was passiert, wenn die Alliierten selbst den Kampfstoff einsetzen, um Hitler-Deutschland zu besiegen. Abgesehen von den dramatischen Ereignissen in Bari, kommt es weder zu der einen noch zu der anderen Katastrophe. Vielmehr machen die beiden Wissenschaftler eine Entdeckung, die noch Jahrzehnte später Millionen Menschen helfen oder sogar retten wird: Lost bremst die sich schnell teilenden Zellen. Das führt dazu, dass er bei krebskranken Nagern die Tumoren schrumpfen lässt. Der Giftstoff schweißt die Stränge der DNA so fest zusammen, dass die Zellen sich nicht länger teilen können. Es ist die Geburtsstunde der Chemotherapie. Der Wirkstoff Cyclophosphamid ist das bekannteste Krebsmedikament auf der Basis von Stickstoff-Lost-Verbindungen.

Nur wenige Jahre später beobachten Ärzte, dass man mit Hormonen den Krebs der »primären und sekundären Geschlechtsmerkmale« erfolgreich behandeln könne. Der Forscher, der die Zusammenhänge entdeckte, hieß Charles Huggins und erhielt 1966 den Nobelpreis für den Nachweis, dass Prostatakrebs durch Hormontherapien behandelbar ist. 1962 wurde das Brustkrebsmittel Tamoxifen eigentlich als »Pille danach« entwickelt – aber für unzulänglich erklärt. Dafür entpuppte sich das gescheiterte Verhütungsmittel als wirksam gegen Brustkrebs – wenigstens bei einer Gruppe von Patientinnen. Warum es manche Frauen rettet und mal überhaupt nicht anschlägt, das bleibt den Medizinern damals ein Rätsel. Noch ohne dass die Mediziner wirklich verstehen, wie die einzelnen Mittel wirken, beginnt die Ära der Krebsmedizin.

Medizinern und Patienten erscheint diese wie ein Wunder. »Die Substanzen waren schon giftig«, sagt der heute 83-jährige Onkologe Kurt Dieter Hossfeld, »aber wir sahen Erfolge, die wir zuvor nie hatten.« Hossfeld beschließt als junger Internist, sich auf Onkologie und Hämatologie zu spezialisieren – damals eine mutige Entscheidung, denn das Fach Onkologie gibt es da noch nicht in Deutschland. Also geht er Ende der 1960er Jahre in die USA, in ein damals führendes Krebsforschungsinstitut in Buffalo. Und erlebt einen bahnbrechenden Erfolg der Medizin hautnah mit: Die Chemotherapie macht Blutkrebs wie das Hodgkin-Lymphom und die akute myeloische Leukämie endlich behandelbar. »Die Menschen sind uns vorher einfach unter den Händen verblutet«, erinnert sich der Arzt. Dann bekommen die Krebsärzte die neuen Zellgifte in die Hände: »Ich habe Patienten gesehen, die hatten das Knochenmark voller Tumorzellen, und nach wenigen Tagen waren die verschwunden. Es war für uns unglaublich, wir hatten Tränen in den Augen.«

Die Entdeckung der Chemotherapie reißt Fachmediziner zu vollmundigen Versprechen hin. Schon 1960 tönt der Präsident der Amerikanischen Krebsgesellschaft Warren Cole, Krebs könne »bald von der Liste der Krankheiten mit hohen Todeszahlen gestrichen werden«. Auch US-Präsident Lyndon B. Johnson soll wenige Jahre später prophezeit haben: »Wir werden diese Krankheit besiegen – nicht in Jahrtausenden, nicht in Jahrhunderten, sondern in den nächsten Jahrzehnten.« Sie alle irren, wie so viele nach ihnen, gewaltig.

Denn bald zeigen sich die Probleme der Chemotherapie: Sie ist mit horrenden Nebenwirkungen verbunden, denn sie greift auch gesunde Gewebe an – vor allem solche, die sich schnell erneuern müssen. Nicht wenige Patienten nehmen lieber das Fortschreiten ihrer Krankheit – und damit den Tod – in Kauf, als sich in Fetzen ablösende Schleimhäute, Haarausfall, Übelkeit und unendliche Schmerzen zu ertragen. Doch betrachtet man die Gesamtsituation, hat keine andere Krebstherapie mehr Leben gerettet.

Für jene Mediziner, die diese Entwicklung der vergangenen fünfzig Jahre miterlebt haben, grenzt es mitunter an ein Wunder, wie viele Menschen sie inzwischen retten oder zu einem längeren Leben verhelfen können. Aber es bleiben all die anderen Patienten, die allen Bemühungen zum Trotz an ihrer Krebserkrankung sterben. Krebs ist eine unglaublich komplexe Krankheit und zudem so vielgestaltig wie die Zahl der Patienten. So rufen die Fachleute seit langem nach individuellen Therapien: Behandlungsverfahren, die genau auf die speziellen biologischen Eigenarten des Tumors jedes Patienten ausgerichtet werden. Doch lässt sich dieses Ziel erreichen? Die mRNA-Technologie soll hier helfen.

Wie ambitioniert die Idee tatsächlich ist, zeigt gerade ein Blick auf die jüngeren Erfolge. Er lehrt uns, wie mühsam jeder Fortschritt der Medizin im Kampf gegen den Krebs errungen werden muss – es gibt einfach keine Kantersiege in der Onkologie. Und er mahnt zu großer Vorsicht bei übereilten Hoffnungen für die Zukunft.

Fehler der Natur: Wie entsteht Krebs?

Krebs ist überall. Auch wenn wir nicht selbst mit einem Tumor kämpfen, kennen wir alle Menschen aus der Familie, aus dem Freundes- oder Bekanntenkreis, die an Brust-, Prostata-, Lungen- oder Blutkrebs erkrankt sind. Da gibt es den Cousin, der die letzten zwanzig Jahre mit dem Kampf gegen seinen Krebs verbracht hat. Da ist die Schwester, deren chronische Papillomavirus-Infektion sich urplötzlich zu einem hochaggressiven Gebärmutterhalskarzinom entwickelt. Oder die Freundin, die mit Mitte 30 an Brustkrebs er- krankt, erfolgreich behandelt wird – aber dafür ihren Kinderwunsch aufgeben muss. Die Nachbarin, mit den zwei kleinen Kindern, die so zuversichtlich kämpfte, nur um ein gutes Jahr später erneut die Geschwülste in der Brust zu ertasten.

Presst man das Hoffen und Bangen, das Leben, Leiden und Ster- ben in Statistiken, erhält man nur schwer vorstellbare Zahlen: Die International Agency for Research on Cancer (IARC), eine Abtei- lung der Weltgesundheitsorganisation, die sich ausschließlich mit Tumorerkrankungen befasst, schätzt, dass weltweit jährlich etwa zwanzig Millionen Menschen neu an Krebs erkranken und zehn Millionen Menschen im Laufe eines Jahres sterben. Bis 2040 sol- len diese Zahlen auf rund dreißig Millionen Krebsneuerkrankungen und sechzehn Millionen Todesfälle steigen.

Das sieht in Deutschland nicht anders aus. Jeder zweite Ein- wohner in diesem Land muss damit rechnen, an den bösartigen Geschwülsten zu erkranken. Hierzulande leben fast fünf Millio- nen Menschen, die irgendwann in ihrem Leben mit der Diagnose Krebs konfrontiert wurden – über eine Million Menschen mehr, als die größte deutsche Stadt Berlin Einwohner hat –, und fast 500.000 Frauen, Männer und auch Kinder kommen jedes Jahr neu hinzu, während zugleich rund 230.000 Krebskranke sterben. Wenn wir bei unserem Beispiel mit den Städten bleiben: Das ist so, als würde jedes Jahr eine Stadt etwa von der Größe Aachens einfach verschwinden. Gesundheitsökonomen um Michael Schlander vom Deutschen Krebsforschungszentrum ermittelten 2018, dass allein fünf Krebsarten, der Dick- und Enddarmkrebs, der Brust- und Prostatakrebs sowie Bauchspeicheldrüsenkrebs für zehn Prozent der gesamten Krankheitslast der deutschen Bevölkerung verantwortlich sind. Es gibt nur eine einzige Ursache, die noch mehr Menschenleben fordert: Das sind die Herz-Kreislauf-Erkrankungen – auf die kommen wir in einem anderen Kapitel zu sprechen.

Doch was ist das eigentlich – Krebs? Im Jahr 1982 steckt die moderne Krebsforschung noch in den Kinderschuhen, der Krebs ist auch für Mediziner noch ein einziges Mysterium. Sie versuchen, ihn einzuteilen: nach Organen, ob große oder kleine Zellen, aggressiv oder langsamer wachsend. Die Molekularbiologie beginnt gerade erst ihren Siegeszug. Man hat mühsam gelernt, wie man Gene auf Fehler untersuchen kann. Ein gewisser Robert Allan Weinberg vom Massachusetts Institute of Technology ist fasziniert von der Idee, nach den Treibern der Tumoren zu suchen. Eigentlich, so erzählt er später, habe er ja Arzt werden wollen. Aber als er festgestellt habe, dass Ärzte sich auch nachts um ihre Patienten kümmern müssten, sei er schnell auf Biologie umgeschwenkt. Weinberg ist ein passionierter Spürhund, schon als Kind. Sein größtes Vergnügen besteht darin, seine elektrische Eisenbahn auseinanderzunehmen oder Ahnenbäume der Familie aufzustellen. Ähnlich akribisch nimmt er sich als Wissenschaftler das Innenleben von Krebszellen vor. Die Medizinwelt ist noch davon überzeugt, dass Krebs eine Infektionskrankheit ist und Viren sie auslösen. Viren – das ist einfach. Sie verfügen nur über eine Handvoll dieser Gene, die die Zelle entarten lassen können. Aber Weinberg kann sich nicht recht mit der Idee anfreunden. Sollten nicht Viren, sondern Mutationen in den eigenen Genen die Krankheit auslösen, dann hieße es die sprichwörtliche Nadel im Heuhaufen suchen (in den damals noch angenommenen über 100.000 Genen, die der Mensch haben sollte).

Aber genau das will er tun. Er isoliert die DNA eines 55-jährigen Mannes, der an Blasenkrebs leidet: einmal aus Tumor-, einmal aus gesunden Zellen – und er vergleicht die Erbmoleküle. Stück für Stück, indem er die Fragmente in andere gesunde Zellen einpflanzt und kultiviert – er lässt sie also wachsen. Monatelang warten er und seine Kollegen, ob sich eine ihre Zellkulturen ungebremst vermehren würde. Dann sehen sie erste Ergebnisse: Es ist das Gen Ras, das den Krebs auslöst. Diese Studie verändert die gesamte Krebsforschung. Ras kodiert für ein Protein, das eine Signalkette in Gang setzt, die das Wachstum der Zelle fördert. Ist es mutiert, lässt sich dieser Signalweg nicht mehr stoppen. Das ist der Beginn einer wissenschaftlichen Erkenntnisreise über das, was einen Tumor ausmacht.

Nicht ganz zwanzig Jahre und etliche neu entdeckte Onkogene später erstellt Weinberg mit seinem jungen Kollegen Douglas Hanahan, der die ersten Mausmodelle für Krebserkrankungen entwickelt hat, die *hallmarks of cancer*, die Markenzeichen des Krebses. Sie erscheinen im Jahr 2000 im Fachmagazin *Cell* – in dem Jahr, in dem das erste menschliche Erbgut in einer Rohfassung entziffert wird und sich Ingmar Hoerr entschließt, ein Unternehmen zu gründen, um eine Impfung gegen den Krebs zu entwickeln. Zu jenem Zeitpunkt wird gewiss, dass den Tumoren Genfehler zugrunde liegen, dass sie sich nicht nach Organen einteilen lassen, sondern nach den wichtigsten Mutationen, die ihr Wachstum antreiben. Und ihnen Eigenschaften verleihen, die sie so gefährlich machen. Solche Gendefekte nennt man heute *driver mutations*, Treibermutationen.

Das erste und wohl offenkundige Merkmal, das Hanahan und Weinberg beschreiben, ist das ungebremste Wachstum der Krebszellen. Sogar über den Tod des Patienten hinaus, wenn man sie ausreichend mit Nährstoffen versorgt. Die berühmtesten Tumorzellen entstammen der 30-jährigen afroamerikanischen Patientin Henrietta Lacks. Sie stirbt im Oktober 1951 innerhalb von Monaten nach der Entdeckung ihres Gebärmutterhalskrebses, mit nur 31 Jahren. Innerhalb kürzester Zeit haben sich die Krebszellen im Körper ausgebreitet. Es sind die aggressivsten und robustesten, die Ärzte bis dahin gesehen haben. Die Wissenschaftler George und Margaret Gay vom Johns Hopkins Hospital in Baltimore erhalten 1952 eine centgroße Probe des Tumors – und es gelingt ihnen, die aggressiven

Zellen weiterzuzüchten. Sie werden bis heute in Biolaboren in aller Welt genutzt.

Aber was macht die Zellen so aggressiv? Nüchtern betrachtet, ist Krebs ein Ergebnis der Fehlbarkeit der Natur. Die entarteten Zellen entstehen nur, wenn die Teilungs-Maschinerie der Zelle nachlässt, wenn sich beim Kopieren der Erbinformation Fehler einschleichen. Und das geschieht ständig.

Vor jeder Zellteilung muss sich das Erbgut verdoppeln. Noch während sie sich fädig im Zellkern knäult, kopieren Enzyme die DNA. Andere verpacken die Chromosomen und ihre Kopie schließlich zu jenen X-förmigen Figuren, die man so häufig auf Bildern sieht. Sie werden von kleinen Proteinfäden an den Knotenpunkten gehalten. Bei der Teilung ziehen diese Fäden die verdoppelten Chromosomen auseinander – so dass jede neu entstehende Zelle einen vollständigen Satz der Chromosomen erhält.

Die Kopierleistung, die der Körper erbringt, sprengt jedes Vorstellungsvermögen. Täglich ersetzt er die unglaubliche Zahl von 330 Milliarden Zellen. Das sind fast vierzehn Milliarden Zellen pro Stunde, 230 Millionen Zellen in der Minute und immer noch fast vier Millionen in einer Sekunde.

Dieser Hochleistungsprozess läuft allerdings nicht immer optimal. Aber auch dafür hat die Natur vorgesorgt. Wie in jedem Kraftwerk sind ständig Kontrollteams in den Zellen unterwegs, die die gröbsten Pannen beheben. Das sind wiederum Enzyme und Nukleinsäuren, die das Erbgut auf größere und kleinere Defekte untersuchen. Sie beheben die Fehler – tauschen Basenpaare aus, löschen sinnlos eingefügte Information oder sorgen dafür, dass Einzelstränge wieder zusammenfinden. Und wenn gar nichts mehr hilft, sich zu viele Fehler eingeschlichen haben und die Zelle zu einer Gefahr für den Körper verkommt, wird ein Programm aktiv, das dann den kontrollierten Selbstmord der Zelle herbeiführt: die Apoptose. Diese »Selbstzerstörung« ist so etwas wie eine biologische Gesundheitsgarantie.

Doch je älter wir werden, desto mehr lässt diese Fähigkeit nach. Die Zellmaschinerie fängt an zu schlampen, und dann ist das Risiko am größten, dass sich Fehler in das Erbgut unserer Zellen einschleichen, wobei sich gleichzeitig das Vermögen des Körpers, unser eigenes Fehlverhalten – Rauchen, Sonnenbaden, Übergewicht – zu korrigieren, zunehmend reduziert. Deswegen steigt nach dem 60. Lebensjahr die Wahrscheinlichkeit, an Krebs zu erkranken, erheblich an.

Die Fehler können aber auch vorprogrammiert sein. Frauen mit erblichen Defekten in den Genen BRCA1 oder BRCA2 haben im Extremfall ein bis zu 85-prozentiges Risiko, irgendwann in ihrem Leben – und leider oft schon in jungen Jahren – an Brustkrebs zu erkranken. Mal lösen aber auch Virusinfektionen die Gendefekte aus. So können humane Papillomaviren etwa zu Gebärmutterhals- und durch Oralverkehr auch zu Hals-Rachen-Tumoren führen. Im November 2021 zeigte eine Studie vom Londoner Kings College im Fachmagazin *Lancet*, dass Frauen, die gegen HPV geimpft wurden, ein um fast 90 Prozent geringeres Risiko haben, an Gebärmutterhalskrebs zu erkranken. Hepatitis-C-Infektionen sind neben Fettlebern die häufigste Ursache für Leberkrebs.

Dann geschieht, was Weinberg und Hanahan als weitere Merkmale beschreiben: Tumoren können jene Schutzgene ausschalten, kontrollierten Selbstmord dadurch unterbinden, oder sie entwickeln die Kunst, nicht sterben zu können. Nach einer gewissen Zahl von Teilungen sterben Zellen. Das ist an ihren Chromosomen-Enden so angelegt. Dies schützt den Körper vor zu vielen alten und genetisch defekten Zellen – doch Tumoren gelingt es, dieses Chromosomen-Signal zu manipulieren. Forscher des Wellcome Trust Sanger Institute in Großbritannien ermittelten, dass ein bis zehn wichtige Schaltstellen der Zelle gestört sein müssen, bevor sie im Körper Unheil anrichten kann.

Das Zusammenspiel von Wachstum, dem Ausschalten von Schutzgenen und der Tatsache, dass die Zelle trotz ihrer gewaltigen Teilungsgeschwindigkeit nicht stirbt, ist ein wahrhaft gefährlicher Cocktail. Mit jeder Teilung kann die Krebszelle neue Eigenschaften entwickeln, was sie schneller wachsen und oftmals resistent gegen die Therapien werden lässt. Das ist der große Nachteil neuer, auf diese Mutationen zielender Therapien. Die Tumoren lernen, wenn sie bereits lange genug im Körper schwelen, sie zu umgehen. Es ist der grausame Kampf der Evolution. Das, was in der Natur das Überleben sichert, wird beim Krebs zur Falle.

Diese drei Eigenschaften bilden die Grundlage für alles, was danach geschieht: dass sich der Tumor wie ein hungriges Tier durch den Körper frisst. Krebsgeschwüre brauchen unendlich viel Energie. Das zwingt sie dazu, die Blutgefäße anzuzapfen, um Sauerstoff und Nährstoffe zu erbeuten. Doch schon ab einer Größe von wenigen Millimetern reicht ihnen die Zufuhr nicht mehr aus. Wenn der Tumor weiter wachsen will – und das will er –, muss er sich sein eigenes Versorgungssystem erschaffen. Und dafür sorgen, dass alles das, was ihn gefährden könnte, also der Stoffwechsel-Müll, den jede Zelle produziert, wieder abtransportiert wird.

Also beginnt er, die Bildung eigener Gefäße anzustoßen. Sie sind nicht perfekt. Anders als die Adern und Venen, die bereits im Embryo angelegt werden und einer Ordnung folgen, wachsen sie wild durcheinander, sind löchrig und wenig elastisch. Man könnte vermuten, dass diese Unzulänglichkeit dem Tumor schadet. Doch das Gegenteil ist der Fall. Wie in einem Improvisationstheater, in dem Schauspieler sich immer neu aufeinander einstellen müssen, verschafft es dem Tumor die Fähigkeit, sich den widrigsten Bedingungen anzupassen. Einige moderne Therapien zielen darauf ab, die Gefäßbildung der Krebsgeschwülste zu unterbinden, um den Tumor dann schlicht »verhungern« zu lassen. In einigen Fällen, wie beim Darmkrebs, gelingt dies tatsächlich. In anderen Fällen sorgen die Therapien nur dafür, dass der Tumor sich Auswege sucht und noch weiter ins Gewebe frisst.

Die Möglichkeit, sich mit eigenen Gefäßen an den Blutkreislauf anzudocken, ist eine gefährliche Waffe der Tumoren: Sie erhalten damit die Fähigkeit, sich auszubreiten, zu metastasieren. Und das tun sie mit gespenstischer Sicherheit und verheerenden Folgen. Was die traurige Bilanz der Krebs-Todesstatistiken nämlich nicht verrät, ist der Umstand, dass 90 Prozent der Menschen nicht ihren ursprünglichen Krebsgeschwüren, den Primärtumoren, erliegen. Sie sterben vielmehr an den Tochtergeschwülsten, die der Krebs überall im Körper verteilt – gibt man ihm nur ausreichend Zeit dafür.

Obwohl der Krebs Zehntausende Mediziner und Wissenschaftler an Universitäten und in Pharmafirmen beschäftigt, haben sie noch keinen Weg gefunden, diese Ausbreitung der bösartigen Zellen zu stoppen; wenn es Erfolge zu vermelden gibt, so schwanken sie meist zwischen drei- und sechsmonatiger Lebensverlängerung. Die Krebsforscherin Patricia Steeg schrieb im Jahr 2012 einen aufrüttelnden Beitrag im Fachblatt *Nature*: Die Pharmaforschung habe jahrelang ihr Ziel verfehlt. Die wirklichen Durchbrüche seien rar. Denn der Kampf gegen den Krebs werde oft an der falschen Front ausgetragen. Man setze alles daran, die Haupttumoren zu zerstören – und vernachlässige die Attacken aus dem Hinterhalt. Steeg entdeckte 1988 das erste Gen, das in Tumoren die Fähigkeit kontrolliert, sich zu verbreiten.

Metastasen sind in Wirklichkeit nicht nur Tochtergeschwülste eines Primärtumors. Tatsächlich entwickeln sie, sobald sie irgendwo im Körper einen Platz gefunden haben, ein Eigenleben. Das macht sie so gefährlich – sie erben die fatalen Eigenschaften ihres ursprünglichen Tumors und gewinnen weitere hinzu, die sie für Therapien, die gegen ihren Ursprungsherd vielleicht noch gewirkt haben, unangreifbar machen. Je weiter sie wachsen, umso eigenständiger werden sie.

Einer letzten wichtigen Eigenschaft, die Tumoren entwickeln, wollen wir ein eigenes kleines Kapitel widmen: Denn es ist ihre Fähigkeit, sich vor dem körpereigenen Abwehrsystems zu tarnen. Erst das ermöglicht es dem Krebs, sich so weit auszubreiten. Diese Eigenschaft aufzubrechen ist ein Ziel neuer RNA-Therapien.

Der Krebs und das Immunsystem

Schlimmer noch als die bloße Präsenz der Tumoren und ihre Gier nach Wachstum ist ihre Fähigkeit, sich zu verstecken – vor dem Immunsystem oder vor Medikamenten.

Die Idee, dass das Leiden irgendwie mit dem Immunsystem zusammenhängen muss, ist – so abwegig das klingen mag – mehr als 150 Jahre alt. Bereits in den 1860er Jahren berichtet der Bonner Arzt mit dem illustren Namen Wilhelm Busch von einer Frau, deren Tumor nach einer absichtlich herbeigeführten Infektion geschrumpft sei. Offenbar hatten die Mikroben die Körperabwehr der Frau geweckt und diese ganz nebenbei dazu animiert, den Tumor zu bekämpfen.

Es gibt solche Fälle von »Wunderheilung« wirklich; sie sind sehr selten, aber meist geschehen sie in Verbindung mit einer Infektion. Als wir vor etlichen Jahren einen bekannten Wissenschaftler in New York trafen, erzählte dieser, er sei in »bad shape«, in schlechter Verfassung. Er solle sich am folgenden Tag einer Knochenmarktransplantation unterziehen, wegen einer sonst nicht mehr behandelbaren Leukämie. Dazu kam es aber nicht, denn der Wissenschaftler erkrankte schwer an Influenza. Als er die Infektion auskuriert hatte, waren die Krebszellen aus seinem Blut verschwunden.

Das Abwehrsystem ist darauf ausgelegt, alles zu erkennen, was den Körper gefährden könnte. Krankheitserreger, virusinfizierte Zellen oder auch kranke Zellen. Dafür trägt jede Körperzelle auf ihrer Oberfläche einen Code aus bestimmten Proteinen, die sie identifizieren. Abwehrzellen, die T-Killerzellen oder korrekter: die zytotoxischen T-Lymphozyten, die im Blut patrouillieren, scannen permanent diesen Code. Stimmt er nicht überein, haben sich etwa Fragmente von bakteriellen oder defekten Proteinen in diesen Code gemogelt, schlagen sie zu. Es ist die Reaktion des angeborenen Immunsystems, die diesen ersten Schlag innerhalb von Minuten ausführt und die weitere Abwehrzellen anlockt und über eine Kette von Vorgängen nach Verstärkung ruft.

Doch Tumorzellen, und auch einigen Viren, gelingt es, die Bildung dieses Barcodes zu unterdrücken oder zurückzufahren und sich so vor der Armee aus T-Zellen zu verstecken. Aber ähnlich wie in einem Flugzeug verfügt auch das Immunsystem über mehrfach hintereinandergeschaltete Sicherungssysteme – Back-ups sozusagen. Sie treten in Form der sogenannten natürlichen Killerzellen auf. Diese registrieren, wenn der Barcode auf den Körperzellen nicht mehr so vorhanden ist, wie er es sollte – und schicken solche Zellen in die Selbstzerstörung, die sogenannte Apoptose.

Aber den Tumorzellen gelingt es ja gerade, diese Art der Selbstzerstörung auszuschalten. Oder sie finden – im ersten Stadium mehr zufällig als gewollt – Nischen in den Geweben, die von Abwehrzellen nicht so sehr frequentiert sind. Dazu gehört etwa das Fettgewebe, das sich durch übermäßigen Alkoholkonsum oder Übergewicht um die Organe legt. Tatsächlich ist Fettleibigkeit derzeit auf dem besten Wege, dem Rauchen als Krebsursache Nummer eins den Platz streitig zu machen. Bei der Deutschen Krebsgesellschaft geht man davon aus, dass bereits sechzehn Prozent aller Tumorerkrankungen auf Übergewicht zurückgehen.

Das Fettgewebe bildet Botenmoleküle, die im Übermaß den Hormonhaushalt durcheinanderbringen. Dies versetzt den Organismus in eine Situation chronischer Entzündung. Beide Eigenschaften fördern das Tumorwachstum oder regen es erst an. Dann beginnen Tumorzellen ihre Umgebung ganz eigenständig zu manipulieren. Etwa, indem sie selbst ein Milieu schaffen, das Immunzellen scheuen. Oder indem sie Botenstoffe produzieren, die bestimmte übergeordnete – sogenannte regulatorische – Immunzellen dazu veranlassen, die Immunantwort herunterzufahren.

Da wären etwa die für die Immunantwort so wichtigen dendritischen Zellen. Sie sind, wenn man so will, die Wächter des Immunsystems, Mittelsmänner zwischen den angeborenen und den erworbenen Abwehrkräften. Ihren Namen haben sie ihrer Struktur zu verdanken. Anders als die sonst eher kugeligen Zellen entwachsen ihnen zahlreiche Verästelungen und Verzweigungen, die ihnen ein eher sternförmiges Aussehen verleihen. Mit ihren ausgestreckten Ärmchen wandern sie durch Gewebe und Organe und nehmen alles Fremde, Bakterien, virusinfizierte Zellen oder auch geimpfte Zellen, auf, zerstückeln ihre Beute und präsentieren deren Fragmente auf ihrer Oberfläche. Damit wandern sie zu den nächstgelegenen Lymphknoten und lösen den Angriff aus. Zugleich leiten sie einen ungeheuer wichtigen Prozess ein, der unter dem Begriff »Immungedächtnis« in der Pandemie geläufig geworden ist. Denn sie sorgen für die Bildung von sogenannten Gedächtniszellen, langlebigen Abwehrzellen, die im Körper ruhen, aber bei einer erneuten Infektion sofort aktiv werden können. Doch Tumoren gelingt es zu verhindern, dass die dendritischen Zellen sich entwickeln. Das hat fatale Konsequenzen: Statt sie zu bekämpfen, lernt die Immunverteidigung, sie zu tolerieren.

Das Abwehrsystem verfügt aber nicht nur über diese übergeordneten Instanzen, mit denen es lernt, zwischen »körpereigen« und »körperfremd« zu unterscheiden. Vor allem Organe wie das Herz, die Lungen, aber auch die Skelettmuskulatur haben noch einen zusätzlichen Schutzmechanismus. Auf den Oberflächen ihrer Zellen liegen winzige Notbremsen, die ungewollte Attacken von T-Zellen abwehren können. Es sind Proteine, die den Angreifern das Signal geben, ihre Attacke einzustellen. Das machen sich die Tumoren zunutze: Ihnen gelingt es, selbst jene Signale auf ihrer Zelloberfläche zu bilden, die den Angriff unterbinden, und sie bleiben unversehrt.

Auf diese Art programmieren die Tumoren nahezu sämtliche Armeen des Immunsystems so um, dass sie ihnen nutzen oder ihnen wenigstens nicht länger schaden können. Diesen Schirm der Unsichtbarkeit wollen die RNA-Forscher durchbrechen.

Eine Dekade der Krebstherapien – aber nicht für alle

In den 1980er und 1990er Jahren, als die Jungforscher Ingmar Hoerr, Özlem Türeci und Uğur Şahin über ihren Doktorarbeiten schmoren, kommt Bewegung in die Grundlagenforschung. Es sind die Jahre, in denen tiefgreifende Erkenntnisse in der Immunologie, der Genetik und der Onkologie zusammenwachsen. Krebsforscher haben zwar noch keine neuartigen Behandlungsverfahren entwickeln können, doch sie legen in diesen Jahren die Grundlagen für eine Explosion neuer Therapien. Es beginnt, als Robert Weinberg nachweisen kann, dass Krebs eine genetische Erkrankung ist. Zwei andere Forscher entwickeln eine erste revolutionäre Technologie in der Immunologie: Sie macht es erstmals möglich, einem wichtigen Teil des Immunsystems im Labor nachzueifern: Es ist die Erfindung der monoklonalen Antikörper.

Antikörper gehören zum erworbenen Teil des Immunsystems, jenem Arm der Verteidigung, der lernt, bestimmte Strukturen auf Erregern oder sonstigen Fremdkörpern zu erkennen. Sie werden von den B-Zellen der Körperabwehr gebildet. Aber Antikörper sind höchst unterschiedlich, jeder erkennt andere Strukturen. Wer früher etwa an den Masern erkrankte, ist für immer immun gegen diese schwere Infektion. Der Körper hat Antikörper gebildet, die Proteine auf dem Virus erkennen und ein Leben lang vor den gefährlichen Erregern schützen. Seit den 1970er Jahren verhindern Impfungen die riskante Infektion, die zu schwersten Behinderungen und Tod führen kann. So wie gegen die Masern schützt sich der Körper auch vor anderen Erregern. Mal über Jahre, in anderen Fällen, wie bei Corona, lässt diese absolute Immunität mit der Zeit nach.

Im Jahr 1975 gelingt es dem aus Argentinien stammenden Forscher César Milstein und dem deutschen Immunologen Georges Köhler, eine Technik zu entwickeln, mit der sich solch hochspezifische Antikörper züchten lassen. Sie nehmen eine einzige der sogenannten B-Zellen und lassen sie immer den gleichen »monoklonalen« (von einer Zelle stammenden) Antikörper herstellen. Diese Antikörper erkennen alle genau eine vorgegebene Struktur – etwa auf einer Krebszelle. Bis heute sind sie durch das Blut von Millionen Menschen geflossen, haben unzählige Leben verlängert, gerettet oder Leiden gelindert – bei Krebs, Rheuma und anderen Erkrankungen, bei denen das Abwehrsystem Amok läuft.

Die zunehmende Kenntnis der molekularen Eigenschaften der Tumoren tut ein Übriges: Die verschiedensten hochauflösenden Arten der Mikroskopie gewähren der Wissenschaft einen bis dato nicht möglichen Blick in die Zelle. Ein besondere Gruppe von Eiweißen sorgt bei den Krebsmedizinern für Aufmerksamkeit: Kinasen. Diese Enzyme gehören zu jenen wichtigen Schaltstellen in den Zellen, die ihr Wachstum oder die Bildung von neuen Blutgefäßen steuern – und die Tumoren für sich nutzen. Im Erbgut der Tumorzellen finden Wissenschaftler nach der sensationellen Identifizierung der Kinase Ras durch Robert Weinberg immer neue Veränderungen, die dafür sorgen, dass diese zellulären Schalter permanent auf Wachstum gestellt sind.

Die zunehmend leistungsfähigere Computertechnologie sorgt für einen Schub neuer Möglichkeiten. Mit ihrer Hilfe lassen sich Tumorprofile erstellen. Man konzipiert Gentests, die innerhalb von Tagen Aussagen darüber treffen, welche Mutationen den Tumor antreiben – und damit darüber, welche Therapie am wirksamsten sein wird. In Großbritannien gehören solche Tumoranalysen demnächst zur Standarddiagnostik bei Krebspatienten. In Deutschland hingegen tat man sich lange schwer. Erst ab 2023 sollen auch in Deutschland Krebskranke von solchen Analysen profitieren.

Tatsächlich kommt der erste Kinase-Inhibitor 2001 auf den Markt. Es ist ein Mittel gegen chronische myeloische Leukämie (CML). Und es übertrifft sämtliche Erwartungen. Bei dieser besonderen Form der Leukämie entsteht eine dauerhaft aktive Tyrosinkinase, die für die chronische Vermehrung der weißen Blutkörperchen verantwortlich ist. Imatinib, so der Name des Wirkstoffs, hemmt dieses Enzym – und solange die Patienten das Mittel nehmen, normalisiert sich ihr Blutbild. Starben CML-Kranke vor der Einführung des Medikaments nach drei bis sieben Jahren, leben über 80 Prozent der Patienten mit der Behandlung durch Imatinib auch noch zehn Jahre später.

In diesen Jahren forschen zwei Männer, der eine Amerikaner, leicht untersetzt, Bartstoppeln und schulterlanges Haar, der andere Japaner und eher zurückhaltend, ebenfalls am Immunsystem. Beide wollen nicht wissen, wie die Körperabwehr angreift, sondern vielmehr, was sie bremst.

So war Tasuku Honjo zunächst gar nicht auf der Suche nach einer Krebstherapie. Er beschäftigte sich an der Universität Kyoto Anfang der 1990er Jahre vielmehr damit, wie das Abwehrsystem davon abgehalten werden könnte, den eigenen Körper zu bekämpfen. Honjo entdeckt das Gen PD-1 (für »Programmed cell death«), das für einen Rezeptor auf der Oberfläche der T-Zellen zuständig ist, der offenbar eine wichtige Rolle bei der Vermeidung von Autoimmunerkrankungen spielt: Sobald die T-Zellen auf bestimmte Merkmale auf den Oberflächen von Zellen treffen, wird ihr Angriff abgebremst, und sie selbst werden in den Zelltod geschickt. Honjo beobachtete damals, dass auch Krebszellen diese Bremsen mit Namen PD-L1 bilden können.

Auch der US-Forscher James Allison findet einen der Kontrollpunkte, die den Rückzug nach einer Immun-Attacke einleiten. Es sind Proteine mit dem kryptischen Namen CTLA-4, die wie Antennen auf den T-Zellen, den Soldaten des Immunsystems, sitzen. Findet ein solches Protein auf den dendritischen Zellen seinen Gegenspieler, dann bremst es die angelaufene Abwehrreaktion – auch gegen Tumoren.

Doch diese Entdeckung allein genügt Allison nicht. Sein Ziel ist es nun, das Immunsystem gegen die Tumoren zu aktivieren. Also entwickelt er einen Antikörper, der den Rezeptor blockiert und damit die Bremse löst. Vom Pharmakonzern Bristol-Myers Squibb wird er weiterentwickelt. Im Jahr 2002 bekommt die erste Patientin den Antikörper injiziert. Es ist eine Geschichte, die Allison immer wieder erzählt. »Da war diese Frau, die mit metastasiertem schwarzen Hautkrebs diagnostiziert wurde. Sie war gerade 22 Jahre alt und hatte das College beendet; sie war verlobt und wollte heiraten. Die Metastasen saßen in der Lunge, in der Haut, und jede andere Therapie hatte versagt. Diese Frau wurde in die ersten klinischen Versuche mit Ipilimumab [so der Name des Antikörpers; Anm.] aufgenommen. Als ich sie danach das erste Mal traf, war sie krebsfrei. Die Ärzte sagten ihr: ›Der Typ, der diese Therapie entwickelt hat, ist hier, wollen Sie ihn treffen?‹ Es war der emotionalste Moment meines Lebens.« Vier Jahre später schickt sie ihm das Bild ihres ersten Babys. Es ist die Begründung der modernen Immuntherapie. Und es folgen weitere Therapien, sogar solche, die die Tarnkappen des Tumors aufspüren und blockieren.

Diesen durchschlagenden Erfolgen der ersten Antikörper, Kinasehemmer und letztlich all jener Instrumente, die das Immunsystem bei seinem Kampf gegen die Tumoren unterstützen, folgt eine Flut neuer Krebstherapien. Nahezu sämtliche Pharmakonzerne stellen ihre Entwicklungsabteilungen um. Ein Hersteller nach dem anderen verabschiedet sich etwa aus der inzwischen wenig lukrativen Entwicklung von Antibiotika oder anderen Mitteln, die Infektionskrankheiten bekämpfen. Auch eine neue Technologie mit dem komplizierten Namen RNA-Interferenz, auf die wir später noch ausführlich zu sprechen kommen und die ein neues Zeitalter für die Behandlung schwerer Herz- und Fettstoffwechselkrankheiten einleiten kann, wird nach wenigen verheißungsvollen Jahren zunächst ad acta gelegt. Zu verlockend ist das Geschäft mit dem Krebs.

Die schiere Zahl der Menschen, die jährlich an Krebs erkranken, und die neuen Therapiemöglichkeiten machen den Krebs zu einem Milliardengeschäft. Die neue Art der Wirkstoffe treibt die Preise für solche Mittel in bis dato ungeahnte Höhen. Es entbrennt ein bis heute andauernder Streit um die Berechtigung dieser Preise. Auch deshalb ist in kaum ein anderes Feld der Medizin in den vergangenen Jahrzehnten so viel Zeit, Energie und Geld geflossen. Während die Europäische Zulassungsbehörde in der Zeit zwischen 1995 und 2000 gerade mal sechs neue Krebsmedikamente zulässt, statistisch also etwa 1,2 Mittel pro Jahr, steigt die Zahl der Neuzulassungen auf 35 Therapien zwischen den Jahren 2001 und 2011 – also zwischen drei und vier pro Jahr – und bis 2018 auf durchschnittlich zehn Neuzulassungen pro Jahr an.

Doch die modernen Therapien haben ein Problem: Obwohl die Zahl der Krebsmedikamente stetig wächst und seit Jahren wahlweise von individueller, personalisierter, zielgerichteter oder Präzisionsmedizin gesprochen wird, hat sich in der Onkologie trotz dieser großen Erfolge nicht viel geändert. Auch zwanzig Jahre nach dem deutlichen Schub an neuen Therapien steigt die Krebssterblichkeit an – um etwa zehn Prozent alle zehn Jahre. Das liegt vor allem an der demografischen Entwicklung der Gesellschaften. Aber das Alter ist nicht der einzige Grund dafür, dass die Krebssterblichkeit nicht sinken will. Die zielgerichteten Mittel haben ihre Fallstricke. Je präziser Therapien ihr Ziel in der Krebszelle ansteuern, umso kleiner wird die Gruppe der Patienten, denen sie helfen können.

Und sie bringen zudem bislang eher weniger beachtete Probleme mit sich. Denn gerade mit ihnen führen die Mediziner nicht nur einen Krieg gegen den Krebs, sondern auch gegen die Macht der Evolution. Im Körper eines Krebspatienten leben Abermillionen Tumorzellen, die sich ständig teilen. Andauernd kommt es dabei zu Kopierfehlern im Erbgut; der Tumor verändert sich laufend und wird immer vielgestaltiger. Gerade weil die neuen Wirkstoffe so zielgerichtet einen bestimmten Schalter in ihnen angreifen, gibt es schnell einzelne Krebszellen mit einer neuen Strategie, die die Wirkung umgehen. Wird einer der dauerhaft aktivierten Signalwege durch einen Wirkstoff blockiert, lernen sie, auf andere Signalwege umzuschalten: Sie werden resistent und wachsen weiter. Besonders eindrücklich zeigte sich dieser Mechanismus vor einigen Jahren bei Kranken mit schwarzem Hautkrebs. Wissenschaftler identifizierten zuvor eine Veränderung, die das Enzym B-Raf dauerhaft aktiviert; der Pharmakonzern Roche entwickelte einen passenden Hemmstoff. Die Resultate waren beeindruckend. »Man hätte zuschauen können, wie die Tumoren verschwanden«, berichten Ärzte damals. Doch der Effekt währt nicht lang: Nur Monate später kommen die Geschwülste zurück, oftmals aggressiver als zuvor. Ähnliche Beobachtungen machten Mediziner bei Patienten mit Lungen-, Darm- und vielen weiteren Krebsarten.

So kommt es, dass von den rund 150 neuartigen Krebsmedikamenten, die seit 2001 zugelassen wurden, lediglich 20 bis 30 Prozent aller Patienten wirklich profitieren. Für den überwiegenden Teil der Krebskranken hat die Medizin auch 20 Jahre nach den ersten großen Durchbrüchen nichts anderes in der Hand als Chemotherapie, Bestrahlung, Operation.

Dieses »Therapieversagen« ist es, das inzwischen auch die Entwickler der mRNA-Krebsimpfung – BioNTech, CureVac, Moderna, aber inzwischen auch viele mehr – heute im Blick haben. Kann man mit winzigen RNA-Molekülen die träge Abwehr derjenigen aktivieren, die nicht auf diese Therapien ansprechen?

Wie mRNA-Therapien das Immunsystem gegen Krebs mobilisieren

Während die ersten Immuntherapien Erfolge bringen und zugleich ihre Grenzen aufweisen, arbeiten die deutschen mRNA-Firmen CureVac und BioNTech weiter hartnäckig an ihrem großen Plan: einer Impfung gegen die Tumoren. Sie haben eine neue Idee: Es darf keine Impfung für alle Tumorpatienten sein – das, so wissen sie nun, ist zum Scheitern verurteilt. Özlem Türeci und Uğur Şahin sehen als Ärzte die Menschen sterben, sie lernen begierig, was die Tumoren antreibt, verschlingen die Erkenntnisse aus der Immunologie. »Es war uns sofort klar, dass jeder Patient seine eigene Impfung erhalten muss«, sagt Uğur Şahin. Es ist damals ein fast wahnwitziges Vorhaben.

Die Grundlagen dafür liefert der US-amerikanische Krebsforscher Bert Vogelstein. Er forscht an der Johns Hopkins University in Baltimore und ist zu diesem Zeitpunkt bereits eine lebende Legende. Er gilt bis heute als einer, wenn nicht *der* einflussreichste und innovativste Wissenschaftler seines Fachs weltweit. In den 1980er Jahren formuliert er eine bis heute gültige Hypothese zur Entstehung von Darmkrebs, dem kolorektalen Karzinom. Die erste Bestätigung liefert der Mediziner und Mathematiker selbst, er entdeckt mit Kollegen das Gen für den Tumor-Suppressor p53, der später der »Wächter des Genoms« genannt werden soll. Es ist ein sehr wichtiges Enzym für die DNA-Reparatur im Zellkern.

Vogelstein stammt mütterlicherseits aus einer Familie von Rabbis – »Ich bin das schwarze Schaf«, erzählt er lachend. Er hasst es, seine Stadt zu verlassen und Vorträge zu halten. Immer hat er in Baltimore geforscht und wurde in der Straße gegenüber dem Institutsgebäude geboren. Seine Mitarbeiter erzählen, dass sie nur an zwei Tagen im Jahr sicher seien, dass er abends das Labor verlasse – an seinem Hochzeitstag und am Geburtstag seiner Frau. Sonst sei er immer schon da, wenn sie morgens das Institut beträten, und abends immer noch anwesend, wenn sie nach Hause gingen. Im Jahr 2007 startet Vogelstein zusammen mit seinen wichtigsten Mitstreitern im Institut, vor allem Kenneth Kinzler und dem Sequenzierungs-Experten Victor Velculescu, ein zu dieser Zeit visionäres Projekt: die Entzifferung der Tumorgenome von jeweils elf Brust- und Darmkrebs-Patienten. Niemand hatte so etwas zuvor geleistet.

Das Ergebnis der Genanalysen ist in gewisser Weise niederschmetternd: Man findet in den 22 Tumoren 1.700 defekte Gene. Aber welches ist nun schuld am Krebswachstum? Die Wissenschaftler beginnen zu ahnen, welche Herkulesaufgabe vor ihnen liegt. »Wir haben keine guten Nachrichten«, sagt Vogelstein damals, »Krebs ist wirklich sehr viel komplexer, als wir geglaubt haben.« Stimmen Vogelsteins Ergebnisse auch für andere Formen von Tumoren, wird es nicht nur schwierig, bessere Therapien zu entwickeln, es könnte auch sein, dass jeder Krebspatient andere Mutationen entwickelt hat, die seinen Tumor antreiben. Hier noch auf baldige Erfolge zu hoffen erscheint unrealistisch. »Wären Wissenschaftler Realisten, wären sie keine Wissenschaftler«, lautet Vogelsteins Antwort auf solche negativen Prognosen.

Und er behält recht. Denn sein Ergebnis erzeugt einen ungeheuren Schub für die Krebsforschung: Das National Cancer Institute und das National Institute für Genome Research in den Vereinigten Staaten rufen ein gigantisches Projekt ins Leben: TCGA, »The Cancer Genome Atlas«, soll die Genomdaten jeder bekannten Krebsart bei jeweils 500 Patienten entschlüsseln. Was die Wissenschaftler finden, zeigt erstmals, wie vielgestaltig die Gene von Tumorzellen verändert sind, belegt mit anderen Worten eine nun schon häufiger erwähnte Erkenntnis: Tatsächlich gleicht kein Patient einem anderen – und noch nicht einmal zwei Tumoren desselben Patienten gleichen sich!

Damit ist aber auch sicher: Eine Krebsimpfung für alle oder wenigstens große Gruppen von Patienten wird nicht funktionieren. Und damit schlägt in der Onkologie die Stunde der mRNA. Obwohl schon andere Arbeitsgruppen mit mRNA-Impfungen experimentierten, ist es der uns schon wohlbekannte Tübinger Doktorand Ingmar Hoerr, der die entscheidende erste Arbeit dazu liefert: Er zeigt, dass man mit mRNA-Molekülen impfen kann. Auch die Mainzer Özlem Türeci und Uğur Şahin verfolgen die Entwicklung. Sie sehen als Ärzte die Menschen sterben und lernen begierig, was die Tumoren antreibt, verschlingen die Erkenntnisse aus der Immunologie. »Es war uns klar, dass jeder Patient seine eigene Impfung erhalten muss«, sagt Uğur Şahin. Und so werden an zwei Orten in Deutschland aus der vermessenen Idee tatsächlich Forschungsprojekte: Nun geht es um Therapien, die das Immunsystem jedes einzelnen Patienten lehren sollen, gegen seinen Tumor zu kämpfen.

Krebszellen tragen auf ihrer Oberfläche viele Proteine und Merkmale, die auf gesunden Körperzellen nicht vorkommen. Also müsste es doch möglich sein, das Immunsystem von Krebskranken so zu trainieren, dass es die bösartigen Zellen bekämpft. Doch wie macht man das? Die Antwort klingt vermessen einfach: Der Tumor liefert seine Gendaten, ein Algorithmus ermittelt die Proteine, die der Tumor verändert hat; es sind genau die Eiweißstrukturen, die im Krebs, aber nicht in gesunden Zellen vorkommen. Ähnlich wie bei der Impfung gegen das Coronavirus werden diese Proteine den Kranken dann sicher verpackt in ein fettiges Vehikel als mRNA-Codes gespritzt. Danach produziert der Körper der Patienten selbst die Tumor-Strukturen, die seine Immunabwehr dann als feindlich erkennen und bekämpfen kann.

So weit die Theorie: Doch als CureVac, der Tübinger RNA-Pionier, 2008 erstmals seine Impfung in einer klinischen Studie gegen den schwarzen Hautkrebs testet, scheitert man. Das Vakzin kann die Lage der Patienten nicht deutlich verbessern. »Das waren Niederschläge«, erinnert sich Firmengründer Ingmar Hoerr, aber beirren lässt er sich nicht.

Im Jahr 2013 startet die bis dato umfangreichste Studie mit einer mRNA-Impfung gegen metastasierten Prostatakrebs. Doch 2017 muss Hoerr auf einer der wichtigsten Zusammenkünfte für Biotech-Startups, der J.P. Morgan Annual Healthcare Conference, die jedes Jahr im Januar in San Francisco ihre Türen öffnet, eingestehen, dass sie ebenfalls gescheitert ist. Die Impfung wirkte nicht besser als Placebos, der Impfstoff ist zu schwach, um das Immunsystem der Schwerkranken zu aktivieren. Das sei ein Dilemma aller Immuntherapien, sagt Hans-Georg Rammensee, einst Mitbegründer von CureVac.

Und BioNTech? Seit 2012 hat das Mainzer Unternehmen neunzehn solcher Studien an Patienten auf den Weg gebracht. Vier sind im November 2021 in Phase II der drei für die Zulassungsprozess bedeutsamen Phasen. Uğur Şahin aber weiß auch um das Problem. Er sagt: »Wir sind froh, dass wir durch den Erfolg der Coronaimpfung nun finanziell so aufgestellt sind, dass wir breitere und akzelerierte Studien mit mehr Ressourcen aufsetzen können.« Doch die Mainzer setzen noch auf eine weitere Strategie. Sie konstruieren solche Impfstoffe, die sich gleich gegen mehrere Strukturen auf den Krebszellen richten. Auch das ist einer der großen Vorteile der mRNA-Technik: Mehrere Codes können in einer Spritze kombiniert verabreicht werden. Die ersten testet die Firma bereits seit April 2021 in Versuchen an Patienten mit Melanomen, bei Frauen mit einer besonders gefährlichen Art von Brustkrebs und Eierstockkarzinom, sowie bei Prostata- und Lungenkrebspatienten. Dabei sollen mehrere individuelle Merkmale jedes einzelnen Tumors attackiert werden. Auch der US-Konkurrent Moderna entwickelt solche personalisierten Krebsimpfstoffe; auch sie sind bereits in der klinischen Prüfung bei Patienten. Ob sie Erfolg haben werden, wird sich zeigen. Krebs ist eben eine so komplexe Erkrankung, dass Fortschritte immer nur aus kleinen Sprüngen bestehen.

Tuning für Immuntherapien

Die mRNA-Pioniere kämpfen aber noch gegen ein weiteres Problem. Selbst wenn sie das Immunsystem der Kranken dazu bringen können, den Krebs im Körper zu attackieren – wie kann es Tumorzellen bekämpfen, die sich längst maskiert haben und für die Angreifer unsichtbar sind? Wenn sie die T-Zellen, die sie schachmatt setzen sollen, einfach ausbremsen? Es nützt wenig, das Immunsystem gegen den Krebs zu trainieren, wenn seine Truppen vom Tumor immer wieder zum Rückzug gezwungen werden.

Die Lösung liegt in den Erkenntnissen aus dem Scheitern der Immuntherapien. Die RNA-Wissenschaftler verfolgen die Entwicklung der sogenannten Checkpoint (Kontrollpunkt)-Hemmer. Sie lesen von den Erfolgen, hören auf Konferenzen davon, dass sie nur einem Bruchteil jener Patienten, die davon profitieren könnten, wirklich helfen. Die Wissenschaft rätselte noch bis vor einigen Jahren, was zu diesem Therapieversagen führt. Bis klar wurde: Die Bremsen für die Immunverteidigung sind durch diese Medikamente zwar blockiert, das Abwehrsystem könnte also angreifen – tut es aber einfach nicht. Es ist wie gelähmt. Es ist die Onkologin und Mitbegründerin von BioNTech, Özlem Türeci, die das im Juni 2021, als wir sie virtuell treffen, auf den Punkt bringt: »Was nützt eine Bremse, wenn das Gaspedal fehlt?«

Die RNA-Forscher legen sich einen Plan zurecht: Wie wäre es, wenn man zunächst mit einer Krebsimpfung das Immunsystem auf Touren bringt und gleichzeitig die Bremsen löst? Sprich: Wenn man eine Immuntherapie, die den Tumoren die Tarnkappe entreißt, mit der Impfung kombiniert? Damit sind vor allem die PD-1-Blocker gemeint, also jene Proteine, die verhindern, dass die Tumorzellen die Angreifer zurückweisen. Die PD-1-Blocker machen den Tumor verletzlich, die Impfung sorgt für eine umso kräftigere Attacke. Man brauche solche Kombinationen, meint Özlem Türeci, die Impfung allein sei nicht ausreichend.

Und es gibt erste Erfolge: Bei der jährlichen Tagung der Amerikanischen Gesellschaft für Krebsforschung (AACR) können BioNTech und sein Forschungspartner Roche im Juli 2020 Ergebnisse vorweisen. In einer ersten Studie mit Patienten, bei denen die Immuntherapie von Genentech zunächst nicht anschlug, verabreichten sie den Menschen zusätzlich eine mRNA-Krebsimpfung. Es sollte nur ein Test auf Sicherheit sein. Doch schon in diesem kleinen Versuch hat die Kombination beider Ansätze bei einigen Patienten im späten Stadium ihrer Krebserkrankung noch eine Immunisierung gegen den Tumor erzeugt. Das bestätigt eine Vision, die Krebsmediziner schon Jahre umtreibt: Den Krebs mithilfe verschiedener Therapien so klein zu halten, dass er das Leben der Patienten nicht mehr bedroht. Dass Krebs nicht mehr tötet, sondern wie HIV zu einer kontrollierbaren Krankheit wird.

Doch natürlich wissen auch die RNA-Pioniere aus Tübingen, Mainz und Cambridge auch von jenen Therapien, mit deren Hilfe selbst Fälle, bei denen Mediziner bereits jede Hoffnung aufgegeben hatten, geheilt werden konnten. Sie sind selten, auf wenige Krebserkrankungen beschränkt, und das Verfahren durchaus nicht ungefährlich.

Noch mehr neue Therapien

Emily Whitehead ist ein hübsches Mädchen. Auf ihrer Website, die früher nur ein Blog war, strahlt die inzwischen 16-jährige US-Amerikanerin in die Kamera. In der Hand hält sie ein Schild: neun Jahre krebsfrei. Emily gehört zu jenen Menschen, die Mediziner demütig werden lassen. Menschen, deren Leid so groß ist, dass nicht nur einer der Mediziner riet, sie sterben zu lassen.

Aber Emily lebt, und niemand, der sie heute auf den Bildern sieht, würde vermuten, dass sie noch vor einigen Jahren dem Tod näher war als dem Leben. Im Alter von fünf Jahren erkrankte sie an akuter lymphatischer Leukämie (ALL). Für die Eltern ein Schock. Doch die Ärzte beruhigten: Die Chance, diese Krankheit unbeschadet zu überstehen, liege für Kinder bei 85 bis 90 Prozent. Die Tochter erhält eine Chemotherapie. Doch der Blutkrebs kehrt zurück. Es folgt die nächste Therapie. Und wieder wächst der Krebs erneut, aggressiver als zuvor und resistent gegen jede Therapie, die die Ärzte einsetzen. Irgendwann geben sie auf. Sie empfehlen den Eltern ein Hospiz, in dem sie ihre Tochter beim Sterben begleiten können.

Nur noch die schiere Verzweiflung treibt die Whiteheads an. Sie suchen nach Rettung für ihr Kind und entscheiden sich im Wissen, nichts mehr zu verlieren zu haben, zu einem riskanten Schritt. Im April 2012 wagen Ärzte vom Children's Hospital of Philadelphia mit dem kleinen Mädchen ein Experiment. Sie entnehmen ihr Abwehrzellen, richten sie gentechnisch auf die Blutkrebszellen ab – und lassen diese manipulierten T-Zellen wieder zurück in ihr Blut laufen. Und Emily überlebt. Krebsfrei. Bis heute.

Diese sogenannte CAR-T-Zell-Therapie ist bis heute die neueste – und trotz Zulassung noch immer eine ziemlich experimentelle – Form der Krebsbehandlung. Es ist eine so belastende (und auch teure) Therapie, dass sie nur als letzte Möglichkeit infrage kommt. Doch etliche Menschen hat sie bereits gerettet.

Das Prinzip klingt tatsächlich so einfach wie im Falle Emilys. Mediziner isolieren aus entnommenem Blut des Patienten sämtliche

T-Zellen und versehen sie mit einem veränderten Erkennungsmolekül, das Strukturen der entarteten Blutzellen erkennt. Treffen die manipulierten T-Zellen im Blut auf die Krebszellen, attackieren sie diese. Und im besten Fall sind die todkranken Menschen geheilt – so wie Emily. Wenn es nicht klappt, kann manchmal auch der allerschlimmste Fall eintreten: Diese sogenannten CAR-T-Zellen laufen aus dem Ruder und erzeugen bei den Patienten eine massive Ausschüttung von Immun-Botenstoffen. Ein solcher Zytokinsturm kann einen Menschen sogar umbringen, anstatt ihm zu helfen.

Es ist eine Therapie, die bislang nur bei »flüssigen« Krebsarten, also Leukämien und Lymphdrüsenkrebsen, hilft. Die modifizierten Angreifer arbeiten zwar im Blut effektiv, gelangen aber nicht gut in die Tumoren in Organen. Diese Therapie aber möchten Wissenschaftler von BioNTech und dem US-Konkurrenten Moderna nun auch für »feste« Tumoren im Gewebe einsetzen. Und sie hoffen, eine Lösung gefunden zu haben, die aktivierte T-Zellen in die Tumoren lockt. Bei BioNTech zielt man auf ein lange bekanntes Molekül ab: Claudin, gegen das Türeci und Şahin bereits mit ihrer ersten Firma Ganymed einen Antikörper entwickelt haben. Claudin ist ein Eiweiß auf Zelloberflächen. Es gehört zu einem Netzwerk aus verschiedenen Molekülen, das die einzelnen Zellen zusammenhält. Claudine finden sich gehäuft auf verschiedenen Tumoren – und sind nun das Angriffsziel von BioNTech und Roche. BioNTec hat eine Impfung gegen die Claudine entwickelt, die die Barriere der Tumoren einreißen und den modifizierten T-Zellen von Roche Zutritt verschaffen. Diesmal ist es Claudin 6, ein Eiweiß auf Zelloberflächen. Es gehört zu einem Netzwerk von Molekülen, die Zellen untereinander verbinden und deren Austausch mit ihrer Umgebung kontrollieren. Sie finden sich aber auch gehäuft auf Tumorzellen und schützen diese vor den scharf geschalteten Immunzellen. Deshalb sind sie nun das Angriffsziel von BioNTech und Roche. Die Mainzer haben eine Impfung gegen das Protein entwickelt, die die Barriere der Tumoren einreißen und den modifizierten T-Zellen von Roche Zutritt verschaffen sollen. Auch diese Behandlung wird schon am Patienten getestet.

Alte Therapien, ganz neu – mRNA statt Antikörper

Kommen wir zum Ende dieses Kapitels noch einmal auf den Anfang zurück. Bislang reden wir von Impfstoffen, die den Krebs bekämpfen sollen. Doch die mRNA-Technologie von BioNTech kann tatsächlich noch mehr. Özlem Türeci berichtet mit Stolz von ihren RiboCytokinen, die sie nun erstmals am Patienten testen. Es sind Botenstoffe, die der Körper direkt aus der mRNA in einem Medikament erzeugt. Sehen wir uns also an, wie viel mehr mRNA noch tun kann, um das Immunsystem im Krieg gegen einen Tumor zu unterstützen.

Das Abwehrsystem verfügt über viele Arten von Kontrolleuren, die seine Arbeit steuern, es antreiben oder wieder beruhigen. Eine Gruppe dieser Stoffe sind Zytokine. Diese haben sehr vielfältige Aufgaben im Organismus. Eine ganze Familie dieser Stoffe sind kleine Eiweiße, die man Interleukine nennt. Eines von ihnen, Interleukin-2 oder auch T-Zell-Wachstumsfaktor, setzen Onkologen schon länger für die Behandlung ihrer Patienten ein, vor allem beim schwarzen Hautkrebs und beim Nierenzellkarzinom. Interleukin-2 spielt eine zentrale Rolle bei der Immunantwort: Er regt die Bildung neuer Abwehrzellen an und weckt die natürlichen Killerzellen, die sich gegen die Tumoren richten können. Doch die Erfolge mit diesen Immun-Boostern sind bislang begrenzt, und sie helfen auch nur bei wenigen Krebsarten – ihre Nebenwirkung sind nicht erheblich. Es sind Botenstoffe, die der Körper direkt aus der mRNA in einem Medikament erzeugt.

Sehen wir uns also an, wie viel mehr mRNA noch tun kann, um das Immunsystem im Krieg gegen einen Tumor zu unterstützen.

Es verfügt über viele Arten von Botenstoffen, die seine Arbeit steuern, es antreiben oder wieder beruhigen. Man nennt diese Stoffe Zytokine. Diese haben sehr vielfältige Aufgaben im Organismus. Eine ganze Familie dieser Stoffe sind kleine Eiweiße, die man Interleukine nennt. Eines von ihnen, Interleukin-2, setzen Onkologen schon länger für die Behandlung ihrer Patienten ein, vor allem beim malignen Melanom und beim Nierenzellkarzinom. Der Stoff weckt eine ganze Reihe von Immunzellen, zum Beispiel die natürlichen Killerzellen, und kann deshalb einen Effekt gegen Tumoren erzeugen. Doch die Erfolge mit diesen Immun-Boostern sind bislang begrenzt, und sie helfen auch nur bei wenigen Krebsarten. Spritzt man den Stoff aber direkt in den Tumor, wirkt er besser und erzeugt weniger Nebenwirkungen. BioNTech hat nun den genetischen Code für das Interleukin in eine mRNA gepackt, um sie direkt in den Krebsherd zu spritzen. Die große Hoffnung ist dabei, dass es mit diesen Interleukin-mRNA-Therapien besser als mit bisherigen Interleukin-Behandlungen gelingt, die Immun-Verteidigung gegen Krebsgeschwülste zu mobilisieren – und dass sie dabei verträglicher sind.

Und dann müssen wir noch einmal auf die für uns schon bekannten Medikamente zurückkommen, die ersten gezielten Wirkstoffe gegen Krebs. Es sind dies die Geschöpfe des so tragisch früh verstorbenen Georges Köhler, des deutschen Nobelpreisträgers: die monoklonalen Antikörper. Medikamente wie Rituximab haben sich zwar als potente Mittel gegen Krebs erwiesen, aber sie besitzen auch Nachteile. Ihre Herstellung in Bioreaktoren voller Zellen ist zeitraubend, die Reinigung der Antikörper-Moleküle aufwendig. Das macht die gesamte Produktion teuer und führt auch mit zu den teils absurd hohen Preisen, die Pharmaunternehmen für ihre Produkte verlangen.

Aber, erinnern wir uns: Auch Antikörper sind doch Eiweiße. Die natürlichen Produzenten im Körper, die B-Zellen, besitzen Gene, von denen sie mRNA abschreiben und für die Biosynthese der Antikörper benutzen. Könnte nicht also der Körper des Krebspatienten die sonst so umständliche Herstellung selbst übernehmen?

Die Zahl der RNA-Firmen, die solche und ähnliche Projekte verfolgen, steigt von Monat zu Monat, und auch Özlem Türeci und Uğur Şahin glauben daran. Die mRNA-Technologie hat hier so viele Vorteile, dass es fast zwingend erscheint, den Versuch mit RiboMabs, wie die Generation 2.0 der monoklonalen Antikörper nun genannt wird, zu wagen. Mit einer Injektion wie bei der Corona- oder Grippeimpfung würden dann die Patienten standardisierte oder individuell angepasste Bauanleitungen für therapeutische Antikörper bekommen, die ihr Organismus anschließend für seine eigene Behandlung produziert. Die US-Firma Moderna arbeitet an so einem RiboMab gegen das Krebs-Protein KRAS; ein solcher Wirkstoff könnte gegen alle Tumorformen eingesetzt werden, bei denen das mutierte Gen KRAS eine treibende Rolle spielt.

Aber die Vielseitigkeit der mRNA-Technik erlaubt noch weitergehende Träume: Die kleine Schwester der DNA kann auch so programmiert werden, dass die von ihr kodierten Antikörper mit ihren kleinen Fangarmen gleich zwei unterschiedliche Strukturen erkennen – man nennt sie dann bispezifisch. Und schließlich vermag die mRNA-Technik etwas, was der Körper nicht kann: Mit ihr lassen sich auch Antikörper entwerfen, die das natürliche Immunsystem nicht bildet, die aber sehr wirksame Therapien werden könnten, nicht nur bei Krebserkrankungen. Um den Krebs niederzuhalten, arbeiten sehr viele Unternehmen nun mit der mRNA-Technologie an neuen Formen der Behandlung; die meisten aber sind noch ein Firmengeheimnis, und wir wissen deshalb noch nicht, mit welchen Techniken und gegen welche Tumoren man Therapien entwickelt. Doch abseits der Impfungen und Antikörper können die kleinen Moleküle auch helfen, die gefürchtetste Eigenschaft der Tumore zu kontern: die Metastasen. Anders als bei der Impfung werden sie nicht als Waffe eingesetzt, sondern dienen als Spürhund, der jene Zellen finden soll, die die gefährlichen Ableger bilden werden.

Kampf gegen die Metastasen

Wie Angelika Eggert und ihr Team ihren Job durchstehen, mag man sich manchmal gar nicht vorstellen. An jedem Tag ihres Berufslebens müssen sie damit rechnen, ein Kind sterben zu sehen. Eggert ist Leiterin der Klinik für Kinderonkologie an der Charité in Berlin. Natürlich sind da die vielen, vielen Mädchen und Jungen, denen sie helfen kann. Die ihre Klinik oftmals geheilt verlassen. Deren Eltern unendliche Dankbarkeit empfinden. Doch nicht immer kommen diese Gefühle gegen das Leid, die Schmerzen, die Trauer und Tränen der Mütter und Väter an, die gerade ihr Kind verlieren.

Eine Krankheit hat Spuren bei ihr hinterlassen. Es ist das Neuroblastom, eine häufige Krebserkrankung bei Kindern. Es bildet sich aus Vorläufern der Nervenzellen, oft an den Nebennieren oder entlang der Wirbelsäule – und solange es frühzeitig entdeckt wird oder die Kinder noch sehr klein sind, lässt es sich einfach entfernen oder bildet sich sogar von allein wieder zurück. »Aber die Situation verändert sich schlagartig, wenn die Tumoren zurückkommen oder bereits Metastasen gebildet haben«, sagt sie. Das tritt bei etwa einem Drittel der Kinder auf – und kommt einem Todesurteil gleich. »Langfristig retten können wir dann höchstens zehn Prozent dieser Kinder«, hält sie nüchtern fest. Dann bahnen sich die entarteten Zellen ihren Weg durch den Körper.

Die Metastasen sind die gefährlichste Eigenschaft der Tumoren. Wir haben bereits beschrieben, dass etwa 95 Prozent der krebskranken Menschen nicht an ihren Primärtumoren, sondern eben an jenen Tochtergeschwülsten sterben. Diese haben Strategien entwickelt, den eingesetzten Therapien zu entgehen – und irgendwann sind alle Mittel ausgereizt, der Kampf gegen die Tumoren ist verloren. Längst fordern Mediziner – angefangen bei Patricia Steeg – Therapien, die vor allem die Fähigkeit unterbinden, sich auszubreiten. Doch wie soll das geschehen? Es gibt keinen Weg, um zu verhindern, dass sich Zellen aus dem Tumor lösen, in die Blutgefäße abwandern und dort ihre Saat setzen. Oder doch?

Direkt gegenüber der Berliner Charité, wo Angelika Eggert arbeitet, liegt das Max-Delbrück-Centrum für Molekulare Medizin. Dort hat der Systembiologe Nikolaus Rajewski einen Forschungszweig aufgebaut, der zunächst klingt, als hätte er nichts mit unseren kleinen Molekülen zu tun. Er heißt »Zellbasierte Medizin« und will mit jeder Menge Rechenpower untersuchen, was einzelne Zellen krank macht. Das Fachgebiet erfreut sich derzeit ungeheurer Beliebtheit in der Molekularbiologie, hilft es den Wissenschaftlern doch, einen Blick in das Innerste der Zelle zu werfen. Und hier kommen unsere mRNA-Moleküle ins Spiel. Denn der Weg dorthin läuft nur über sie. Der Wissenschaft gelingt es inzwischen, einzelne Zellen aus Geweben zu isolieren. Das funktioniert absurd einfach und erinnert ein wenig daran, wie all samstäglich die Lottozahlen ermittelt werden: Man schüttelt Gewebefragmente so lange, bis einzelne Zellen in dafür vorgesehene Löcher fallen. Mit mikroskopisch kleinen magnetischen Kugeln, an denen bestimmte Nukleinsäure-Abfolgen hängen, die an die Enden von mRNA-Molekülen binden (an den Poly-A-Schwanz, der unter anderem für die Stabilität der Corona-Impfung verantwortlich ist), werden die mRNA-Moleküle aus den Zellen gefischt – und abgelesen. »Man erhält ein vollständiges Bild aller proteinbildenden Gene, die gerade in einer Zelle aktiv sind«, sagt Rajewsky – auch solcher, die Zellen resistent gegen Therapien machen.

Es sind jene Zellen, die Angelika Eggert aufspüren will. Denn natürlich weiß sie, dass man nicht jede Zelle eines Tumors untersuchen kann. Krebsgeschwüre sind keine einheitliche Masse. Sie entwickeln ein Eigenleben. Therapien etwa, die den einen Teil eines Tumors noch vernichten können, sind gegen einen anderen Teil desselben Tumors machtlos – weil er bereits Wege gefunden hat, um ihnen zu entgehen. »Aber wenn wir die Zellen, die am Rand eines Tumors sitzen, die in der Nähe von Gefäßen liegen, analysieren können, dann haben wir bereits jene getroffen, die sich möglicherweise von dem Geschwür abkapseln. Und wenn wir wissen, welche Veränderungen sie tragen, können wir nach Therapien suchen, die sie ausschalten können«, berichtet sie.

Und geht es nach Nikolaus Rajewsky, ist der Weg kürzer, als man glauben will. Gemeinsam mit der Charité und drei weiteren Berliner Institutionen hat er im Oktober 2021 das Berlin Cell Hospital ins Leben gerufen. Es soll Ausgangspunkt für eine europaweite Kooperation werden, die den kranken Zustand von Zellen erforscht, um sie zu behandeln, noch bevor Symptome entstehen. Nicht nur bei Krebs. Auch für Alzheimer, Autoimmun- und Infektionskrankheiten hoffen die Forscher, auf diese Art Ansätze zu finden.

Es sind also viele verheißungsvolle Ideen und Projekte zu verzeichnen, die zu einem Segen für die unzähligen Krebskranken auf der ganzen Welt werden könnten. Vor Euphorie jedoch wie einst nach der Erfindung der Chemotherapien sollten wir uns besser hüten. Alle Erfahrungen der vergangenen siebzig Jahre lehren uns ganz sicher nur eines: Verbesserungen kommen in der Krebsmedizin in kleinen Schritten, und mit Rückschlägen ist immer zu rechnen. Auch der neuen RNA-Medizin wird nicht alles gelingen, was wir uns wünschen.

Kapitel 4
Das unterschätzte Molekül

Während man versucht, durch therapeutische Impfungen dem Krebs seine Maske zu entreißen, stehen Mediziner der Todesursache Nummer eins, den Herz-Kreislauf-Erkrankungen, nach wie vor einigermaßen hilflos gegenüber. Sie haben neue Operationsverfahren, können erkrankte Gefäße reparieren, verstopfte Adern freimachen. Sie vermögen, das Herz mit elektrischen Stößen wieder in den Takt zu bringen, den Blutdruck und oftmals auch den Cholesterinspiegel zu senken. Doch der Wohlstand, das reichliche Essen, die mangelnde Bewegung, der zunehmende Stress – das alles hinterlässt Wunden in einem Körper, der auf Ausgleich ausgerichtet ist und dessen Systeme ganz auf Aufnehmen und Verbrauchen ausgerichtet sind.

Erst langsam beginnen Wissenschaft und Medizin zu verstehen, dass dieses System aus Millionen von winzigen Sonden besteht, die jederzeit in jeder Zelle messen, was in ihr vorgeht. Und die daraufhin Gene lesen lassen oder blockieren. Die dafür sorgen, dass mehr oder weniger Proteine gebildet werden. Es sind die so unterschätzten RNA-Moleküle, die all diese Arbeit verrichten – in einem höchst komplexen Netzwerk.

Begonnen hat dieser Fortschritt sehr zurückhaltend mit der Entzifferung des Erbguts. Als Wissenschaftler feststellten, dass sich einzelne Menschen im Aufbau ihres Genoms weit mehr unterscheiden, als man je für möglich gehalten hat. Da fanden sie die ersten Hinweise darauf, dass es viel mehr Gene gibt, die keine Proteine bilden, dafür aber hochsensible Aufgaben übernehmen. Sie enthalten den Code für Nukleinsäuren, die für das fragile Gleichgewicht der Zellen zuständig zu sein scheinen. Stellt man sich die Zelle als eine Autofabrik vor, dann sind es Orte, wo die »Just in time«-Koordination stattfindet: Sie sorgen dafür, dass alles zur rechten Zeit abläuft, regulieren, welche Proteine in welchen Mengen produziert werden sollen. Sie koordinieren zudem die Gen-Abfrage oder sind selbst Bestandteile von Proteinen, die wieder andere Aufgaben übernehmen.

Sehr schnell fingen die ersten Wissenschaftler an zu träumen: Kann es gelingen, diese Mechanismen zu nutzen? Etwa, um Gene mit schädlichen Mutationen einfach stillzulegen? Könnte man nicht selbst kleine RNAs entwerfen, die nach dem Vorbild der Natur eingreifen, wenn die Gene gestört sind? Mit der Entdeckung nicht kodierender RNAs beginnt auch die Vision von neuartigen RNA-Therapien Gestalt anzunehmen.

Das Schweigen der Gene

Geniale Erkenntnisse offenbaren sich oftmals an ungewöhnlichen Orten. Eine der Geburtsstätten einer neuen Medizin ist ein Parkplatz in Madison, Wisconsin, im Frühsommer des Jahres 1997. Gerade erst haben Craig Mello von der University of Massachusetts in Worcester und Andrew Fire von der Stanford University vor anderen Fadenwurm-Experten das Ergebnis ihres einigermaßen verkorksten Versuchs vorgestellt. Sie wollen die Funktion noch unbekannter Gene untersuchen – und *Caenorhabditis elegans*, der Fadenwurm, eignet sich ganz vortrefflich dafür. Das gerade einmal einen Millimeter lange Tier verfügt über einen Mund, einen Darm, einen After, dazu ein sehr rudimentäres Nervensystem. Es ist zudem mehr oder weniger durchsichtig, so dass man genetische Veränderungen sozusagen live im Wurm beobachten kann. Die praktikabelste Art, um herauszufinden, welche Bedeutung ein Gen hat, ist dieses einfach auszuschalten – und zu beobachten, was nun in dem Wurm geschieht oder eben nicht (mehr). Braucht der Wurm das Gen für seine Darmfunktion, wird sich dieser nicht richtig entwickeln, braucht er es für die Bewegung, wird es daran hapern.

Die Methode, deren sich die Wissenschaftler bedienen, hat Charme: Sie fangen die mRNA-Kopien der Gene ab. Schließlich überschreiben diese ihre Information in Boten-, also messenger-RNA, damit sie im Zellplasma in die jeweiligen Proteine übersetzt werden. Und weil die mRNA dem Kopierprinzip der Natur folgt, sollte es doch gelingen, mit künstlich hergestellten, genau gegenläufigen Nukleinsäureketten die gewünschten mRNAs in den Zellen anzusteuern – und deren Umsetzung in ein Protein zu verhindern. Als Antisense bezeichnet man dieses Verfahren: Die eigentliche mRNA trägt den Sinn (Sense), der künstliche Gegenstrang ist dann die Antisense-DNA. Sense- und Antisense-DNAs bilden einen Hybrid-Doppelstrang, der nicht mehr in Protein übersetzt werden kann.

Das Vorgehen hat sich bereits damals bei den Molekulargenetikern so durchgesetzt. Doch das in der Theorie bestechende Verfahren hat in der Praxis seine Schwächen. Es ist zu dieser Zeit (noch) einigermaßen umständlich, seine Resultate sind nicht wirklich stimmig. Als Mello und Fire das Gen für ein Muskelprotein des Wurms untersuchen, funktioniert nicht alles so, wie sie sich das vorstellen. Spritzen sie dem Wurm das DNA-Gegenstück der Muskelprotein-mRNA, um die Information des Gens auszuschalten, passiert nicht viel. Verabreichen sie ihren Würmern hingegen die synthetisch hergestellte Sense-mRNA für das Muskelprotein, reagieren einige auffällig, andere hingegen nicht. Eigentlich ein Ding der Unmöglichkeit, denn zwei identische RNA-Stränge – die künstlich zugegebene und die natürlich im Wurm abgelesene mRNA – können sich nicht miteinander verbinden.

Am ungewöhnlichsten aber erscheint ihnen die Reaktion ihrer Kontroll-Würmer: Denen injizieren sie sowohl die Muskelprotein-mRNA als auch ihren Gegenstrang in der Überzeugung bzw. Hoffnung, dass die beiden sich aneinander binden und die Würmer die Prozedur unbeschadet überstehen. Doch das Gegenteil geschieht: Die Tierchen zucken unkontrolliert, so als hätten die Forscher ihnen das Muskelgen abgeschaltet.

Erhitzt diskutieren die Wissenschaftler an jenem Nachmittag

1997, was diese merkwürdigen Beobachtungen zu bedeuten haben. Sind es einfach die Resultate schlampiger Arbeit, irgendwelche Fehler, die sich eingeschlichen haben? Als dann ein Kollege Andrew Fire auf dem Parkplatz in Madison anspricht, was denn nun wirklich von seinem »Antisense-Kram« zu halten sei, rätselt Fire herum: Vielleicht könne ja die doppelsträngige RNA Gene tatsächlich doch stilllegen. »Völlig verrückt«, habe der Kollege geantwortet und sei von dannen gezogen, erzählt Fire später.

Doch er hat richtig spekuliert. Ohne die geringste Vorstellung davon zu haben, wie dieser Mechanismus funktionieren könnte, forschen er und Mello weiter – und schalten mit den doppelsträngigen RNA-Molekülen zuverlässig ein Gen nach dem anderen aus. Genau genommen wurde dieser Schalter übrigens zuerst in Pflanzen entdeckt. Eine US-Saatgutfirma wollte vor gut 30 Jahren ihren blass-lila Petunien zu einer kräftigeren Farbe verhelfen. Also schleuste ein Team um die Forscher Richard Jorgensen und Joseph Mol den Gewächsen ein Gen für purpurfarbene Blüten ein. Doch statt in farbigem Glanz zu erstrahlen, blühten die Petunien nun lilaweiß gefleckt oder sogar gänzlich weiß. Ungewollt hatte Jorgensen ein Enzym für die Farbbildung kaltgestellt.

Am 19. Februar 1998 veröffentlichen Mello und Fire ihre Erkenntnisse im Fachmagazin *Nature* und nennen den Mechanismus »RNA-Interferenz (RNAi)«, nach den sich überlagernden Schallwellen in der Physik, die sich ebenfalls gegenseitig aufheben.

Kurze Zeit später stehen etwa 7.000 Kilometer entfernt zwei junge Wissenschaftler, der eine Doktor der Biophysik, der andere Doktor der Chemie, beide frisch habilitiert, in einem kleinen Imbiss inmitten eines Bayreuther Shoppingcenters. Einmal, um dem nicht immer genießbaren Mensa-Essen der Universität zu entgehen; aber auch, weil sich abseits der Uni-Institute irgendwie leichter über Wissenschaft und die berufliche Zukunft beraten lässt: Karriere an der Uni – mit Hoffnung auf eine Professur oder der Aussicht, auf immer als Postdoc, als wissenschaftlicher Mitarbeiter mit Doktortitel, im Labor zu verharren? Oder sollte man nicht etwas ganz Neues wagen? An besonders mutigen Tagen philosophieren sie darüber, wie es wohl wäre, eine eigene Firma zu gründen. Was ihnen bis dato allerdings fehlt, ist eine aussichtsreiche Idee, mit der sich Investoren gewinnen lassen.

An jenem Mittag im Februar aber ändert sich alles. Der Biophysiker Stefan Limmer blättert gerade durch die aktuelle Ausgabe von *Nature* und bleibt beim Artikel von Mello und Fire hängen. Und während die weltweite Wissenschaft von der Veröffentlichung keine Kenntnis nimmt, sagt Limmer zu seinem Freund und Kollegen Roland Kreutzer: »Wenn das stimmt, dann ist die Antisense-Technologie überholt, mit der wir Gene ausschalten.« So erzählt es Roland Kreutzer noch Jahre später. Denn während Mello und Fire noch der Überzeugung sind, dass dieses Phänomen lediglich bei ihren Fadenwürmern eine Rolle spiele, erkennt Limmer »in seiner Weitsicht«, wie Kreutzer sagt, dass man hier ein universelles Prinzip gefunden hat, das auch beim Menschen funktionieren soll.

»Das schauen wir uns mal genauer an«, habe er seinem einstigen Partner vorgeschlagen, erinnert sich Kreutzer. Vielleicht sei das ja eine Möglichkeit, Medikamente zu entwickeln. Man könnte damit fehlerhafte Gene, die Krankheiten verursachen, einfach stilllegen und so schwere Erbkrankheiten, Krebs, gar Krankheiten wie Alzheimer oder Parkinson heilen. Und auf einmal war es da, das Konzept für eine Firma: die Entwicklung von Medikamenten auf Basis doppelsträngiger RNA. Eigentlich, so erzählt Kreutzer, »haben wir noch gleich am selben Tag die Idee entwickelt«.

Und damit beginnt eine Geschichte, die das Zeug zu einer Legende hätte, würde ihr nicht eine gewisse Tragik innewohnen. Denn das, was die beiden deutschen Forscher an diesem Nachmittag an einem Stehimbiss im Rotmain-Center in Bayreuth beschließen, ist die Grundlage für eine ganz neue Generation von RNA-Medikamenten, mit der heute eine Reihe von seltenen genetischen Erkrankungen gelindert werden können und die dem US-Biotech-Unternehmen Alnylam inzwischen einen Börsenwert von über 20 Milliarden US-Dollar beschert hat. Nur Roland Kreutzer und Stefan Limmer sind an diesen Erfolgen nicht mehr beteiligt.

Die beiden Biochemiker fangen noch im Februar 1998 an zu

forschen – und stellen schnell fest, dass Fire und Mello ein entscheidender Denkfehler unterlaufen war. Die beiden Entdecker der RNA-Interferenz, für die sie 2006 mit dem Nobelpreis ausgezeichnet wurden, glaubten, dass nur sehr lange RNA-Moleküle die Gene ausschalten können. Das aber würde den Einsatz beim Menschen unmöglich machen. Auf RNA-Sequenzen, die eine bestimmte Länge überschreiten, regiert der Körper mit heftigen Abwehrreaktionen, wie sie auch die mRNA-Expertin Katalin Karikó damals bei ihren Mäusen beobachtete.

Doch der Biophysiker Limmer erkennt schnell, dass Mello und Fire wahrscheinlich gar nicht mit vollständig gepaarten, langen Doppelsträngen experimentiert haben. Also beginnen die Bayreuther Forscher menschliche Zellen mit kürzeren RNAs zu bearbeiten. Stabilisieren die kleinen Moleküle mit »einer Klammer«, wie Kreutzer es nennt, und landen mehr durch Zufall bei einem entscheidenden Befund: Die von ihnen verwendete doppelsträngige RNA hatte die Länge von 21 Basenpaaren; damit konnten sie ein Gen zum Schweigen bringen. Zwei Jahre später wird der deutsche Molekulargenetiker Thomas Tuschl herausfinden, dass menschliche Zellen auch natürliche RNAs exakt dieser Länge einsetzen, um ihre Gene abzuschalten.

Bereits 1999 melden die beiden Bayreuther Forscher ihre Technologie zum Patent an. Im Jahr 2000, dem Jahr, in dem Ingmar Hoerr und Florian von der Mülbe CureVac ins Leben rufen, gründen Kreutzer und Limmer die Ribopharma AG. Dann beginnt die Suche nach Investoren. Erst unterstützt sie der Freistaat Bayern, und sie forschen an der Uni weiter. Später kommt ein Investor hinzu, der es ihnen ermöglicht, sich ihre eigenen Labore in Kulmbach, rund 20 Kilometer von Bayreuth entfernt, einzurichten.

Zur selben Zeit sitzt Thomas Tuschl, der andere junge deutsche Forscher, in seinem Labor am Whitehead Institute, das zum renommierten Massachusetts Institute of Technology in Boston gehört. Sein Chef ist Nobelpreisträger Phillip Sharp. Sharp und Tuschl haben zu dieser Zeit, wie alle Forscher – abgesehen von den bis dato unbekannten Bayreuther Wissenschaftlern Limmer und Kreutzer –, die Arbeit von Mello und Fire kaum zur Kenntnis genommen. Doch man trifft sich auf Konferenzen. Während eines RNA-Symposiums im bayrischen Kloster Banz unterhalten sie sich über das seltsame Phänomen der RNA-Interferenz. Limmer und Kreutzer haben längst erste Hinweise darauf, dass das Schweigen der Gene auch in menschlichen Zellen funktioniert. Tuschl hingegen ist damals noch skeptisch. Doch das soll sich ein knappes halbes Jahr später ändern, als der Mechanismus auch in Fliegen entdeckt wird. Sharp und Tuschl sind nun ebenfalls elektrisiert.

Als Tuschl nach Deutschland ans Göttinger Max-Planck-Institut für biophysikalische Chemie zurückkehrt, hat er sein Forschungsfeld gefunden: Er will den natürlichen Mechanismus aufklären, der in den Zellen zur Stilllegung von Genen führt.

Er stellt schnell fest, dass kurze doppelsträngige RNA-Moleküle, die man inzwischen siRNA (für »short interfering RNAs«) nennt, für Menschen und Säugetiere unschädlich sind, und beweist, was Limmer und Kreutzer bereits vermuten. Lange wird Tuschl für seine Erkenntnis als Nobelpreiskandidat gehandelt. Doch der bleibt Mello und Fire vorbehalten – denn sie haben das Fundament für seine Forschung gelegt.

Nach seinen spektakulären Arbeiten kehrt Tuschl in die USA zurück, an die Rockefeller University in New York, und nimmt Kontakt zu seinem alten Lehrer Phillip Sharp auf. Gemeinsam gründen sie 2002 Alnylam, das US-amerikanische Pendant zu Kreutzers und Limmers Ribopharma.

In dieser Zeit geschieht etwas, das vordergründig nichts mit den Biowissenschaften zu tun hat. Die Dotcom-Blase platzt. Zuvor war jede noch so abwegige Idee von der Finanzbranche hochgejubelt und von Investoren großzügig mit Geld bedacht worden. Doch das ändert sich nun schlagartig. Und spätestens jetzt wird der Standort zur Existenzfrage. Tuschl und Sharp sammeln in den USA trotz Krise 17 Millionen Dollar Startkapital ein und scharen hochkarätige Experten um sich. Die beiden Deutschen kämpfen derweil ums

Überleben. Keiner der zögerlichen deutschen Investoren lässt sich mehr von ihrem Konzept überzeugen. In dieser Situation hätten sie das einzig Richtige gemacht, wie Kreutzer auch heute noch glaubt: Sie nehmen Kontakt zu Alnylam auf. Limmer schreibt eine E-Mail, kurze Zeit später steht der Finanzchef von Alnylam vor der Tür, und Anfang 2003 ist der Zusammenschluss perfekt. Es wird eine Star-Fusion – selbst das *Wall Street Journal* widmet den beiden Firmen eine Titelseite. Für Limmer und Kreutzer geht der Traum einer transatlantischen Kooperation in Erfüllung.

Denken sie. Denn für die Amerikaner geht es nicht nur um eine historische Allianz – sie haben höchst eigennützige Motive: Sie benötigen die Patente von Ribopharma und auch die von Thomas Tuschl aus seiner Zeit als Forscher des Göttinger Max-Planck-Instituts. »Es gab im Prinzip zwei Patentfamilien«, sagt Roland Kreutzer, »die von Thomas Tuschl und die von uns.« Wer aber kommerziell weiterkommen will, der braucht beide. Die Max-Planck-Gesellschaft, unter deren Dach Tuschl die Forschung betrieben hat, stellt Bedingungen: Wenn die Patente in die USA auswandern sollen, dann muss für vier Jahre eine deutsche Firma beteiligt sein. Also übernehmen die Amerikaner Ribopharma und sämtliche deutschen Patente mit in die USA. Und genau das wird später zu einem Problem.

Doch für etwa drei Jahre ist die Welt in Ordnung. Wenigstens einmal pro Monat fliegen die Deutschen nach Cambridge an den Kendall Square, mitten im »place to be« der Biotech-Szene an der US-Ostküste, wo Alnylam seine Zentrale errichtet hat. Die Amerikaner ihrerseits besuchen regelmäßig ihr europäisches Forschungszentrum in Kulmbach, die ehemalige Ribopharma. Man gibt sich als Partner, doch längst haben Alnylam-Leute die Kontrolle übernommen. Sie planen hinter verschlossenen Türen – und ohne die Deutschen.

So erfahren Limmer und Kreutzer auch nichts über das Tête-à-Tête des Alnylam-Geschäftsführers John Maraganore mit dem damaligen Roche-Chef Franz Humer. Spätestens seit der Zulassung einer allerersten RNA-Therapie im Jahr 1998 versuchen die schwerfälligen Pharmakonzerne, auf die bislang sträflich vernachlässigte Therapie mit den Nucleotid-Molekülen aufzuspringen. Sie alle klopfen bei den damaligen Biotech-Firmen an. Zuerst bei Alnylam. Von den Experten aus Cambridge erhofft man sich Lizenzen für eine ganze Reihe von zellulären Angriffspunkten, die in den Plänen der Pharmafirmen oben auf der Liste stehen. Für Alnylam kommt die Anfrage aus der Schweiz gerade recht. Längst wollte man sich des deutschen Ablegers entledigen. Pünktlich zum Ablauf der Frist, die die Max-Planck-Gesellschaft für den Erhalt der deutschen Firma ausgehandelt hatte, übergibt John Maraganore die Kulmbacher an Roche – die Patente allerdings behält man.

So wird die ehemalige Ribopharma ein weiteres Mal umbenannt und 2007 über Nacht zum »Center of Excellence« von Roche – ohne dass Kreutzer zuvor etwas davon ahnt. Mitbegründer Stefan Limmer hat das Schiff damals bereits verlassen. Und Kreutzer ist plötzlich ein Angestellter von Roche. Es sei in irgendeiner Form ja auch vernünftig gewesen, die deutsche Division bei den Schweizern unterzubringen, sagt er heute. Womit er allerdings nicht rechnet, sind die Gepflogenheiten eines riesigen Pharmakonzerns. Die Praktiken in diesen Unternehmen wechseln mitunter mit den Personen, die sie leiten. Als im Jahr 2008 Severin Schwan die Nachfolge von Franz Humer antritt, lässt das Interesse an den RNA-Therapien unvermittelt nach. Schwan richtet das Unternehmen voll auf neue lukrative Krebstherapien aus. Und so steht Roland Kreutzer nur drei Jahre später vor dem Nichts: Im Jahr 2011 löst Roche das Kulmbacher Center of Excellence auf. Es sei der bitterste Moment seines Lebens gewesen, den 65 Menschen, mit denen er seit Jahren zusammengearbeitet habe, die Kündigung in die Hand zu drücken!

Die erste RNA-Therapie – RNA ist viel mehr als die kleine Schwester der DNA

Um fair zu bleiben: Es ist nicht nur der Schweizer Konzern Roche, der in diesen Jahren den RNA-Therapien den Rücken kehrt. Die kleinen Moleküle legen in der Pharmaindustrie bis heute eine wahre Achterbahnfahrt hin.

Zu Beginn des 21. Jahrhunderts sind alle noch fasziniert von den schier unendlichen Möglichkeiten, die ihnen das Stilllegen der Gene verheißt. Erbkrankheiten, Aids, Krebs, altersbedingte Makuladegeneration – es scheint kaum ein Krankheitsbild zu geben, bei dem nicht fehlerhafte oder falsch gesteuerte Gene beteiligt sind. Das Wirtschaftsmagazin *Fortune* nennt die Technologie den »One Billion Dollar Breakthrough«. Plötzlich schießen RNA-Firmen nur so aus dem Boden. Sie heißen Calando, Genisis, Isis oder Sirna. Letztere existiert allerdings schon vorher unter dem Namen Ribozyme, man nennt sich nun marketingtüchtig um. Die Pharmariesen – Novartis, Merck, Roche, Pfizer – balgen sich um Kooperationen mit diesen Start-ups. Alnylam aber spielt dank seiner Patente von Tuschl und Ribopharma in der ersten Liga.

Tatsächlich kommt die erste Therapie, die gezielt mRNA-Moleküle anvisiert, erstaunlicherweise bereits genau in dem Jahr auf den Markt, als Mello und Fire ihre sensationelle Entdeckung machen. Das Mittel heißt Fomivirsen und schützt über Jahre vor allem Aids-Kranke vor den Folgen einer Infektion mit Zytomegalie-Viren (CMV). Etwa ein Drittel aller Menschen ist von den Erregern infiziert. Nach einer Infektion schlafen sie in der Regel lebenslang im Körper. Gesunde Menschen unterdrücken das Virus, ohne dass sie die Infektion bemerken. Nur für immungeschwächte Menschen, Ungeborene oder Frühchen kann das Virus gefährlich werden. Bei den abwehrgeschwächten Aids-Patienten der 90er Jahre zerfrisst die Infektion die Netzhaut des Auges. »Ohne spezifische Therapie breitet sich die CMV-Retinitis bei immungeschwächten HIV-positiven Patienten über einen Zeitraum von mehreren Monaten steppenbrandartig aus, bis die gesamte Retina zerstört ist«, heißt es noch im Jahr 2000 im *Deutschen Ärzteblatt*. Die herkömmlichen Mittel gegen Viren versagen bei den Patienten. Entweder weil deren Nebenwirkungen für die ohnehin geschwächten Aids-Patienten nicht hinnehmbar sind oder weil die Zytomegalie-Viren Resistenzen gegen die Mittel entwickeln.

Formivirsen ändert das alles. Es ist der Gegenstrang zu jener mRNA, die ein Protein kodiert, das das Virus zur Vermehrung benötigt. Studien zeigen, dass diese RNA den Zerstörungsprozess durch das Virus unmittelbar stoppt – ganz gleich in welchem Stadium der Krankheit. Um Nebenwirkungen, etwa in anderen Organen, müssen sich die Forscher weniger Sorgen machen. Formivirsen wird direkt ins Auge gespritzt. In die Blutbahn dringt es erst gar nicht ein.

Doch wie kommt es, dass ein Mittel den Markt erreicht, obwohl die wohl wichtigste Entdeckung auf diesem Gebiet, die RNA-Interferenz, gerade erst gemacht wurde?

Wenn wir, wie in diesem Buch schon häufiger, vom Beginn der Ära der RNA-Therapien sprechen, dann folgt daraus unweigerlich, dass in der Grundlagenforschung die Epoche der RNA längst begonnen hat. Blicken wir also noch einmal kurz zurück: Nachdem Watson und Crick auf so abenteuerliche Weise die Struktur der DNA aufdeckten und damit eine Erklärung für ihre Vervielfältigung lieferten, vermochten Wissenschaftler festzustellen, wie die Informationen aus dem Erbgut in funktionierende Proteine überführt werden können: Die DNA-Stränge öffnen sich, und ihre Gene werden in messenger-RNA, also mRNA, überschrieben.

Schnell findet man dann heraus, dass das Erbgut nicht willkürlich abgelesen wird. Die Natur hat einige feste Regeln eingeführt. Regel Nummer eins: Jedes Gen verfügt über ein Startsignal, den sogenannten Promotor. Dort lagern sich die Schreibwerkzeuge – das Enzym RNA-Polymerase – an die DNA und beginnen mit ihrer Kopierarbeit. Regel Nummer zwei: Gene benötigen ein Stoppsignal, damit die Abschrift abgeschlossen wird. Die fertige mRNA wandert aus dem Zellkern in das Zellplasma und wird von den Proteinfabriken der Zelle, den Ribosomen, eingefangen. Auch für diesen Prozess hat die Natur einen cleveren Mechanismus entwickelt: Regel Nummer drei – die Ribosomen erkennen eine zum Ablesen bereite mRNA an einem bestimmten Signal: der Basenfolge AUG. Sie ist das Startfähnchen der Proteinsynthese und kodiert für die Aminosäure Methionin. Jedes Protein beginnt also in seinem Urzustand mit Methionin – aber weil es bekanntlich ja keine Regel gibt, die man nicht brechen könnte, kann es auch »nachbearbeitet« werden. Das heißt, Methionin kann später wieder abgespalten werden.

Um die Aminosäuren einzufangen und zum Ribosom zu transportieren, braucht die Zelle die tRNAs. Das kleeblattartige Molekül trägt an seinem mittleren Blatt die passende Erkennungssequenz (das »Anticodon«) für die mRNA und die Aminosäure, die an dem Schwänzchen oder Kleeblattstiel hängt. Für das Startcodon AUG trägt tRNA den Code UAC, der wiederum dafür sorgt, dass am anderen Ende die Aminosäure Methionin hängt. Den Rest muss man sich vorstellen wie Fließbandarbeit: In Drei-Basen-Schritten durchläuft die mRNA das Ribosom. Und Aminosäure für Aminosäure wird angehängt. So lange, bis das gesamte Gen in das jeweilige Protein übersetzt ist.

Bis dahin sei die RNA, so nahmen es wenigstens die DNA-Pioniere an, lediglich ein kleines Rad im Getriebe des körperlichen Systems. Ein Bote und Übersetzer. Doch es ist eine sträfliche Geringschätzung, die dem Molekül da widerfährt. Das hätten auch Watson und Crick schon erkennen können, hätten sie sich mit Geschichte auseinandergesetzt: Boten und ihre mitunter fehlerhaften Nachrichten haben schon Kriege entschieden.

So beginnt das eigentliche Zeitalter der RNA, in dem sie erstmals aus dem Schatten ihrer großen Schwester hervortritt, erst zwanzig Jahre später, im Sommer 1976. Da schaut ein gewisser Phillip Sharp – der gut fünfzehn Jahre später gemeinsam mit Thomas Tuschl die Firma Alnylam gründen wird – recht verdattert auf seine Ergebnisse. Am Cold Spring Harbor Laboratory sind er und seine Kollegen gerade dabei, die genetische Landkarte des gemeinen Erkältungsvirus – eines Adenovirus – zu erstellen. Gen für Gen vermessen die Wissenschaftler, bis Sharp stutzt: Wie kann es sein, dass ein und dieselbe mRNA eines Gens im Zellkern länger ist als außerhalb?

Auch andere Wissenschaftler haben schon von diesem »Longer than expected (Länger als erwartet)«-Phänomen der mRNA in den Zellkernen berichtet. Gemeinsam mit seinem britischen Kollegen Sir Richard Roberts versucht Sharp, das Rätsel zu lösen. Sie lassen Elektronenmikroskop-Aufnahmen erstellen, vergleichen RNA-Moleküle im Zellkern und außerhalb des Zellkerns Stück für Stück – und finden eine Erklärung, die das System der Genetik auf den Kopf stellt: Gene liegen nicht an einem Stück aufgefädelt wie Perlen an einer Kette auf der DNA. Sie sind gesplittet, von scheinbar nutzlosen Buchstabenfolgen unterbrochen, den »intragenic regions«, kurz Introns, die nichts mit dem Code für das Protein zu tun haben. Ein Gen besteht also auch bei Menschen aus mehreren kodierenden Abschnitten, man nennt sie Exons, unterbrochen von den nicht kodierenden Introns: »Für mich schien es ein grundlegendes Puzzle zu sein, das gelöst werden musste«, sagt Sharp, als er nach der Bedeutung seiner Entdeckung gefragt wird.

Diese Entdeckung ist entscheidend: Sie zeigt, dass mRNA nicht die simple Kopie der genetischen Information ist. Vielmehr wird sie weiterbearbeitet und modifiziert. Noch im Zellkern können Bereiche herausgeschnitten und übrig gebliebene mRNA-Fragmente neu zusammengesetzt werden. »Spleißen« nennen Sharp und Roberts diesen Vorgang.

Das klingt verrückt. Doch muss man mit Hochachtung betrachten, was für ein effizientes System die Natur da entworfen hat: Das Spleißen macht möglich, dass ein Gen die Information für ganz verschiedene Proteine birgt. Sie sind aufgebaut wie ein Baukasten. Das hat evolutionär einen entscheidenden Vorteil – so können Bereiche, die sich als sehr sinnvoll erwiesen haben, immer wieder für verschiedene Aufgaben genutzt werden. Praktisch funktioniert das so: Nachdem ein Gen abgelesen, also die sogenannte prä-mRNA gebildet ist, entscheidet sich erst durch das Spleißen, welches von mehreren möglichen Proteinen entsteht.

Dank dieser Möglichkeit kann die Natur die Bausteine, die die Wissenschaft Exon nennt, neu kombinieren. Sie lernt, wie ein System der künstlichen Intelligenz, bestimmte Bereiche, die sich als vorteilhaft erweisen, für neue Funktionen vorzusehen. Die Möglichkeit der Kombination beschleunigt die Evolution, ist die Grundlage dafür, dass sich verschiedene Gewebe bilden können, macht es Mensch und Tieren leichter, sich an verändernde Bedingungen anzupassen. So verbessert das alternative Spleißen der mRNA mit dem Namen Slo das Gehör von Hühnern – weil sie für gewisse Schallfrequenzen empfindlicher werden. Besonders verbreitet ist dieses Baukastenprinzip übrigens im Gehirn, wie Forscher der Brown University in Rhode Island herausgefunden haben. Manche der gespleißten Moleküle haben mit Lernen und Erinnerung zu tun.

Wie ausgeklügelt dieses System arbeitet, entdecken Forscher vor allem zu Beginn der 1980er Jahre. Sie untersuchen insbesondere Bakteriengenome (die sind klein und übersichtlich) und stellen verblüfft fest, dass RNAs andere hemmen, dass DNA nicht nur in eine Richtung abgelesen wird, sondern auch in die andere, also vom gegenläufigen Strang der DNA. Und dass diese RNA-Abschrift nicht etwa in Protein umgewandelt wird, sondern die Umsetzung der mRNA-Abschrift in ein Protein hemmt. Es sind nur kleine Experimente, doch es ist dies die Erkenntnis, dass auch die Natur jenes Antisense-Prinzip nutzt, mit dessen Hilfe Mello und Fire das »Schweigen der Gene« entdecken.

Der Vater der Antisense-Technologie selbst allerdings heißt Paul Zamecnik. Bereits 1978 zeigte er gemeinsam mit Mary Stephenson, dass es gelingen kann, mit künstlichen Antisense-Nukleinsäure-Sequenzen die Bildung krank machender Proteine von Viren zu unterdrücken. Schon diese erste Epoche der RNA-Historie also liefert die Grundlagen für die RNA-Therapien der Gegenwart und der Zukunft. Obwohl den kleinen Molekülen noch über viele Jahre der Ruf eines »Sklaven der DNA« anhängt, ahnen einige Forscher, welches Potenzial in diesen unscheinbaren Nukleotidsträngen steckt. Einer von ihnen heißt Stanley Crooke, ein anderer Frank Bennett, beide forschen Mitte der 1980er Jahre beim Pharmakonzern SmithKline – heute GlaxoSmithKline. Sie erkennen früher als andere die Bedeutung dieser Antisense-Regulation: Wenn die Natur in der Lage ist, Gene auf diese Art zu kontrollieren, sollte es dann nicht auch mit künstlich erzeugten sogenannten Oligo-Nukleotid-strängen-Strängen gehen? Ähnlich wie Limmer und Kreutzer Ende der 1990er Jahre setzen sie alles auf eine Karte. Sie kündigen ihre sicheren Jobs bei dem Pharmakonzern und gründen 1989 Isis Pharmaceuticals (heute Ionis Pharmaceuticals – um Verwechslungen mit der Terrororganisation ISIS zu vermeiden).

Nicht einmal zehn Jahre später bringt der Pharmakonzern Novartis das erste von Ionis entwickelte Antisense-Medikament auf den Markt: Es ist besagtes Mittel Formivirsen, das Aids-Patienten vor der Erblindung durch CMV-Infektionen schützt. 2002 wird das Präparat von Novartis in Europa zurückgezogen, 2006 auch in den USA – aber nicht etwa, weil sich schwerwiegende Nebenwirkungen eingestellt hätten. Nein, vielmehr sind die neuen Aids-Therapien da schon so erfolgreich und drücken die HIV-Last im Blut bis unter die Nachweisgrenze, dass es kritische CMV-Infektionen unter den Patienten kaum noch gibt.

Was in den folgenden Jahren geschieht, ist nicht weniger als eine Revolution der Genetik. Wissenschaftler entdecken immer weitere Funktionen der RNA: Manche mRNAs können sich selbst an bestimmten Stellen zerschneiden – eine Fähigkeit, die zuvor nur Enzymen zugesprochen wurde. Andere gehen Verbindungen mit Proteinen, wie etwa in den Ribosomen, ein.

Man findet immer weitere seltsame Strukturen, die Ribonukleinsäuren erzeugen können. Bis heute ist weitgehend unklar, wofür sie gut sind. Inzwischen kennt man über 4.000 RNA-Familien; man weiß, dass RNAs sich ähnlich wie Proteine verdrehen und zu komplizierten dreidimensionalen Strukturen falten können, die für ihre Funktionen entscheidend sind, die man bis heute jedoch längst noch nicht alle versteht.

Wie wichtig die mRNA und ihr Baukastenprinzip für den Organismus sind, sieht man, wenn sie nicht richtig funktionieren.

Wissenschaftler gehen davon aus, dass wenigstens die Hälfte aller genetischen Krankheiten auf fehlerhaftes Zerschneiden der mRNA zurückzuführen seien. Mukoviszidose, deren dramatischstes Merkmal der äußerst zähflüssige Schleim der Bronchien ist, der von den Flimmerhärchen kaum noch abtransportiert wird, geht auf falsch gespleißte mRNA zurück. Bei Alzheimer kommt es zu Mutationen an der Spleißstelle. Das wohl bekannteste Beispiel ist die Beta-Thalassämie, eine Störung bei der Bildung des Hämoglobins, des Proteins, das den roten Blutkörperchen ihre Farbe gibt. Ohne Hämoglobin würde der Mensch innerlich ersticken. Es enthält Eisen, bindet damit den Sauerstoff aus den Lungen und transportiert ihn durch den Körper. Hämoglobin besteht aus vier Proteinketten, die als alpha und beta bezeichnet werden. Bei der Beta-Thalassämie wird eben die mRNA dieser beta-Ketten an der falschen Stelle geschnitten, d. h. gespleißt. Sie verliert dadurch ihre Funktion. Es entsteht eine Blutarmut, die je nach Ausprägung der Krankheit – ob der Gendefekt beispielsweise nur von einem Elternteil oder von beiden vererbt wird – zu Schädigungen von Milz, Leber und anderen Organen führen kann. Ist es so weit gekommen, können nur noch schwerwiegende Eingriffe wie Knochenmark- oder Stammzelltransplantationen bzw. lebenslange Bluttransfusionen helfen. Zudem benötigen diese Patienten ein Leben lang eisenbindende Präparate, um das Eisen abzufangen, das gewöhnlich vom Hämoglobin aufgenommen wird. Eine andere Krankheit ist die Neurofibromatose, bei der sich Tumoren an Nerven und anderen Geweben bilden. Die Hälfte aller Patienten weist Mutationen auf, die zu Fehlern beim Spleißen des Neurofibromin-Gens führen. Aber auch etliche Tumoren werden von falsch getrennten und zusammengesetzten mRNAs für Proteine begleitet. Eines der wohl eindrucksvollsten Beispiele ist die familiäre, also erbliche Form des Brustkrebses. Etwa zehn bis 15 Prozent dieser Fälle gehen auf eine Veränderung im BRCA2-Gen zurück, die oftmals in Spleißfehlern endet. So viele Krankheiten also gibt es zu konstatieren, nur weil der Bote eine nicht ganz korrekte Information übermittelt.

All diese Erkenntnisse ziehen auch die Pharmagiganten in ihren Bann und führen im ersten Jahrzehnt des 21. Jahrhunderts zu einem Run auf die RNA-Firmen. Alnylam schließt milliardenschwere Verträge mit Roche, Novartis und dem japanischen Pharmakonzern Takeda ab. Merck erwirbt die RNA-Biotechfirma Sirna für eine Milliarde US-Dollar; auch Pfizer, GlaxoSmithKline und AstraZeneca mischen mit. Doch nach wenigen Jahren ist der Hype so schnell vorbei, wie er begann. »Sie gaben die Hoffnung auf«, resümiert Alnylam-Chef John Maraganore in einer Beilage des Fachmagazins *Nature*. »Sie dachten, die Technologie bringe niemals Therapien hervor – und räumten das Feld.«

Ähnlich klingt damals die Begründung von Roche: Nicht der RNAi-Mechanismus sei das Problem, sondern die Schwierigkeiten, die RNA-Moleküle in die Gewebe zu bringen, wo sie benötigt würden, erwiesen sich als Fallstrick. Und so kehrte ein Pharmaunternehmen nach dem anderen dem Bereich der RNA-Therapien wieder den Rücken. Im Jahr 2010 kündigten die Schweizer Konzerne Roche und Novartis ihre Partnerschaften mit Alnylam auf. Ein Jahr später beendeten Pfizer und Abbot ihre eigenen RNA-Programme, und Merck verkaufte seine RNA-Sparte Sirna für weniger als 20 Prozent des Anschaffungspreises – ausgerechnet an Alnylam.

Die Ironie dieser Geschichte ist, dass sich der Ausstieg just in dem Moment ereignet, als die Forschungsbemühungen erste Früchte tragen: Ionis beginnt mit klinischen Tests einer ersten Antisense-Therapie, eine Studie aus dem Jahr 2010 mit einer RNAi-Therapie für Hautkrebs-Patienten beweist erstmals, dass das Prinzip tatsächlich funktioniert. Und auch die Probleme bei der Verabreichung bekommen die Firmen zunehmend in den Griff. Roland Kreutzer, der Mitbegründer von Ribopharma, dessen Entwicklungen noch immer in den drei bislang zugelassenen Therapien von Alnylam stecken, hat daher noch eine andere Hypothese: »In den Führungsetagen der Pharmaindustrie geht es auch nicht anders zu als in anderen Branchen: Steigt der erste Große aus, ziehen die anderen nach.«

Doch die meisten großen Konzerne werden nur wenige Jahre später zurückkehren. Denn den RNA-Firmen, die den Rückzug überleben, werden Therapien gegen verheerende Krankheiten gelingen. Sie finden ihre eigenen Wege, RNA in die Zellen zu bekommen, in denen sie wirken sollen. Und sie entdecken eine Nische, in der sie nahezu ungestört von den Bestrebungen der großen Pharmaunternehmen ihren Weg weitergehen können: Sie setzen auf seltene Erkrankungen.

Der Kampf gegen Muskelschwäche

Der Begriff »seltene Erkrankung« ist eng definiert. In Europa bedeutet er, dass nur einer unter 2.000 Menschen von einem Leiden betroffen ist. Aktuelle Studien des britischen Gesundheitssystems schätzen, dass es etwa 10.000 dieser raren Krankheiten gibt. »Für weniger als zehn haben wir eine Behandlung«, sagt Jochen Maas, Geschäftsführer für Forschung und Entwicklung beim Pharmakonzern Sanofi, noch auf einer Veranstaltung im September 2021. Dazu gehören bekannte, wie eben die Mukoviszidose, bei der die Lungen verschleimen; aber auch das Duchenne-Syndrom, die wohl häufigste muskuläre Erbkrankheit im Kindesalter. Es zählen zudem Krankheiten dazu, von denen kaum jemand je etwas gehört hat: die hereditäre ATTR-Amyloidose, bei der sich Eiweißklumpen in den peripheren Nervenzellen oder auch in den Herzzellen ablagern – ganz ähnlich wie bei der Alzheimer-Erkrankung im Gehirn.

Wie viele dieser Leiden es wirklich gibt, ist unklar. »Genau lässt sich die Zahl der seltenen Krankheiten nicht beziffern«, sagt Olaf Rieß, ärztlicher Direktor am Institut für Medizinische Genetik und Angewandte Genomik in Tübingen. Weil Patienten wie Ärzte oft gar nicht auf die Idee kommen, dass hinter den Beschwerden eine seltene Erkrankung stecken könnte. Und manch ein Gendefekt ist so selten, dass nur Betroffene und wenige Forschungsgruppen von ihm wissen. Tatsächlich gibt es sogar genetische Veränderungen, die man nur bei einem einzigen Betroffenen gefunden hat. Genauso schwer lässt sich daher die Zahl der Patienten mit einer seltenen Erkrankung beziffern – drei bis vier Millionen, so schätzt Rieß, seien es allein in Deutschland. »Mehrmals pro Woche stehen wir vor Patienten mit sogenannten ultraseltenen Krankheiten, die vielleicht zehn- oder zwanzigmal weltweit beschrieben wurden«, führt der Arzt und Genetiker aus. Oftmals haben die überwiegend kleinen Patienten eine Odyssee an Arzt- und Krankenhaus-Besuchen hinter sich, bis sie schließlich in einem der 33 deutschen Zentren für seltene Erkrankungen landen und mit ein bisschen Glück eine Diagnose erhalten. »Meist sind die Kinder dann schon fünf oder sechs Jahre alt«, berichtet Rieß.

So erging es auch seiner Kollegin Jeanette Erdmann. Es hat lange gedauert, bis die heutige Leiterin des Instituts für Kardiogenetik an der Universität Lübeck und ihre Eltern endlich erfuhren, warum die damals Sechsjährige solche Mühe hatte, Fahrrad zu fahren. Warum sie anders als die anderen Kinder die Treppen nicht hochhüpfte und sich überhaupt mit körperlicher Anstrengung so schwertat. »Man erklärte ihnen, ich hätte eine gutartige Muskelerkrankung«, sagt die zierliche Frau, Mitglied der Leopoldina, des höchsten wissenschaftlichen Gremiums in Deutschland. Das war Anfang der 1970er Jahre. Damals war ihre Krankheit, die Bethlem-Myopathie – eine genetisch bedingte Muskelschwäche –, noch nicht einmal beschrieben. Das holt der Niederländer Jaap Bethlem erst 1976 nach, ohne jedoch die Ursachen des Syndroms zu kennen.

Von der Vorstellung, dass alles so bleibt, wie es ist, dass ihre Krankheit stagniert, muss Jeanette Erdmann sich allerdings bald verabschieden. Dabei hat sie noch Glück. Die ersten Jahre scheinen sich die Vorhersagen der Ärzte zu bestätigen. Sie ist zwar nie so behände wie die anderen Jugendlichen, kleiner und von zarter Figur. Dafür umso zielstrebiger. Sie macht Abitur, studiert Biologie – Medizin kommt aus körperlichen Gründen nicht infrage, ihr fehlt die Kraft –, »weil mich natürlich angetrieben hat, zu verstehen, was ich habe«, sagt sie. Sie ahnt schon damals, dass die Ursache in ihrem Erbgut liegt. Nach der Promotion befällt die Schwäche auch ihre Atemmuskulatur. Das ist der Grund, warum sie stets ein wenig atemlos klingt, wenn sie spricht. Seitdem übernimmt nachts ein Gerät ihre Atmung. Zunächst eines, das Sauerstoff zuführt, inzwischen aber auch solche, die die Atmung vollständig für sie übernehmen – damit sich ihre Muskulatur erholen und tagsüber funktionieren kann.

Vor knapp zehn Jahren entscheidet sich Erdmann zu einem gewagten Schritt. Sie lässt ihre Gene untersuchen und erhält Bestätigung für das, was sie im Prinzip längst wusste: Es hat sich ein Fehler in ihr Erbgut gemogelt. Er löst die Kollagen-6-Distrophypathie aus, eine Krankheit, die die Muskulatur in ganz unterschiedlichem Maße schwächt. Kollagen-6 ist ein Protein, das eigentlich gar nicht am Muskelaufbau beteiligt ist. Es liegt vielmehr zwischen den Muskelfasern und bildet ein Netzwerk, das sie zusammenhält. Dafür ist es – ähnlich wie das Hämoglobin – aus mehreren Ketten aufgebaut, die sich auf bislang nicht vollkommen verstandene Art zusammenlagern. Jede dieser Ketten wird von einem eigenen Gen gebildet. Bei Jeanette Erdmann hat sich der Fehler dort eingebaut, wo normalerweise der Code für die Aminosäure Glycin liegt. »Und wenn dieses Glycin fehlt, dann knickt die Kette ab und kann nicht mehr aus der Zelle heraustransportiert werden«, erklärt sie ihren eigenen Defekt, »das beeinträchtigt dann das ganze Muskelgewebe.«

Gut 80 Prozent aller seltenen Erkrankungen beruhen auf einem Genfehler. Seit vor zwanzig Jahren das erste menschliche Genom entziffert wurde, konnten Forscher mehr als 5.000 krankheitsverursachende Veränderungen in den rund 21.000 Genen des Menschen identifizieren. Heute dauert eine Entschlüsselung der kodierenden Gene, des sogenannten Exoms, nur noch wenige Stunden bis Tage und kostet inklusive einer Auswertung ein paar hundert Euro. »Etwa die Hälfte aller seltenen Erkrankungen ließen sich allein mit der Exom-Sequenzierung diagnostizieren«, sagt Hans-Hilger Ropers, Humangenetiker und emeritierter Direktor des Max-Planck-Instituts für molekulare Genetik in Berlin. Bereits 2012 initiierte die englische Regierung daher das Genomics England Project, um 100.000 Genome von Krebspatienten und Menschen mit seltenen

Erkrankungen vollständig zu sequenzieren. 2018 wurde es in den Leistungskatalog des britischen Gesundheitsdienstes aufgenommen. Frankreich, die Niederlande, Kanada, die USA und China verfolgen ähnliche Projekte. In Deutschland beschließen Bundestag und Bundesrat erst knapp zehn Jahre später – im Spätsommer 2021 – den Beginn der Genomsequenzierung für Krebspatienten und für Patienten mit seltenen Erkrankungen. GenomDE soll ab 2023 starten und dem britischen Vorbild folgen. Auch die European Alliance for Personalized Medicine (EAPM) will in 13 Ländern bis 2022 mindestens eine Million Genome sequenzieren.

Bis zum praktischen Start des deutschen Programms kann nur ein Bruchteil der Erkrankten seine Gene an lediglich vier Zentren für seltene Erkrankungen durchchecken lassen. »Statt 1,5 Millionen Diagnosen konnten wir gerade mal 15.000 Fälle lösen«, sagt Ropers bitter. Dank seiner Hilfe soll das nun anders werden, denn die Daten aus Großbritannien und den USA zeigen, dass ein Viertel der Patienten von der Fehlersuche im Erbgut profitiert, weil sie auf Therapien oder bessere Behandlungsmethoden stoßen. Die Entzifferung des Erbguts hilft aber nicht nur, Krankheiten zu verstehen, sie hat auch die Medikamentenentwicklung nachhaltig verändert.

Bis in die frühen 2000er Jahre hat die »große« Pharmaindustrie die Forschung an Medikamenten sowohl für Kinder als auch gegen seltene Erkrankungen mangels Ideen und Profitaussichten grob vernachlässigt. Erst Anreize – wie etwa die Aussicht auf Patentverlängerungen, die im Jahr 2000 für die Entwicklung von Therapien gegen seltene Erkrankungen eingeführt wurden – und die Vorgabe, dass ab 2008 für jedes neu zugelassene Medikament auch Kinderstudien durchgeführt werden müssen – es sei denn, es ist vorherzusehen, dass sie nicht bei Kindern eingesetzt werden –, ließen deren Interesse wachsen.

Für die bis dahin unbekannten Biotech-Firmen aber lag genau darin ihre Chance. Defekte Gene stillzulegen – das war doch die Vision, die sie trieb. Zudem gelten für die Zulassung von Therapien gegen seltene Krankheiten andere Regeln als etwa für Volkskrankheiten. Weil nur so wenige Menschen diese speziellen Gendefekte aufweisen, dürfen auch die aufwendigen und gewöhnlich hunderte Millionen verschlingenden klinischen Studien erheblich kleiner ausfallen, schon aus Mangel an Studienteilnehmern. Es gibt – oder gab – gewöhnlich auch keine andere Therapie, gegen die die neuen Ansätze sich hätten durchsetzen müssen. Und obwohl die Aussagekraft jener Studien durch die geringe Teilnehmerzahl begrenzt ist, lässt sich der »proof of principle«, also der Beweis, dass das Therapieprinzip funktioniert, durchaus belegen. Und da ist noch etwas, das es den Firmen leichter macht: Menschen, die wissen, dass mit jedem Tag, Monat oder Jahr ihre geistigen und/oder körperlichen Fähigkeiten nachlassen, so lange, bis ihr Selbst aufhört zu existieren, die Kraft zum Atmen fehlt und sie sterben werden, nehmen bedeutend mehr Risiken oder Nebenwirkungen in Kauf, um länger am Leben teilnehmen zu können. Oftmals zu ihrem Vorteil. Mitunter aber lassen sie und ihre Familien sich von der Hoffnung und dem Schein trügen, wie wir noch sehen werden.

Viele RNA-Firmen überleben den Ausverkauf ihrer Technologie letztlich nicht. Doch an der Ostküste bei Alnylam und in Kalifornien bei Ionis glaubt man weiter an den Erfolg. Die Firmen stellen sich neu auf, prüfen ihre Konzepte, entwickeln Strategien, wie sie mit ihren Molekülen jene Zellen erreichen, in denen sie wirken sollen. Mit dem Pharmahersteller Genzyme bringt Ionis bereits 2013 das erste Antisense-Mittel auf den Markt. Der Wirkstoff heißt Mipomersen und ist ein Cholesterinsenker, der in den USA bei erblichen Fettstoffwechselstörungen eingesetzt werden darf, die zu besonders hohen Cholesterinwerten führen und mit herkömmlichen Medikamenten wie Statinen nicht mehr therapierbar sind. Doch Mipomersen hat so massive Nebenwirkungen, etwa Leber- und Herzschädigungen, dass es nur von Spezialisten verordnet werden darf und mit einer schwarzen Warnbox versehen ist. In Europa wird der Wirkstoff deshalb niemals zugelassen. Wir werden später noch einmal darauf zurückkommen.

Die ersten international gefeierten Erfolge folgen erst einige Jahre später – sie zielen auf eine besonders fatale Muskelerkrankung: die spinale Muskelatrophie.

Das Schrumpfen der Nervenzellen

Das Ende der Leichtigkeit beginnt schleichend. Manchmal bereits kurz nach der Geburt, oft genug aber erst nach Monaten. Häufig stellt sich bei Eltern allmählich das Gefühl ein, dass irgendetwas anders ist als bei den anderen Kindern. Mal scheinen die Kleinen von unerklärlicher Unruhe gepackt. Mal entwickeln sie nicht so recht Muskelkraft. Meist *spüren* es Eltern mehr, als dass sie es wirklich zuordnen können.

So ist es auch bei Zoe Harting, als sie im Oktober 2012 geboren wird. Sie ist das erste Kind von John und Eliza Harting. Es kommt ihnen merkwürdig vor, dass sich das Baby so wenig bewegt, dass es so gut wie keine Aktivität zeigt. Das Mädchen rollt sich nicht, stemmt sich nicht auf. »Aber wir wussten es nicht besser«, erzählt John Harting noch Anfang 2020 in seiner Firma, kurz vor dem 29. Februar – denn der seltenste Tag des Kalenders ist auch der »Tag der seltenen Erkrankungen« –, »wir waren ja selbst das erste Mal Eltern.« Ärzte vertrösteten sie mit den nur mäßig beruhigenden Worten, die so viele Eltern hören: Manche Kinder seien eben Spätentwickler, vielleicht handle es sich um einen Hypotonus, das lege sich schnell. Doch als sich auch nach sieben Monaten nichts ändert, als Zoes jüngerer Cousin sie längst »überholt« hat, fordern sie von ihrem Arzt einen Gentest. In einem ihrer bittersten Momente erfahren die Eltern, was ihr Kind plagt: Zoe leidet an einer fatalen Muskelerkrankung SMA Typ 1, der schlimmsten Form der spinalen Muskelatrophie. Ohne Behandlung würde sie nicht älter als zwei Jahre werden. 2013 gibt es keine Therapie gegen SMA.

Zoe ist das eine von 7500 Kindern, das statistisch gesehen an SMA erkrankt. Schuld ist der Fehler in einem Gen. Er sorgt dafür, dass die Nervenzellen, die die Muskeln versorgen, verkümmern – und damit auch die Muskeln selbst. Um sich vor Augen zu halten, was das bedeutet, muss man sich einmal klarmachen, was die Muskulatur alles leistet. Sie ist an jeder noch so kleinsten Bewegung beteiligt: an jedem Schritt, jedem Heben des Arms, am Fliegen der Finger über die Tastatur, dem Zwinkern der Augen. Sie stabilisiert den Körper. Rücken- und Bauchmuskulatur sorgen dafür, dass er sich aufrichten kann – und dann auch oben bleibt. Gesäß und Beine tragen uns auch, wenn wir stehen oder sitzen. Noch eindrücklicher sind ihre Aufgaben, die nicht so offensichtlich sind: Muskeln lassen uns sprechen und atmen, sie sorgen dafür, dass das Blut durch unseren Körper gepumpt wird, sie zerkleinern und transportieren unsere Nahrung. Denn auch Zwerchfell und Zunge sind Muskeln, genauso wie das Herz, der Magen und der Darm. All das steht für Zoe auf dem Spiel.

Über 650 verschiedene Muskeln sorgen im Menschen dafür, dass dieser reibungsfrei funktioniert. Es sind die Soldaten des Körpers. Ihre Fasern und Fibrillen warten streng angeordnet auf ihre Befehle aus dem Gehirn. Diese Anordnungen kommen in Form elektrischer Signale von den motorischen Nervenzellen. Sie enden an den Muskelfasern, wo sie nach jedem elektrischen Reiz Botenstoffe ausschütten, die die Muskelzellen kontrahieren lassen. Physikalisch gesehen geschieht bei jeder Muskelbewegung ein kleines Wunder. Elektrische Energie wird erst in chemische und im Anschluss in mechanische Energie umgewandelt. Und das innerhalb von Millisekunden und ohne gravierende Energieverluste. Zum Vergleich: Ein herkömmlicher Verbrennungsmotor kann nur etwa 30 Prozent, ein Elektromotor 80 Prozent seiner eingesetzten Energie in Bewegung umsetzen.

Um das zu leisten, besteht ein Skelettmuskel aus vielen Muskelfaserbündeln. Eine Faser wird oft auch als Muskelzelle bezeichnet. Das ist aber nicht ganz korrekt, eigentlich sind es mehrere verschmolzene Muskelzellen. Das macht Muskelfasern nicht nur zu den größten »Zellen« – sie können bis zu 15 cm lang werden –, sie sind auch die einzigen unseres Körpers, die mehrere Zellkerne haben. Zwischen den einzelnen Muskelfasern befinden sich kleinste Blutgefäße und Nervenfasern, die den Muskel mit Nährstoffen versorgen und die Befehle aus dem Gehirn weiterleiten. In ihnen selbst liegen die Myofibrillen, und erst dort findet die eigentliche Kontraktion statt.

Und selbst die Myofibrillen bestehen aus vielen kleinen Einheiten. Sie heißen Sarkomere. In jeder dieser Einheiten gibt es zwei Arten von Proteinfäden, die sich durch die Fibrillen ziehen: das Myosin und das Aktin. Erhält der Muskel also vom Gehirn den Befehl, sich für eine Bewegung zu kontrahieren, löst dies, angefangen bei den Muskelfasern über die Myofibrillen und bis hin zu den Sarkomeren, einen Mechanismus aus, den man gemeinhin als »Ruderschlag« beschreibt. Kleine molekulare Ärmchen, die aus dem Myosin herausragen, verhaken sich nach ihrer Aktivierung in den gegenüberliegenden Aktinsträngen, klappen dann um und ziehen den Aktinstrang entgegengesetzt mit sich. Dieses Ineinandergleiten der beiden Proteinketten bewirkt, dass sich die mikroskopisch kleinen Sarkomere verkürzen – und damit die Myofibrille, die Muskelzelle, das Muskelfaserbündel und schließlich der gesamte Muskel. Haben sie den Befehl des Gehirns ausgeführt, fallen sie in ihre Ausgangsstellung zurück.

Dieser Vorgang geschieht bei jeder einzelnen Bewegung, ohne dass wir uns dessen bewusst sind. Ob beim Sport, im Haushalt, beim Autofahren, ja auch beim Stehen und Sitzen oder eben beim Augenzwinkern. Vor einigen Jahren fanden Wissenschaftler heraus, dass es sogar noch eine Kontrollstelle gibt: entgegengesetzte Nervenbahnen, die dem Gehirn zurückmelden, dass ein Befehl ausgeführt wurde.

Wenn man sich nun vor Augen hält, dass ein durchschnittlicher Skelettmuskel aus zehn bis vierzig Muskelfaserbündeln besteht, und die wiederum aus zehn bis zwanzig Muskelfasern, und jede Muskelfaser je nach Funktion über mehrere hundert Myofibrillen verfügt, die sich wiederum aus 3.500 bis mehr als 7.000 Sarkomeren zusammensetzen, wird klar, welch ungeheure Koordination hinter jeder einzelnen Bewegung steckt. Und es wird offensichtlich, was passieren kann, wenn auch nur ein Bereich dieser Zusammenarbeit ausfällt.

Bei der spinalen Muskelatrophie, der SMA, ist es ausgerechnet die oberste aller Schaltstellen, die versagt: die Nervenzellen. Sie verkümmern, und mit ihnen die Muskeln, die sie versorgen.

Beschrieben wird die SMA erstmals von dem österreichischen Arzt Guido Werdnig vor gut 130 Jahren. Im Jahr 1891 untersuchte er am Institut für pathologische Anatomie in Graz ungewöhnliche Todesfälle. Unter ihnen ist der Leichnam eines gerade dreijährigen Jungen, der nach unerklärlich fortschreitender Lähmung eine Lungenentzündung entwickelte und erstickte. Genauso ergeht es wenige Jahre später seinem Halbbruder. Zu seiner Verwunderung findet der Mediziner in beiden Körpern keinen Muskeldefekt, sondern vielmehr vollständig degenerierte Nervenbahnen. Tatsächlich wurde die SMA früher auch als Werdnig-Hoffmann-Erkrankung bezeichnet. Doch inzwischen unterscheiden die Mediziner drei Formen der Erkrankung, die unterschiedliche Verläufe zeigen.

Im schlimmsten Fall beginnt das Leid wie bei Zoe bereits im Mutterleib. Die Ursache für den Muskelschwund durch SMA liegt an einem Gen, das bezeichnenderweise den Namen SMN1 – Survival of Motor Neuron 1 (Überleben von Motorneuron 1) – trägt. SMN1 ist ein Global Player im Körper – sein Protein wird in nahezu jeder Körperzelle gebildet. Es ist am Aufbau der Nervenstränge, der Axone, und somit an der Kommunikation zwischen Nerven- und Muskelzelle beteiligt und ein wichtiger Bestandteil des Spleißosomens, also just jener Fabrik der Zelle, die dafür zuständig ist, die Vorstufen der mRNA von Proteinen in die korrekten Bruchstücke zu zerlegen und anschließend wieder zusammenzuschmieden.

2013 scheint Zoes Schicksal besiegelt. Doch die Eltern Eliza und John Harting sind beide Wissenschaftler. Er ist Bioinformatiker, sie Statistikerin. Sie beginnen, Fachzeitschriften zu durchkämmen, Spezialisten zu suchen. Ein Kinderarzt war gerade auf einer Konferenz und hörte dort von einer neuen Therapie, die das krankhafte Gen ausschalten solle: Sie sei noch niemals zuvor getestet worden, doch man suche gerade nach Studienteilnehmern. Er könne die Hartings mit dem Arzt in Kontakt bringen, der diese Studie durchführe.

Der Mann heißt John Day. Er ist Neurologe und Kinderarzt an der School of Medicine der University of Stanford an der Westküste der USA. Day sagt, er habe so viele Kinder an dieser Krankheit sterben sehen! Nun will er mit einem Antisense-Oligonukleotid von Ionis, das inzwischen an das Unternehmen Biogen auslizenziert ist, erstmals eine Therapie gegen das verheerende Leiden testen.

Bei der SMA liegt eine Besonderheit vor: Zwar ist das SMN1-Gen entscheidend für die Nerven-Muskel-Kommunikation, doch die meisten Menschen verfügen über ein weiteres Gen mit dem Namen SMN2. Es ist zu 99 Prozent mit SMN1 identisch, aber eine einzige Veränderung in SMN2 sorgt dafür, dass es nicht richtig abgelesen wird. Die mRNA für das SMN2-Protein wird an der falschen Stelle zerschnitten. Das führt dazu, dass etwa 90 Prozent des gebildeten Proteins nicht funktionieren. Es sei so, als besitze man einen Ersatzreifen, aber der sei platt, beschreibt John Day den Zustand.

Das SMN2-Gen erklärt auch die unterschiedlichen Schweregrade der SMA. Es gibt Menschen, die es zwei- oder dreimal in ihrem Erbgut tragen. Je häufiger es vorkommt, umso besser kann es den Ausfall von SMN1 kompensieren und umso weniger schwerwiegend ist die Erkrankung. Die Forscher bei Ionis nehmen das Problem im SMN2-Gen genau unter die Lupe. Sie entwickeln einen Gegenstrang, der verhindert, dass die mRNA falsch geschnitten wird, was den Anteil des funktionsfähigen SMN-Proteins erhöhen soll. Bei Zellen und Tieren sind sie erfolgreich, doch beim Menschen? Kann Nusinersen, so der Name des Wirkstoffs, Luft in die platten Reifen pumpen?

Im Juni 2013 beginnt für Zoe die Behandlung, ein Experiment. »Wir hatten alle Angst«, erinnert sich Day. »Was mich wach gehalten hat, war die Vorstellung, dass Zoe eventuell weiteratmen kann, aber das Leben für sie katastrophal und nicht lebenswert werden würde.« Er spricht mit den Eltern über seine Sorgen – sie willigen dennoch in den Versuch ein. Alle vier Monate erhält Zoe das Mittel, das heute Spinraza heißt. Es ist eine belastende Therapie für ein kleines Kind. Denn der Wirkstoff kann nicht einfach eingenommen oder ins Blut verabreicht werden. Er muss auf Höhe des unteren Rückens direkt in den Raum um das Rückenmark der

Wirbelsäule injiziert werden, Lumbalpunktion nennen Mediziner diesen Eingriff.

Das erste Jahr wird für Zoe und ihre Eltern eine Achterbahnfahrt. Zoes Nerven sind bereits so geschädigt, dass sie nur noch schwer atmen und husten kann. Mehrere Erkältungen bringen sie auf die Intensivstation und an die Schwelle des Todes. Und immer, wenn Ärzte wie Eltern glauben, sie würde stärker, holt sie ein weiterer Krankheitsschub ein. Doch an ihrem zweiten Geburtstag ist jeder überzeugt: Sie macht Fortschritte. Sie spielt an ihren Zehen und beginnt, ihre Beine zu heben. Wenige Wochen später spricht und hustet sie endlich – was sie vor weiteren Atemwegserkrankungen bewahrt. Sie übernimmt die Kontrolle über ihren Kopf und kann mit Unterstützung aufrecht sitzen. An ihrem vierten Geburtstag sitzt sie in einem Rollstuhl, besucht den Kindergarten und spielt Fangen mit ihrem Dad. Heute ist Zoe acht Jahre alt.

Warum aber erkrankt ausgerechnet Zoe? Das Kind gesunder Eltern? Die SMA ist eine sogenannte autosomal rezessiv vererbte Erkrankung. Das bedeutet: Es erkranken nur Menschen, die von der Mutter und dem Vater jeweils ein fehlerhaftes SMN1-Gen erben. Die Eltern selbst merken gar nicht, dass sie Träger dieses Gendefekts sind. Bei ihnen gleicht die intakte Genkopie den Fehler aus. Tatsächlich schätzt man, dass etwa einer von fünfzig Menschen einen Defekt im SMN1-Gen trägt, den sie oder er an die Kinder weitergeben können.

Zoe hat also einfach Pech gehabt. Sie hätte ebenso gut ohne den Genfehler oder nur als Träger des Defekts zur Welt kommen können. Aber sie ist das erste Kind, das mit Spinraza behandelt wird. Dann folgen Studien um Studien: mit Babys, mit Kleinkindern, mit Jugendlichen und Erwachsenen, die an leichteren Formen der SMA leiden. Am 6. Dezember 2016 werden die Ergebnisse einer Studie, bei der zwanzig Kinder behandelt wurden, im Fachmagazin *The Lancet* veröffentlicht. Sie sollte eigentlich nur die Sicherheit der Therapie überprüfen, die Wirkung spielt noch eine untergeordnete Rolle. Doch die Mediziner beobachten ähnlich beeindruckende Verbesserungen wie bei Zoe auch bei diesen Kindern. Die für die Zulassung so wichtige Studie der Phase III, in der die Therapie systematisch gegen eine Kontrollgruppe geprüft wird, muss aus ethischen Gründen abgebrochen werden. Nusinersen wirkt so überzeugend, dass es nicht zu verantworten ist, den Kindern aus der Kontrollgruppe das Mittel vorzuenthalten. Nur gut zwei Wochen später, am 23. Dezember 2016, lässt die amerikanische Arzneimittelbehörde FDA Spinraza als erstes Mittel gegen SMA zu. Die europäischen Arzneimittelwächter der EMA folgen knapp sechs Monate später.

Inzwischen ist Spinraza längst nicht mehr das einzige Mittel gegen SMA. Aber es hat endgültig den Beweis für das Prinzip geliefert – und damit eine kleine Revolution ausgelöst: Man kann RNA-Fehler therapieren. Roche entwickelt in den folgenden Jahren einen Saft, dessen Wirkstoff ebenfalls das fehlerhafte Spleißen der SMN2-mRNA korrigiert, doch er muss täglich eingenommen werden.

Für Aufsehen sorgt zwischenzeitlich allerdings eine ganz andere Form der Therapie gegen den schweren Muskelschwund. Sie kommt 2020 mit einem Paukenschlag nach Europa: Das US-Unternehmen AveXis, eine Tochter von Novartis, bringt eine Therapie auf den Markt, die das gesamte fehlerhafte SMN1-Gen ersetzt, eine Gentherapie. Mithilfe eines abgeschwächten Virus wird es als doppelsträngige DNA in die Körperzellen geschleust. Und zwar überall im Körper und nicht nur, wie bei Spinraza, in die schwer geschädigten Nervenzellen. Nur ein einziges Mal muss Zolgensma in die Venen verabreicht werden. Dann verteilt es sich überall, sogar bis ins Gehirn.

Weltweite Aufmerksamkeit erreicht es allerdings nicht durch den unkonventionellen Ansatz, sondern angesichts seines Preises: Fast zwei Millionen Euro für eine einzige Spritze! Es ist das teuerste Medikament der Welt. Das und auch die Idee von Novartis, die ersten Dosen der Therapie zu verlosen, sorgen für einen Sturm der Entrüstung.

Doch ist der Preis tatsächlich sittenwidrig? Darüber lässt sich streiten, denn die jährlichen Kosten für Spinraza, das mehrfach verabreicht werden muss, beziffert der Dachverband der Betriebskrankenkassen (BKK) auf 300.000 Euro. Weil Zolgensma auf der Verwendung eines Virus beruht, ist der Einsatz des Mittels limitiert. Es eignet sich nur für Kinder, deren Abwehrsystem noch nicht gelernt hat, jenes Virus zu bekämpfen, mit dessen Hilfe das SMN1-Gen in die Zellen transportiert wird. Ein Bluttest muss das zuvor zeigen. Doch es bleiben auch Fragen offen: etwa, ob Zolgensma für ein normales Leben ausreiche. Nachdem es in die Venen gespritzt wird, verteilt es sich eher zufällig im Gewebe. Das Wissenschaftsmagazin *The Scientist* schreibt im November 2020, dass einige Patienten von der Gentherapie nicht profitierten und nun zusätzlich mit Spinraza behandelt würden. Berichte der FDA weisen laut *The Scientist* nicht selten auf Leberschäden hin.

Der Kinderarzt und Neurologe Wolfgang Müller-Felber von der Ludwig-Maximilians-Universität in München allerdings ist unmittelbar Zeuge der Fortschritte: »Wenn man, wie wir zuvor, die Kinder nur noch beim Sterben begleiten und die Verzweiflung der Eltern beobachten konnte, dann muss man bei allen drei Therapien von einem Durchbruch sprechen«, sagt er. Der Erfolg der Therapien sei vor allem vom Zeitpunkt abhängig. Je früher sie beginne, umso besser würden sich die Kinder entwickeln. »Babys, die noch keine ausgeprägten Symptome zeigen, entwickeln sich wie gesunde Kinder, da sieht man bis jetzt keinen Unterschied«, erzählt er. Was die Mittel nicht können: bereits zerstörte Nervenzellen wieder ersetzen, verkümmerte Muskeln wieder aufbauen.

Doch die Entwicklung von Spinraza und vor allem von Zolgensma führt nicht nur zu dramatischen Veränderungen für die Kranken selbst. Mit der Möglichkeit, die fatale Krankheit zu behandeln, machen sie auch den Weg frei, die SMA systematisch bei allen Babys zu diagnostizieren. Denn ein solches Screening ist ethisch nur für Krankheiten und Gendefekte vertretbar, wenn sie behandelbar sind. Im Oktober 2021 wurde nach einem Probelauf im April der SMA-Test dem bundesweiten Neugeborenen-Screening hinzugefügt, damit die Krankheit erkannt wird, bevor die Kinder die ersten Symptome zeigen.

Eine zweifelhafte Therapie – keine Rettung für Duchenne-Kranke

Spinraza ist ohne Zweifel ein Durchbruch für die RNA-Therapie. Schon die ersten Studienergebnisse rufen weitere Unternehmen und neue Ideen auf den Plan. Auch sie setzen auf die neuen Behandlungen mit den Antisense-Molekülen, um die seltenen Erkrankungen zu bekämpfen.

Dass nicht alle Wege zum Erfolg führen, dass Hoffnungen enttäuscht werden können, müssen leidvoll Menschen erfahren, die an der häufigsten fortschreitenden genetischen Muskelschwäche leiden: der Duchenne-Muskeldystrophie.

Das Duchenne-Syndrom ist heimtückisch. Es macht sich in den ersten Lebenswochen einfach nicht bemerkbar. Die Kleinen rutschen, robben und drehen sich ganz normal. Bis es ans Laufenlernen geht. Dann tun sich die kleinen Jungen schwer. Tatsächlich sind es fast ausschließlich Buben, die erkranken. Denn das Gen, das bei der Duchenne-Muskeldystrophie verrücktspielt, liegt auf dem X-Chromosom der Mutter. Sie vererbt es ihren Kindern. Aber weil Mädchen das zweite X-Chromosom ihrer Väter zugutekommt, auf dem eine funktionsfähige Kopie des defekten Gens liegt, sind sie in der Regel vor der Erkrankung geschützt. Jungen mit ihrem Y-Chromosom, dem genau dieser Bereich fehlt, bleiben dem fatalen Erbe hingegen ausgeliefert.

Bemerkbar macht sich die Krankheit je nach Ausprägung dann einige Monate bis zwei Jahre nach der Geburt. Die Krankheit beginnt im sogenannten Beckengürtel – also im Rumpfbereich, der besonders die Stabilität beim Stehen und Gehen gewährleistet. Das macht es den Kindern schwerer als anderen, sich aufzurichten. Sie entwickeln typische Eigenarten: So stützen sie sich etwa beim Aufstehen an sich selbst ab: Sie krabbeln mit den Händen zunächst an den Füßen, Knien, Oberschenkeln und der Hüfte an sich hoch, bis sie schließlich stehen.

Was so eigentümlich aussieht, ist der Beginn einer langen Reise in die Kraftlosigkeit. Die Kinder stolpern, bleiben unsicher, lernen schlecht sprechen. Ab etwa dem zehnten Lebensjahr ermüdet zudem das Herz; ein Großteil der Jungen sitzt noch vor dem zwölften Lebensjahr im Rollstuhl.

Das defekte Gen, das die Mütter, ohne es zu ahnen, auf ihre Kinder übertragen, trägt die Information für ein Protein namens Dystrophin, das der Krankheit einen Teil ihres Namens verleiht. Es ist höchst komplex – und mit 2,5 Millionen Basenpaaren das größte menschliche Gen; es nimmt fast ein Promille des gesamten Erbguts ein. Das macht es aber nicht zum größten Protein; diesen Titel verdient das Titin, ebenfalls ein Muskelprotein; es besteht aus mehr als 30.000 Aminosäuren – und genetische Defekte in seinem Gen lösen ebenfalls muskuläre Erkrankungen aus, die sogenannten Titinopathien.

Proteine dieser Größe sind für die Zelle eine echte Herausforderung: Um die mRNA für Dystrophin in ein einziges Protein-Molekül zu überschreiben, benötigt die Zellmaschinerie volle sechzehn Stunden. Das Eiweiß selbst liegt in der Membran der Muskelzellen und verankert einerseits die Muskelfasern im umliegenden Bindegewebe; in der Zellmembran selbst aber bildet es ein Netz und dient als Bindeglied mit den für die Kontraktion so wichtigen Aktinfilamenten. Zudem glauben Wissenschaftler, dass es eine Rolle bei der Ausbildung von sogenannten Ionenkanälen in der Zellmembran spielt und darüber hinaus die Signalweiterleitung aus den Nervenzellen beeinflusst.

Fehlt Dystrophin, fällt die Muskelzelle in sich zusammen. Ihre Membran wird löchrig. Die Befehle aus dem Gehirn bleiben unbeantwortet, die Kontraktionsfähigkeit geht verloren. Giftige Stoffe treten ein und auch aus. So weisen Kinder, die an der DMD, wie die Duchenne-Muskeldystrophie gern abgekürzt wird, leiden, einen erhöhten Creatinkinase-Wert im Blut auf. Die Creatinkinase ist ein Enzym, das vor allem in der Skelett- und Herzmuskulatur vorkommt. Weil der Körper aber versucht, die geschädigten Zellen zu ersetzen, entwickeln sich die Kinder in den ersten Monaten weitgehend normal. Irgendwann jedoch kann er den Zerstörungsprozess nicht mehr kompensieren. Dann beginnt der fortschreitende Muskelschwund, der je nach Ausprägung auch die Herz- und Atemmuskulatur betrifft.

Die Fehler im Gen für das Dystrophin sind vielfältig. Etwa 50 verschiedene Erkrankungsursachen verstecken sich hinter der DMD. Bei zwei Dritteln der Kinder wird ein Teilabschnitt des Gens, ein Exon, einfach aus dem Erbgut gelöscht; bei fünf bis zehn Prozent hat es sich hingegen verdoppelt. In anderen Fällen hat eine Veränderung in nur einem Baustein des Gens gereicht, um den Ausleseprozess bei der Proteinherstellung am Ribosom zu früh zu stoppen. Bei etwa sechs Prozent der Betroffenen wird unser Bote, die mRNA, fehlerhaft geschnitten.

Die kleine Gruppe der Kinder, die zwei Exons mit der Nummer 51 im Erbgut tragen, gerät in das Visier einer niederländischen Forschungsgruppe. In den frühen 2000er Jahren kann die Genetikerin Annemieke Aartsma-Rus vom Medizinischen Zentrum der Universität Leiden zeigen, dass künstlich hergestellte Antisense-Oligonukleotide, die an die Dystrophin-mRNA binden, das Spleißen so zu beeinflussen vermögen, dass ein Exon 51 beim Ablesen übersprungen wird. Dieses sogenannte Exon-Skipping führt dazu, dass die nachgeschaltete mRNA nicht mehr unlesbar ist und funktionelles Dystrophin gebildet wird. Das Team testet einen Wirkstoff an fast 300 Personen, kann den Stand der Erkrankung jedoch nicht zuverlässig verbessern.

Zwei Firmen aber halten die enttäuschenden Resultate nicht von weiteren Aktivitäten ab. Sie heißen BioMarin und Sarepta (das 1980 als AntiVirals gegründet wurde und sich kurz vor seinem Börsengang in AVI BioPharma umbenannte, um dann 2012 den klangvollen Namen Sarepta – wie die antike phönizische Küstenstadt im heutigen Libanon oder auch drei weitere Orte in den USA – anzunehmen).

Sarepta hat zu diesem Zeitpunkt bereits eine bewegte Geschichte hinter sich. Eigentlich lag der Fokus der Firma zunächst auf anderen Erkrankungen, etwa der durch das erste Coronavirus Sars-Cov-1 ausgelösten Sars-Erkrankung. Diese erste Coronapandemie zieht

2002/03 um die Welt: 774 Menschen sterben nachweislich an dem Virus. Im selben Zeitraum grassiert in den mittleren Bundesstaaten der USA und den Rocky Mountains die West-Nile-Virus-Epidemie, die fast 300 Menschen das Leben kostet. Gegen beide Erreger will Sarepta Therapien entwickeln, bleibt jedoch erfolglos.

Die folgenden Jahre sind ein einziges Auf und Ab. Im Jahr 2009 verlegt man seinen Standort von Corvallis in Oregon in die Nähe von Seattle. Im zweiten Quartalsbericht desselben Jahres weist die Firma einen Verlust von 1,9 Millionen Dollar aus, schließt jedoch kurz darauf einen Vertrag mit dem US-Verteidigungsministerium über 11,5 Millionen Dollar ab. Im Jahr 2012 wechselt das Unternehmen einmal mehr seinen Standort und sitzt nun im Biotech-Epizentrum der US-amerikanischen Ostküste, in Cambridge. Es sind die Geburtsjahre der Antisense-Therapien. Auch Sarepta schwenkt um auf seltene Erkrankungen und entscheidet sich dafür, eine Therapie für Duchenne-Erkrankte zu entwickeln.

Das andere Unternehmen, BioMarin, übernimmt in diesem Zeitraum einen Wirkstoff, den der Pharmakonzern GlaxoSmithKline aus seinem Portfolio aussortiert hat. Beide Kandidaten wirken nach dem Antisense-Prinzip. Während BioMarin auf die klassischen ASOs setzt, bedient sich Sarepta sogenannter Morpholinos, künstlicher kurzer Nukleinsäure-Analoga mit verändertem Rückgrat. Sie können ebenso wie andere Nukleinsäuren über die Basenpaarung an die mRNA binden, sind aber stabiler. In der Molekularbiologie sind Morpholinos beliebt, weil sich mit ihnen in der Forschung sehr viel leichter Gene oder Teile von ihnen ausschalten lassen. Das soll Sarepta auch in der Therapie einen Vorteil verschaffen.

Beide Firmen starten klinische Studien. Weil aber nur etwa eines von etwa 70.000 Kindern die doppelten Genfehler trägt (und dann auch nicht die gleichen), nehmen nur wenige Kinder an den Studien teil. Bei Sarepta sind es zwölf. Das ist selbst für diesen Sonderfall auffallend gering. Im Januar 2016 verweigert die US-Gesundheitsbehörde FDA dem Konkurrenten BioMarin zunächst die Zulassung. Die Therapie zeigt in der Dosierung keine Wirkung, in höheren Dosierungen ist das Mittel nicht verträglich. Nur drei Monate später votiert das wissenschaftliche Gremium der FDA zunächst auch gegen Eteplirsen von Sarepta. Zwar haben die Experten nur wenige Sicherheitsbedenken, aber sie sehen auch keine Wirkung. Lediglich Janet Woodcock, die damalige Direktorin des mächtigen Centers for Drug Evaluation and Research (CDER) bei der FDA, unterstützt den Antrag von Sarepta. Und damit beginnt eine Geschichte, die sich so nur in den Vereinigten Staaten ereignen kann.

Neben der FDA und den Pharmaunternehmen gibt es noch eine weitere einflussreiche Instanz in den USA: Es sind Patientenvereinigungen, vor allem jene, die sich für Therapien gegen seltene Erkrankungen starkmachen. Das hat seine Gründe: Über viele Jahre sorgen die strengen Regelungen der FDA dafür, dass sich Pharmaunternehmen von der Entwicklung von Therapien gegen die raren Leiden oder auch von auf Kinder spezialisierten Mitteln zurückziehen: zu wenige Patienten, zu aufwendige Studien, zu wenig Gewinn. Vor allem in den 1990er Jahren laufen die Patienten dagegen Sturm. Sie organisieren sich, wenden sich direkt an Politiker, holen sich juristische Unterstützung. Hinzu kommt die sehr amerikanische Auffassung, dass Menschen selbst über ihre Gesundheit entscheiden. Das hat noch zu Beginn der Präsidentschaft Donald Trumps dazu geführt, dass von vier Kandidaten, die für die Leitung der FDA zur Auswahl standen, drei keinerlei medizinische oder gesundheitspolitische Erfahrung hatten. Darunter Jim O'Neill, ein neoliberaler Investmentmanager, der sich 2014 zu der Aussage hinreißen ließ, dass »die Leute Mittel auf eigenes Risiko« nehmen sollten, oder der Bitcoin- und Gentest-Start-up-Gründer Balaji Srinivasan, der twitterte, dass Ratingseiten von Ärzten und Patienten über neue Medikamente kranken Menschen besser helfen würden als die FDA.

Das alles macht Patientenorganisationen zu mächtigen Institutionen. Sie sammeln Spenden, beeinflussen Politiker und Entscheidungsträger. Und sie sind begehrte Partner der Pharmafirmen – auch für Sarepta. Das Unternehmen zieht 2016 alle Register. Umwirbt die Patientengruppen, gibt ausgewählte Studiendaten preis, die die Bildung des nun gesundeten Proteins überschätzen. Nur Tage vor der öffentlichen Anhörung unterzeichneten 24 US-Senatoren und Mitglieder des Repräsentantenhauses einen Brief, der eine Schnellzulassung fordert. Der ehemalige republikanische Präsidentschaftskandidat Rick Santorum ist selbst vor Ort, um Druck auf die FDA auszuüben.

Die damalige kommissarische Chef-Wissenschaftlerin der FDA, Luciana Borio, erkennt die Absichten sofort. Sie warnt, dass eine Zulassung die Tür für andere wenig aussagekräftige Studien öffne. Es sei unverantwortlich, selektive Daten während eines Zulassungsprozesses zu veröffentlichen. Ellis Unger, Direktorin der Abteilung für Arzneimittel-Auswertungen, spricht von einem »eleganten Placebo«, dessen Zulassung Patienten und ihre Familien betrügen würde.

Doch bei Janet Woodcock, der Leiterin des CDER, verfängt das Lobbyspiel – und der politische Druck. Sie fordert vehement eine beschleunigte Zulassung. Unter anderem mit dem bemerkenswerten Argument, dass Sarepta diese Zulassung für seinen Börsenwert brauche und auch, um die bis dato unzureichenden Studien fortzusetzen. Derek Lowe, Pharmaforscher und -blogger bei *Science*, schrieb damals: »Reicht jetzt eine Studie mit einem Dutzend Teilnehmern, die wenig überzeugende Daten liefert, und dann bei Janet Woodcock zu lobbyieren, um eine Therapie zuzulassen?«

Tatsächlich erhält Sarepta in den USA die Zulassung für Eteplirsen mit der recht außergewöhnlichen Begründung, dass man annehmen müsse, dass die Therapie die Menge an Dystrophin erhöhe – und das Unternehmen weitere Daten dazu nachzuliefern habe. Doch eine spätere Veröffentlichung zeigt, dass elf von 469 Patienten so schwere bakterielle Infektionen erlitten, dass es einige nicht überlebten.

Ungeachtet dessen reicht Sarepta nur ein Jahr später eine weitere Therapie zur Zulassung ein. Diesmal soll ein anderes Exon (Nummer 53) durch die Antisense-Technologie übersprungen werden. Und täglich grüßt das Murmeltier – die Geschichte wiederholt sich fast deckungsgleich: Die FDA erhält den Antrag, lehnt ab und ändert dann doch ihre Empfehlung. Dazu fällt selbst dem Pharmablogger Derek Lowe kaum noch etwas ein. Er schreibt: »Also das sind die Mittel, die Sarepta nun auf dem Markt hat: eine erste Therapie, die keinen klinischen Effekt zeigt, dafür aber mit erheblichen Risiken verbunden ist. Und eine Folgetherapie, die genauso wenig wirkt, aber vermutlich noch höhere Risiken birgt.« Die europäische Agentur EMA verweigert beiden Wirkstoffen die Marktzulassung. Janet Woodcock ist zwischenzeitlich übrigens zur obersten Leiterin der FDA aufgestiegen.

Der Vorgang zeigt deutlich, dass die RNA-Therapie nicht alles Wirklichkeit werden lässt, was theoretisch möglich ist. Özlem Türeci, die Mitbegründerin von BioNTech, deren Technologie im Prinzip überhaupt nicht mit dem Stilllegen von Genen vergleichbar ist, sagt zu dem Umgang mit RNAs einen bedeutsamen Satz: »Wer mit RNA-Molekülen arbeitet, der sollte sehr genau wissen, was er da tut, ansonsten erreicht er im schlimmsten Fall genau das Gegenteil.«

Die eigene Krankheit erforschen

Und Jeanette Erdmann, die Lübecker Kardiogenetikerin mit ihrer Muskelerkrankung? Ein wenig deprimiert sei sie, sagt sie im Sommer 2021. Die Coronapandemie hat sie eingesperrt, mehr noch als andere, weil sie zur höchsten Risikogruppe gehört. Doch selbst mit Impfung fühle sie sich noch unsicher. »Man hat sich so an diese Zurückhaltung gewöhnt«, meint sie. Das aber hat für die Wissenschaftlerin einschneidende Konsequenzen. Die mangelnde Bewegung, das fehlende tägliche Training lässt ihre Muskelkraft zusätzlich schwinden. Das mag zwar auch bei anderen gesunden Menschen so sein. »Meine Kraft aber baut sich nicht einfach wieder auf«, bedauert sie und ist dankbar, dass ihr Rollstuhl als Notfallrequisite in der Wohnung steht.

Eigentlich müsste Jeanette Erdmann doch auch von einer Antisense- oder anderen Therapie profitieren können, oder? Schließlich weiß sie ganz genau, wo der Fehler in ihrem Gen liegt. Tatsächlich gönnt sie sich sogar ein kleines Labor, wo sie ihre Krankheit erforschen kann. Mit Geldern, die sie von Elterninitiativen, Patientengruppen und der Deutschen Gesellschaft für Muskelerkrankte bekommt, deren Landesverband in Schleswig-Holstein sie selbst führt. Die Ergebnisse dieser Arbeit lassen sie zuversichtlich in die Zukunft schauen: »Man weiß inzwischen, dass man das Gen gar nicht ganz ersetzen müsste. Selbst wenn der Körper nur die Hälfte des Kollagen-6A2 hätte, würde man nicht mehr erkranken«, berichtet sie.

Und also sucht die Patientin nach ihrer eigenen Therapie. Ihre Idee: mit Antisense-Molekülen die mRNA des defekten Gens herausfischen. Allerdings glaubt sie eine elegantere Methode gefunden zu haben als die der einschlägigen Firmen: Sie heißt CRISPR-Cas – und erfunden hat das System kein Wissenschaftler, das hat diesmal die Natur selbst erledigt. In Bakterien. Das Prinzip ist typisch für die Vorgänge der Biologie: fast ungehörig einfach und zugleich hochkomplex.

CRISPR-Cas – das ist das Immunsystem der Bakterien. Auch sie können von Viren befallen werden, sogenannten Phagen. Für deren Abwehr haben sie ein ausgeklügeltes System entwickelt: Wenn ein Virus eindringt, wird ein kurzer Abschnitt seines Erbguts in das Bakterien-Genom eingebaut. Und zwar immer in einen Bereich, den Forscher als CRISPR (Clustered Regularly Interspaced Short Palindromic Repeats) bezeichnen. Es ist quasi eine Bibliothek von Erreger-Erbgut, welches das Bakterium bereits befallen hat. Das es also kennt. Diese Erregerliste wird in RNA überschrieben und bindet an das Enzym mit dem Namen Cas. Versucht ein bekannter Bösewicht das Bakterium erneut zu entern, zerschnippelt Cas sein Erbgut.

Entdeckt hat CRISPR der Japaner Atsuo Nakata von der Universität in Osaka bereits vor über 30 Jahren. Allerdings ohne zu ahnen, was es mit diesen sich wiederholenden DNA-Sequenzen auf sich hat. Dass es sich um Viren-Erbgut handelt, das zwischen diesen Abschnitten liegt, finden unabhängig voneinander zwei französische und eine spanische Arbeitsgruppe erst 2005 heraus. In den nächsten Jahren entdecken Wissenschaftler dann immer weitere Einzelheiten in diesem Komplex. Dass man diese Art der Immunabwehr von

Bakterien aber auch einsetzen kann, um gezielt DNA oder RNA in Pflanzen und Säugetieren zu verändern, erkennen erst zwei Frauen: die Französin Emmanuelle Charpentier und die US-Amerikanerin Jennifer Doudna. Man braucht: eine Guide-RNA, die bestimmt, wo die DNA geschnitten werden soll, das Cas-Enzym, das die DNA schneidet, und die CRISPR-Sequenzen, die beides zusammenbringen und möglich machen. Damit lassen sich alle Genome vom Bakterium über Ackerschmalwand und Fadenwurm bis hin zum Menschen gezielt am gewünschten Ort zerschneiden.

Dieses System haben die Wissenschaftler justiert. Es ist feiner, kleiner und genauer geworden. Und es wird längst nicht mehr nur zum Schneiden eingesetzt. Man kann DNA ersetzen, modifizieren oder einfach blockieren. »Das Cas-Protein setzt sich irgendwohin und blockiert zum Beispiel die Transkription, die Übersetzung in mRNA«, sagt Erdmann. Und genau das versucht sie nun – einmal mit Antisense und einmal mit CRISPR-Interferenz, wie sich die Methode nennt –, um ihre eigene Therapie zu entwickeln.

Am Anfang hat sie die Forschung allein betrieben, aber mittlerweile arbeiten zwei Doktorandinnen, eine Masterstudentin und eine Medizinisch-technische Assistentin an dem Projekt. Erdmann aber kennt das Problem vieler genetischer Krankheiten. Wie auch bei der spinalen Muskelatrophie oder der Duchenne-Muskeldystrophie liegt auch bei der Kollagen-6-Muskeldystrophie nicht der eine Fehler vor. Die Mutationen können ganz unterschiedliche Bereiche des Gens betreffen, es kann eine oder es können mehrere sein, die verteilt oder auf einem Abschnitt liegen – gemeinsam ist ihnen nur, dass sie die Bildung von Kollagen-6 verhindern. Erdmann nennt sie »private Mutationen«. Sie weiß aus Datenbanken, dass es weltweit nur noch eine weitere Person gibt, die die gleiche Mutation trägt wie sie. »Es macht ja eigentlich keinen Sinn, eine Therapie nur für einen Patienten zu machen. Aber wenn man nun schauen würde, ob es nicht Abschnitte auf dem Gen gibt, in denen die Mutationen häufiger auftreten, dann könnte man diesen Bereich blockieren«, überlegt sie. Dann müsste man bei den Patienten lediglich überprüfen, wo der Fehler auf dem Gen sitzt. Es ist eine Idee, ein Hoffnungsschimmer, von dem sie weiß, dass sie davon nicht profitieren wird. Noch testet sie ihren Ansatz in Zebrafischen.

Aber es gibt noch eine andere Sorge, die sie umtreibt: »Die Versorgung von Muskelkranken ist in den letzten Jahren immer besser geworden. Und wir werden alle auch immer älter«, sagt Erdmann. Ganz besonders mache sich das bei Duchenne-Patienten bemerkbar, von denen man früher sagte, sie würden nicht älter als zwanzig Jahre alt. »Jetzt werden sie aber vierzig oder fünfzig Jahre alt, doch man weiß nichts über die Spätfolgen der Erkrankung, weil der Fokus ja immer auf der Muskelschwäche lag«, resümiert Erdmann. Und sie selbst? Das Kollagen-6, auf dem ihr Gendefekt liegt, kommt in fast allen Organen vor. »Man kann also davon ausgehen, dass dieser Fehler auch andere Organsysteme schädigt«, sagt sie, und das sei für einen selbst »schon ein bisschen ein befremdliches Gefühl«. Damit ist auch schon ihr nächstes Forschungsthema umschrieben. Eine ihrer Mitarbeiterinnen schaut sich ganz intensiv den Darm an – natürlich von Zebrafischen.

Diese allererste Phase, in der sich die RNA-Unternehmen auf die ganz seltenen Leiden fokussierten, nähert sich nun aber ihrem Ende. Seltene Erkrankungen werden ein wichtiges Gebiet der RNA-Medizin der Zukunft bleiben. Doch inzwischen wird immer deutlicher: Die kleinen Moleküle können auch bei weit verbreiteten Gesundheitsproblemen ganz neue Therapien möglich machen.

Kapitel 5

RNA-Therapien bekämpfen die Volkskrankheiten

Ziehen wir an dieser Stelle einmal ein ehrliches Zwischenresümee: Auch wenn die Möglichkeiten für RNA-Therapien fast unendlich erscheinen – bis auf eine die Welt rettende Corona-Impfung und einige Therapien für ein paar seltene Erkrankungen ist von dem Molekül in der Medizin bislang nicht viel zu sehen. Dabei gibt es so viel zu tun. Die Krebstherapie tritt trotz aller Erfolge in Sachen Sterblichkeit auf der Stelle; die Herz-Kreislauf-Erkrankungen stellen seit Jahrzehnten die Todesursache Nummer eins dar. Und glaubt man den Epidemiologen, werden beide an Bedeutung noch zunehmen: Das Rauchen, Alkohol, unsere von Fett, Salz und Zucker bestimmte Ernährung führen nicht nur zu Krebs. Sie malträtieren unsere Gefäße, schädigen unser Herz, unsere Leber und Nieren. Mediziner sehen das dann später im Ultraschall und nennen es umständlich Fibrose oder Atherosklerose. Letztendlich aber sind es nichts anderes als die Narben der Wunden, die unser Lebensstil hinterlässt. Weil es jedoch so viele Krankheiten sind, die auf dessen Konto gehen, sprechen Ärzte auch vom metabolischen Syndrom. Was sie damit meinen, ist ein krankhafter Stoffwechsel. Nimmt man all diese Erkrankungen, die wir uns selbst zufügen, zusammen und ermittelt ihre Todesrate, kommt man für 2018 auf horrende 380.000 Menschen, die jährlich allein in Deutschland daran sterben. Würden Verkehrsunfälle auch nur einen Bruchteil dieser Todesfälle ausmachen, würde vermutlich kaum noch jemand in sein Auto steigen dürfen. Doch ob Lebensmittel eher gesund oder schädlich sind, regelt bis heute keine Ampel.

Die Medizin ist zwar nicht machtlos gegen diese Entwicklung, aber letztlich kann sie nur die Symptome behandeln: den Blutdruck mit Betablockern senken, die untätigen Insulin-Sensoren unseres Körpers durch Insulinspritzen kompensieren, den Fetthaushalt unserer Zellen mit Cholesterinsenkern stützen. Doch umkehren kann auch die beste Medizin diesen Prozess nicht. Die Narben bleiben.

Und dann sind da noch die Leiden, denen wir völlig hilflos gegenüberstehen. Die sich in unser Gehirn schleichen und es langsam auflösen: die Alzheimer-Demenz, die Parkinson-Krankheit oder Chorea Huntington; Krankheiten, die die Wissenschaft bis heute nicht wirklich durchdrungen hat. Ist es der lange Abschnitt von Aminosäuren im Protein Huntingtin, der zu den unkontrollierten Bewegungen führt, oder doch der fehlerhafte Spleißvorgang der mRNA, oder bedingt sich beides? Sind es nun die Amyloid-Plaques bei Alzheimer, die das Selbst förmlich auflösen, oder die Tau-Fibrillen? Alle großen Pharmafirmen setzen riesige Abteilungen ein auf der Suche nach Mitteln, die den verheerenden Gedächtnisverfall aufhalten könnten. Bislang scheiterten alle; eines nach dem anderen. Selbst das erst kürzlich in den USA zugelassene allererste Alzheimer-Mittel Aduhelm darf nicht als Erfolgsstory herhalten. Denn in den vorhergegangenen Studien versagte der Kandidat. Der Konzern Biogen allerdings malträtierte die Statistik so lange, bis in der Untergruppe der jungen, zufällig sehr früh diagnostizierten Patienten ein wenig aussagekräftiges Signal zu beobachten war. Die Zulassung in den USA geriet daraufhin zu einem ähnlichen Fiasko wie schon die bei den Duchenne-Therapien von Sarepta, lobbyiert von Patientengruppen, die wiederum von Biogen orchestriert wurden. Gleich drei Experten des Beratungsgremiums der FDA warfen hin und traten aus Protest von ihren Aufgaben zurück.

Warum aber leisten sich die Unternehmen überhaupt die millionenteure Suche nach Wirkstoffen, die klinischen Studien, das Scheitern? Die Antwort ist der mögliche Profit: Es geht wie bei Krebs und den Herz-Kreislauf-Erkrankungen um ein Milliardengeschäft. Weltweit leiden nach einer Statistik aus dem Jahr 2016 etwa 6,3 Millionen Menschen an Parkinson, etwa 55 Millionen Menschen an Demenzerkrankungen wie Alzheimer und nach einer globalen Studie aus dem Jahr 2017 etwa 400 Millionen Menschen an Herz-Kreislauf-Erkrankungen. Können die neuen RNA-Therapien diese Leiden ebenso angehen wie die seltenen Erkrankungen?

Kehren wir für einen Moment noch einmal zurück nach Cambridge, wo das unter anderem von Thomas Tuschl und Phillip Sharp gegründete Alnylam dem rauen Klima nach geplatzter Dotcom-Blase und der großen Finanzkrise des Jahres 2009 trotzen muss. Während Roland Kreutzer vor dem Nichts steht, kann das kleine Unternehmen am Kendall Square wohl vor allem dank des elitären wissenschaftlichen Beraterteams und der risikofreudigeren US-Investoren die stürmischen Zeiten überleben.

Als Kreutzer seinen Kulmbacher Kollegen die Kündigung in die Hand drücken muss, fasst er einen Plan: Es muss weitergehen. Er gründet ein neues Unternehmen, die Axolabs, mit all jenen bisherigen Mitarbeitern, die noch an ihn glauben. Sie entwickeln nun keine Therapien mehr. Aber sie haben die Expertise im Umgang mit RNA – wie man das fragile Molekül stabilisiert, wie man misst, ob es brauchbar ist, wie man es verpackt und mit anderen Molekülen vereint, die es zum Ziel bringen sollen. Erst vor einigen Monaten hat Kreutzer übrigens die Geschäftsführung abgegeben. Sein vertrautester Kunde bis dahin: Alnylam.

Dort glaubt man auch nach 2011 fest an die Vision, mit doppelsträngigen RNA-Molekülen krankmachende Gene zum Schweigen zu bringen. Und liefert sich ein Kopf-an-Kopf-Rennen mit den Antisense-Spezialisten von Ionis. Es geht um die erste Therapie gegen eine Erkrankung mit dem komplizierten Namen hereditäre Transthyretin-vermittelte Amyloidose (hATTR). Da ist das Protein Transthyretin (TTR) ein winziges Transportermolekül, das aus vier einzelnen Proteinketten besteht. Nur dass es nicht Sauerstoff transportiert, sondern Schilddrüsenhormone durch den Körper schleust. Ein Genfehler sorgt dafür, dass die Ketten auseinanderfallen, sich als falsch gefaltete Proteinklümpchen, sogenannte Amyloide, im Körper ablagern und dabei vorrangig Nerven oder den Herzmuskel schädigen. Je nach Ausprägung verursachen die Plaques ungeheure Schmerzen oder eine tödliche Herzschwäche.

Es heißt, dass die Menschen mit diesem Gendefekt etwa fünf bis fünfzehn Jahre nach der Diagnose sterben.

Für Alnylam aber bietet das Leiden die Chance, seine erste Therapie auf den Markt zu bringen. Im Jahr 2018 wird Patisiran zugelassen. Wenige Wochen später folgt Inotersen von Ionis. Beide legen das defekte Gen still. Das führt unweigerlich zu der Frage, was den Unterschied zwischen den einsträngigen Antisense-Oligonukleotiden (ASO) von Ionis und den doppelsträngigen RNA-Molekülen von Alnylam ausmacht. Und warum glauben die Forscher, dass sie mit der einen oder aber mit der anderen Option womöglich bessere Therapien entwickeln können?

Fangen wir bei den Gemeinsamkeiten an: Um zu funktionieren, müssen RNA-Therapien eine Reihe von Kriterien erfüllen. Am wichtigsten ist, dass sie stabil genug sind, um für einen gewissen Zeitraum im Körper zu verbleiben. Und sie müssen ihre Zielorgane erreichen, dort in die Zielzellen eindringen und dann fest an jene mRNAs binden, die sie ausschalten sollen. In den ersten Versuchen am Menschen in den 1990er Jahren zeigte sich, dass RNA-Moleküle schwerwiegende Nebenwirkungen hervorrufen können. Sie sorgten für heftige Entzündungen. Auch Mipomersen, der erste Cholesterinsenker von Ionis aus dem Jahr 2013, von dem zu Beginn dieses Kapitels schon einmal die Rede war, kann derartige Leberschäden verursachen, dass es in Europa nicht zugelassen wurde.

Der Grund dafür: RNA-Wirkstoffe, ganz gleich ob nun als Antisense-RNA oder als siRNA-Molekül, sammeln sich in der Leber an. Und das erkläre auch, warum sich die RNA-Biotech-Unternehmen vornehmlich auf solche Krankheiten konzentrierten, die sich maßgeblich in der Leber abspielten, brachte es der Pharmakologe David Corey vom Southwestern Medical Center der University of Texas einmal recht nüchtern auf den Punkt. Problematisch dürfte das für die Unternehmen allerdings nicht sein. Denn in der Leber nehmen so einige Krankheiten ihren Ursprung. Hier werden Stoffe abgebaut, umgebaut oder auch aufgebaut und gespeichert, bis sie gebraucht werden. Das gilt zum Beispiel für Cholesterin und überschüssigen

Zucker (Glucose). Zugleich ist die Leber unsere zentrale Entgiftungsstelle. Alkohol, Schadstoffe und so ziemlich sämtliche Medikamente, die über das Blut transportiert werden, landen irgendwann in der Leber – auch die therapeutischen RNA-Moleküle.

Die Firmen machen sich diesen Umstand also zunutze: Alnylam etwa entwickelte in den vergangenen zwei Jahren erfolgreich zwei siRNA-Wirkstoffe (so heißen jene RNA-Moleküle, die für die Ausschaltung von Genen nach dem RNA-Interferenz-Prinzip von Alnylam arbeiten): Einer richtet sich gegen die akute hepatische Porphyrie, eine Erkrankung, bei der die Leber aufgrund eines Gendefekts nicht in der Lage ist, den Häm-Bestandteil des Hämoglobins zu bilden. Menschen, die diesen Fehler in sich tragen, leiden an schweren Bauchschmerz-Attacken, Erbrechen und Störungen des Nervensystems. Ein zweites RNA-Präparat soll die primäre Hyperoxalurie Typ 1 (PH 1) angehen, eine andere seltene Erkrankung, die zu schweren Nierenfunktionsstörungen, Blindheit, Herzrhythmusstörungen und Blutarmut führen kann. Nur Spinraza, das Mittel gegen SMA, landet am Ende nicht in der Leber, da es direkt in den Rückenmarkskanal gespritzt wird.

Die Gemeinsamkeiten zwischen ASO und RNA-Interferenz hören aber auf, wenn man genauer in die Zellen schaut. Das auffälligste Merkmal: Die Therapie von Alnylam wirkt länger. Alle vier Wochen muss sie in die Venen der Amyloidose-Kranken fließen. Inotersen von Ionis hingegen verabreichen die Ärzte jede Woche – allerdings reicht hier ein kleiner Piks unter die Haut. Rekapitulieren wir noch einmal kurz die Antisense-Strategie: Der gegenläufige Strang bindet an die mRNA, die ausgeschaltet werden soll. Sie wird dann von einem Enzym mit dem Namen RNAse H abgebaut.

Und bei der Interferenz-Technik mit den doppelsträngigen RNAs? Kleinere und größere RNAs, die es vermögen, die für Proteine kodierenden Gene stillzulegen, falten sich zusammen und bilden doppelsträngige Schlaufen und Ausstülpungen. Da liegen sie dann, doppelsträngig, bis ein Enzym mit dem passenden Namen Dicer (Häcksler oder Würfelschneider) sie in 21 basenpaarlange Abschnitte zerlegt.

Es sind genau die von Limmer und Kreutzer angenommenen und schließlich von Thomas Tuschl nachgewiesenen RNAs. Sie sind noch immer doppelsträngig und werden von einem zellulären Komplex namens RISC übernommen und in Einzelstränge getrennt. Nennen wir sie der Einfachheit halber Strang A und B.

Nun setzt ein bemerkenswerter Mechanismus ein: Ob eine mRNA später abgebaut wird oder ob sie nur für eine gewisse Zeit »festgehalten« und solange die Bildung ihres Proteins unterdrückt wird, hängt davon ab, wie gut der RNA-Strang A und »seine« mRNA zusammenpassen. »Matchen« sie perfekt, ist das Schicksal der mRNA besiegelt, und sie wird zerstört. Wenn nicht, dann stoppt die Bildung des Eiweißes nur eine Weile. Ein kleiner, aber wichtiger Unterschied. Etwas mysteriös ist jedoch, was mit dem übrigen Strang B geschieht. Die Frage ist längst nicht geklärt.

Als wir Ende Juli 2021 David Soergel, den globalen Leiter für die Entwicklung von Herz- und Nierentherapien (Global Head of Cardio-Renal-Metabolic Development) beim Pharmakonzern Novartis, treffen – natürlich per Videokonferenz –, ist er sich sicher, dass solche Visionen bald Wirklichkeit sein werden. Die Schweizer haben ihre Abkehr von der Technologie in den frühen 2000er Jahren durch neue Zukäufe um 180 Grad revidiert. Darauf angesprochen, schmunzelt Soergel. So sei die Pharmawelt nun mal. Man habe nicht absehen können, wie die Probleme mit der Verabreichung gelöst werden könnten.

Stanley Crooke, Gründer und CEO von Ionis, oder Kevin Fitzgerald, Senior Vice President of Research bei Alnylam, erzählten vor knapp drei Jahren im Fachmagazin *Nature* eine ähnliche Geschichte – gespickt mit einer gehörigen Portion Sarkasmus. Biologische Technologien würden stets drei Phasen durchlaufen. Die erste, die Fitzgerald benennt, sei die von »Hoffnung und Versprechen«, in der Investoren im großen Stil auf die Technologie setzten. Aber fast immer folge darauf eine »langsame« Phase, in der die Skepsis zunehme und die Finanzierung wackle. Dies ist die Periode, die Ribopharma nicht überstand und die Alnylam dazu bewog, Kulmbach an Roche abzugeben. Gleichzeitig aber ist es für Biotech-Unternehmen die Zeit der Wahrheit, die anfänglichen Versprechen einzuhalten. Die dritte Phase beginnt, wenn sie denn erreicht wird, mit den ersten vielversprechenden klinischen Studien – und wie bei Ionis und Alnylam mit der Rückkehr der Pharmaindustrie. Spätestens dann, sagt Crook, würden die Leute beginnen, darüber zu streiten, wer die Technologie überhaupt erfunden habe.

Übrigens erleben wir genau das nun bei der mRNA-Impfung: Waren es US-amerikanische oder französische Arbeitsgruppen, die das Prinzip bewiesen haben? Oder doch der Deutsche Ingmar Hoerr? In den USA erinnert man lautstark an die Leistungen Karikós und Weissmans; in Deutschland wird der Tübinger Chemiker Günther Jung nicht müde, sich für seinen einstigen Doktoranden einzusetzen. Inzwischen erscheint die Lage so verworren, dass fraglich ist, ob es überhaupt jemals einen Nobelpreis für die mRNA-Impfstoffe geben wird, die die Welt vor einer noch größeren Katastrophe bewahrt haben.

Für die Pharmaindustrie sind diese Diskussionen zweitrangig. Die Firmen steigen in der dritten Phase der Biotech-Entwicklungen wieder ein. Dann sind die Aussichten weit höher, dass die Studien, die dreistellige Millionenbeträge und mehr verschlingen, erfolgreich verlaufen. Solange beobachten die Großen der Branche mit Adleraugen das Feld. Es geht zu wie beim Poker: Wann schlägt welcher Pharmakonzern zu, erwirbt Lizenzen, unterzeichnet Verträge, kauft ein?

Und dann geht es oft sehr schnell. Roche erneuert seine Kooperation mit dem im kalifornischen Carlsbad beheimateten Antisense-Strategen Ionis. Das Ziel: eine Therapie gegen die Nervenkrankheit Huntington. Sanofi entdeckt Regulus als Partner, um einer bestimmten Art der Nierenfibrose entgegenzuwirken, die bis zu Nierenversagen führt. Bayer will mithilfe der Kalifornier ein neues Kapitel auf dem Gebiet der Blutgerinnungsstörungen eröffnen. Und auch Novartis war 2019 sicher, dass die Vision der RNA-Pioniere Wirklichkeit wird. Unter der Leitung von Soergel geht der Konzern wieder eine Partnerschaft mit Alnylam ein, um ein großes und lukratives Ziel anzuvisieren: Fettstoffwechselstörungen. Sie sind weltweit für 70 Prozent aller Herz-Kreislauf-Erkrankungen verantwortlich. Im Visier haben sie den berüchtigtsten Vertreter unter den Fetten – das Cholesterin.

Mit Cholesterin-Senkern zum Milliardengeschäft

Wer etwas über Cholesterin wissen will, kommt um das Lieblingsessen der Deutschen nicht herum: Currywurst mit Pommes – und wenigstens die Autoren dieses Buches müssen zugeben, dass auch sie der »Curry Pommes Spezial« verfallen sind. In ihr vereinigt sich alles Ungesunde, was man so zu sich nehmen kann: minderwertige Bratwurst, zuckerhaltiges Ketchup, kohlenhydrathaltige Kartoffeln und obendrein ganz, ganz viel Fett – in der Wurst, im Ketchup und im brodelnden Frittierfett, das die möglichst belgischen Pommes im besten Fall außen knusprig und innen weich machen soll. Lange haben sich Frankreich und Belgien übrigens erbittert darüber gestritten, wer eigentlich die Pommes frites erfunden hat. Die Franzosen behaupteten, schon während der Französischen Revolution unter der ältesten Brücke von Paris, dem »Pommes« Pont Neuf, die Kartoffelstreifen frittiert zu haben. Doch schließlich konnten die Belgier anhand eines Familien-Dokumentes beweisen, dass sie die Erfinder sind: Bereits im 17. Jahrhundert frittierten die Bewohner der Maas die Kartoffelstäbchen: Wenn im Winter »der Frost die Wasserläufe erfasst und das Angeln gefährlich wird, dann schneiden sie die Kartoffeln wie kleine Fische und lassen sie braun werden«, heißt es da.

Wie es die Not-Mahlzeit der Belgier zu des Deutschen Leibspeise geschafft hat, sei dahingestellt. Beschäftigen wir uns lieber mit den Folgen dieser und anderer Fettschleudern. Die nämlich treiben Jahr für Jahr knapp jeden fünften Bürger zum Arzt, weil sein Fettstoffwechsel aus den Fugen geraten ist. Das wichtigste Maß der Medizin, um herauszufinden, wie es um die Blutfette bestellt ist, ist das Cholesterin. Bei etwa der Hälfte aller Erwachsenen in Deutschland kreist zu viel davon im Blut, aber nur jeder zweite Betroffene ahnt etwas davon. Zu hohe Blutfettwerte tun nicht weh! Oder erst nach Jahren – wenn es zu spät ist: wenn durch Herzinfarkt, Schlaganfall oder Leber- oder Bauchspeicheldrüsenentzündungen das Leben auf dem Spiel steht.

Das macht die Blutfette zu einer heimtückischen Gefahr. Die Weltgesundheitsorganisation WHO geht davon aus, dass mehr als die Hälfte aller weltweiten Fälle von koronarer Herzerkrankung – also bedrohlicher Gefäßverkalkung der Herzgefäße und Herzinfarkten – und in der Folge vier Millionen Todesfälle durch Fettstoffwechselstörungen verursacht sind. Nach ihren Berechnungen sind in 80 Prozent der Krankheitsfälle Ernährung und Lebensstil die Ursache der krankhaften Blutfette, nur ein Fünftel dagegen ist durch eine genetische Veranlagung bedingt. Etwa 50 Millionen Betroffene sprechen zudem nicht auf die herkömmlichen Therapien an.

Aber was macht das Fett so böse? Noch bis vor hundert Jahren war es für den Großteil der Bevölkerung mitnichten ein Risikofaktor, sondern ausschließlich lebensnotwendig. Seine Bausteine speichern die Energie aus der Nahrung, regulieren den Wärmehaushalt. Das so berüchtigte Cholesterin etwa ist ein zentraler Baustein der Zellmembranen – nein, nicht der Zellwände, wie es oftmals heißt: Tiere und Menschen haben keine Zellwände, das ist eine Eigenheit der Pflanzenwelt und schützt sie vor der Umwelt. Die Zellmembran hingegen ist ein dünnes bewegliches Häutchen. Cholesterin sorgt für seine Stabilität und ist Teil des ausgeklügelten Informationssystems der Zelle. Es hilft, Signale von außen in die Zelle zu schleusen. Außerdem liefert es das Grundgerüst unserer Sexual- und Nebennierenhormone. Aus ihm wird in der Haut eine Vorstufe zur Bildung des Vitamin D3 hergestellt, das so wichtig für die Kalziumaufnahme unserer Knochen ist. Das meiste Cholesterin aber braucht die Leber, um es in Gallensäure umzuwandeln, die – und so schließt sich der Kreis – benötigt wird, um Fette und Cholesterin aus der Nahrung aufzunehmen. Leberzellen spielen also die entscheidende Rolle, wenn es um den Bedarf an Cholesterin, aber auch, wenn es um dessen Herstellung geht.

Weil der Körper so sehr auf den Stoff angewiesen ist, können die Zellen der Leber ihn auch selbst herstellen. Die Natur setzt dabei auf ein sehr effizientes System: Solange Cholesterinmangel herrscht, produziert die Leber es selbst, sobald es aber in ausreichenden Mengen durch die Gefäße fließt, stellt sie die Eigenproduktion ein und bezieht es aus dem Blut. Dadurch nimmt die Konzentration im Blut wieder ab, der Cholesterinspiegel sinkt.

Damit der heikle Stoff aber überhaupt durch den Körper zirkulieren kann, braucht er Unterstützung. Cholesterin ist wie andere Fette nicht wasserlöslich. Für seinen Transport stellt der Körper sogenannte Lipoproteine ab: Sie haben die Abkürzungen LDL und HDL. Und – to keep it simple: LDL ist dafür zuständig, das Cholesterin zu den Zellen, vor allem der Leber, zu bringen. HDL hingegen sammelt überschüssiges Cholesterin aus den Zellen wieder ein. Das Eingangstor zu den Zellen sind die LDL- und HDL-Rezeptoren.

Womit die Natur nicht rechnen konnte, ist der Umstand, dass Cholesterin irgendwann im Übermaß zur Verfügung stehen würde. Dass der Körper gar nicht so viel Cholesterin verbrauchen kann, wie in den Blutgefäßen transportiert wird. Dann geschieht das, was Chemiker salopp als »Es ist alles eine Frage der Konzentration« bezeichnen: Die Gefäßwandzellen, die nicht mehr wissen, was sie mit dem Aufbaustoff im Überfluss anfangen sollen, beginnen, ihn zwischen sich abzulagern – so lange, bis die Gefäßwände derart geschädigt sind, dass sich jene Gerinnsel bilden, die irgendwann zu den gefährlichen Gefäßverschlüssen führen.

Bis in die 1980er Jahre hatten Ärzte buchstäblich nichts in der Hand, um den Prozess aufzuhalten. Die verfügbaren Cholesterinsenker waren mit so ernsten Nebenwirkungen verbunden, dass Mediziner sich dreimal überlegten, ob sie diese verordnen sollten: Gallensteine, Magen-Darm-Beschwerden, Lebererkrankungen sorgten dafür, dass eines der Medikamente rasch wieder vom Markt genommen wurde. Tatsächlich bezweifelte man in der Fachwelt gar, dass die Absenkung des Cholesterinspiegels die Herz-Kreislauf-Krankheiten verhindern könne. Vielmehr war man der Überzeugung, dass eine Hemmung der Cholesterinbildung wegen seiner vielfachen Bedeutung mehr Schaden anrichtet als Nutzen stiftet.

Das aber soll dann ein japanischer Wissenschaftler ändern. Akira Endō studiert an der Universität Tōhoku Agrawirtschaft, erwirbt aber seinen Doktor in Biochemie und entscheidet sich nach seinem Studium für einen Job beim Pharmakonzern Sankyō in Tokio. Dort entdeckt er ein Enzym, das für die Weinindustrie ein Segen ist: Es fischt Pektin aus dem Most und beschleunigt so das Absetzen. Weinliebhaber kennen den Prozess als »Entschleimen«. Pektin hält gewöhnlich Pflanzenzellen zusammen und erfreut sich derzeit als pflanzliches Geliermittel für Marmeladen, Tortengüsse und Gummibärchen bei Veganern neuer Beliebtheit.

Endōs Firma jedenfalls bedankt sich für die unverhoffte Entdeckung. Er darf für ein Forschungsjahr am Albert Einstein Medical College in New York arbeiten, um den Fettstoffwechsel zu untersuchen. Nach seiner Rückkehr verbringt er zwei weitere Jahre damit, in Pilz-Extrakten nach Stoffen zu suchen, die in der Leber die körpereigene Cholesterinbildung hemmen können. Im Jahr 1976 wird er im Schimmelpilz Penicillium fündig – einem wirklich erstaunlichen Lebewesen, für das die Menschheit große Dankbarkeit empfinden sollte. Schließlich geht schon die wohl wichtigste medizinische Entdeckung, die der Antibiotika, auf den Schimmelpilz zurück. Endō identifiziert eine Substanz, die später Mevastatin heißen wird: das erste cholesterinsenkende Statin, dessen Nachfolger heute zu den am häufigsten verordneten Medikamenten weltweit zählen. Indem sie die Bildung von körpereigenem Cholesterin unterbinden, sorgen sie dafür, dass die Leberzellen zum Ausgleich mehr LDL-Rezeptoren auf die Zelloberfläche entsenden, die dann wiederum mehr LDL-Cholesterin aus dem Blut fischen können. Die Cholesterinmenge im Blut sinkt, und es wird verhindert, dass sich das LDL-Cholesterin in den Wänden der Blutgefäße einlagert.

Bis das erste Statin auf den Markt kommt, werden noch weitere zwanzig Jahre vergehen. Doch dass die Sterblichkeitsrate bei Herzinfarkten und Schlaganfällen in den letzten vierzig Jahren um gut

50 Prozent gesunken ist, hat die Welt vor allem der Entdeckung von Akira Endō (und den Schimmelpilzen) zu verdanken.

Wundermittel sind die Statine allerdings nicht. Einem nicht unbeträchtlichen Teil der Menschen mit sehr hohen Blutfettwerten können sie nicht helfen. Bei ihnen liegt das Problem weniger in ihren Lebensgewohnheiten. Sie bilden schlichtweg zu wenig dieser Zell-Eingangstore, der Rezeptoren, für das LDL-Cholesterin. Die Ursache liegt – wie könnte es anders sein – in den Genen. Bei jedem 500. Menschen ist etwa ein Gen für den LDL-Rezeptor ramponiert – mit fatalen Folgen: Wird der Fehler von beiden Elternteilen vererbt, erleiden die Betroffenen den ersten Herzinfarkt unbehandelt bereits ab dem 15. Lebensjahr. Wird er nur von einem Elternteil weitergegeben, ist bei Männern mit dem ersten Infarkt ab 45 Jahren zu rechnen, bei Frauen etwa zehn bis zwanzig Jahre später.

Das bleibt lange Jahre so. Doch in den Laboren der Pharmaindustrie beginnen die Forscher zu debattieren. Um wirklich die Masse aller ererbten krankhaft hohen Cholesterinspiegel zu behandeln, müsste man einen Weg finden, das Gen des LDL-Rezeptors zu verändern. Aber so weit ist man damals noch nicht. Methoden des Gene-Editing (also der gezielten Veränderung von Genen) stecken noch in den Kinderschuhen. Von einem Einsatz beim Menschen ist man weit entfernt. Dass sich das in den nächsten Jahren wohl ändern wird, darauf kommen wir im letzten Kapitel noch einmal zurück.

Im Jahr 2003 aber untersuchen Forscher zwei Familien aus verschiedenen Regionen Frankreichs, die beide an diesen ungewöhnlich hohen, kaum behandelbaren Cholesterinwerten leiden. Sie finden Veränderungen in einem Enzym mit dem umständlichen Namen Serinprotease PCSK9, das den Abbau der LDL-Cholesterin-Rezeptoren steuert: Es ist bei diesen Patienten aktiver, als es sein sollte, und schickt zu viele der Bindestellen in den Untergang. Also können die Leberzellen das Cholesterin nicht aus dem Blut abfangen – oder in nur viel zu geringem Maße.

Der Cholesterinspiegel steigt daher unweigerlich. Etwa fünf Prozent der Menschen, die erblich bedingt an einem zu hohen Blutfettspiegel leiden, tragen diesen genetischen Fehler in sich. Tatsächlich halten die Gentests der Familien aber noch eine weitere Überraschung parat: Sie sind miteinander verwandt: Irgendwo in ihrem gemeinsamen Stammbaum sitzt ein Vorfahre, bei dem diese genetische Anomalie entstanden ist. In der Wissenschaft macht sich eine weitere Idee breit: Wäre es nicht möglich, durch die Hemmung dieser verhängnisvollen Serinprotease den Cholesterinspiegel zu senken? Es müsste doch dazu führen, dass wieder mehr Cholesterin aus dem Blut in die Leberzellen aufgenommen wird.

Bei den Pharmakonzernen Amgen in den USA und der französischen Sanofi entwickelt man Antikörper, die das Enzym abfangen können. Großangelegte Studien zeigen, dass die Therapie den Cholesterinspiegel bei Menschen, die nicht auf Statine ansprechen oder sie nicht vertragen, etwa um die Hälfte senken kann, wenn sie sich wöchentlich die Antikörper unter die Haut spritzen. Doch die Therapien sind nicht ohne: Sie sind teuer, und wegen ihrer Nebenwirkungen, wie Infektionen, Magen-Darm-Beschwerden oder Muskelschmerzen, dürfen sie nur als Mittel der letzten Wahl eingesetzt werden, wenn wirklich nichts anderes mehr hilft.

Bei Alnylam erkennt man die Chance: Ein Forschungsteam der Firma beginnt, doppelsträngige RNA-Konstrukte zu entwerfen, um das Gen für das Enzym gleich ganz stillzulegen. Inzwischen hat man einen Weg gefunden, wie diese RNA-Moleküle verpackt und verabreicht werden können – und auch, wie sie sicher bei ihren Zielzellen in der Leber ankommen. Der doppelsträngigen RNA wird dafür ein Zuckermolekül angehängt, das vor allem von Leberzellen aufgenommen wird.

Um die großen Studien zu finanzieren, entscheidet sich Alnylam-Chef John Maraganore für eine strategische Kooperation: Alnylam verpartnert sich mit The Medicines Company, einem kleinen Pharmaunternehmen, das sich auf Therapien in der Intensivmedizin konzentriert und zu dem Maraganore engste Verbindung pflegt. Er gehörte nämlich zu einer Gruppe von Wissenschaftlern, die deren wichtigstes Produkt entwickelte, einen Gerinnungshemmer, der bei Eingriffen dafür sorgt, dass sich keine Thrombosen bilden.

Bei The Medicines Company ist man hingerissen von der Idee,

das PCSK9 einfach stillzulegen. In Kombination mit einem Statin wird Alnylams Mittel schließlich in drei Studien mit insgesamt 3.660 Patienten über achtzehn Monate geprüft. Mit einem Erfolg, den sich die Unternehmen in ihren kühnsten Vorstellungen nicht erhofft haben: Von der ersten Dosis an senkt das Mittel den Cholesterinspiegel um die Hälfte – für ein ganzes halbes Jahr. Die einzigen Nebenwirkungen, die in den Studien ermittelt werden, sind Rötungen an der Einstichstelle. Die Mediziner beobachten weder Leber- noch Nierenstörungen und auch keine Wechselwirkungen mit anderen Medikamenten.

Mit solchen Ergebnissen vor Augen kehren auch die Pharmariesen zurück. Im Jahr 2019, kurz bevor die Coronapandemie ihren Anfang nimmt, übernimmt Novartis The Medicines Company und damit auch den Cholesterinsenker. Inzwischen heißt der Wirkstoff Inclisiran, und mit ihm wird das Jahr 2020 auch für Alnylam geradezu triumphal: Denn Inclisiran erhält als dritte Therapie aus den Laboren der Forscher in Cambridge eine Zulassung – wenigstens in Europa. In den Vereinigten Staaten hat das Verfahren für die Zulassung ebenfalls begonnen.

Dieser Erfolg ebnet den RNA-Firmen nun den Weg: Die einst kleinen Unternehmen stoßen in den Milliardenmarkt der Volkskrankheiten vor. Der Pharmakonzern Novartis kooperiert nun wieder mit Ionis, dem Antisense-Spezialisten. Einmal mehr geht es um den Fettstoffwechsel, diesmal aber richtet sich die Therapie gegen ein Protein, das Blutfette transportiert: Lipoprotein A. Im Vergleich zum Cholesterin ist das Lipoprotein A den Medizinern noch weitgehend ein Rätsel. Sicher ist aber: Wenn es in zu großen Mengen im Blut vorliegt, steigt das Risiko gewaltig, einen Herzinfarkt zu erleiden. Noch im April des letzten Jahres beklagte eine Gruppe von Kardiologen im *Deutschen Ärzteblatt*, dass die Brisanz zu hoher Lipoprotein-A-Werte bis heute unterschätzt werde. Das Problem ist nur: Gegen zu hohe Lipoprotein-(a)-Werte können weder der Patient noch der Arzt etwas machen. Die Menge im Blut ist ausschließlich genetisch bestimmt, weder Bewegung noch gesunde

Ernährung können daran etwas ändern. Wirksame Medikamente gibt es bislang nicht. Das soll sich nun ändern. Ionis entwickelt ein Antisense-Mittel gegen die mRNA, die das Lipoprotein bildet. Die ersten Ergebnisse veröffentlichte man 2020. Es ist eine Phase-II-Studie, in der vor allem auf Dosierung und Sicherheit geachtet wird. »Aber wir sehen, dass sich mit der niedrigsten Dosierung die Menge des Lipoproteins um 80 Prozent reduziert. Fast alle Probanden, 98 Prozent, erreichten Werte im Normbereich«, berichtet David Soergel. Schwere Nebenwirkungen seien nicht zu verzeichnen. Am häufigsten beklagten sich die Teilnehmer über Rötungen oder leichte Schmerzen an der Einstichstelle, einige wenige brachen die Behandlung wegen Muskel- oder Gelenkschmerzen ab.

Das alles klingt verheißungsvoll. Doch ob das Mittel tatsächlich das erreicht, was es soll, nämlich die Häufigkeit von Schlaganfällen und Herzinfarkten zu verringern, wird sich wohl erst 2024 zeigen. Dann nämlich sollen alle Studien abgeschlossen sein.

Auf die Frage, wie er die unterschiedliche Wirkung von doppelsträngigen und einzelsträngigen RNA-Molekülen einschätze, bestätigt Novartis-Mann Soergel, was die Natur selbst zeigt: »Die doppelsträngigen siRNA-Therapien wirken länger«, sagt er. Das liege wohl an dem RISC-Komplex, der die mRNA länger binde und verhindere, dass ihr Protein gebildet werde. »Aber manchmal braucht man auch schnelle, kurzfristige Wirkungen«, ergänzt er, das sei der Vorteil der Antisense-Strategie. Auf die langfristige Wirkung setzt der Pharmakonzern Amgen mit seinem Mittel gegen Lipoprotein A. Mit Alnylams direktem Konkurrenten Arrowhead Pharmaceuticals aus Kalifornien prüft er derzeit Olparisan. Dies ist eine doppelsträngige RNA, die das Gen für Lipoprotein A stilllegen soll. Ergebnisse erwarten die Pharmaforscher aber nicht vor 2023.

So könnten sich also nach über vierzig Jahren, in denen Herz-Kreislauf-Erkrankungen außer mit Betablockern und Statinen kaum beizukommen war, neue Möglichkeiten auftun: Und zu verdanken haben wir das den kleinen Molekülen, um die sich in diesem Buch alles dreht. Denn genau diese kleinen Moleküle können auch die

Lösung für andere Leiden sein. Gegen treibende Faktoren, die den Stoffwechsel ihrer Zellen auf »krank« umstellen – im Herzen, in der Niere – und gegen die Ärzte bislang keine Mittel in der Hand haben. Im Folgenden also soll es darum gehen, wie Forscher diese Moleküle hemmen und damit hoffen, tödliche Erkrankungen in den Griff zu bekommen.

Winzige Abfangjäger gegen Herzschwäche

Herzschwäche ist ein vager Ausdruck. Er klingt so harmlos. Doch die Umschreibung eines irgendwie schwachen Herzens führt in die Irre. Herzschwäche ist eine schwere und unbehandelbare Krankheit. Sie entsteht, wenn das Herz chronisch überlastet ist. Um zu verstehen, wie das geschieht, lohnt es, sich einmal klarzumachen, zu welchen Leistungen unser Herz fähig ist und wie es funktioniert.

Unser Herz ist eine Hochleistungspumpe. Wäre das Herz der Motor eines Sportwagens, jeder Ingenieur würde vor Neid erblassen. Nach etwa 6.000 Betriebsstunden, oder einfacher ausgedrückt nach 200.000 bis 300.000 Kilometern, geben die Antriebe der meisten Fahrzeuge schlicht ihren Geist auf. Für das Herz sind die ersten 6.000 Stunden lediglich ein Probelauf – noch warm eingepackt im Bauch der Mutter. Erst danach beginnt es richtig zu arbeiten – und das für die nächsten rund 690.000 Stunden, wenn man eine Lebenserwartung von 80 Jahren annimmt. Es schlägt etwa 70 Mal in der Minute und pumpt dabei sechs bis acht Liter Blut durch den Körper – 80 Jahre lang –, wenn man ausschließlich im Ruhezustand lebt. Beim Sport leistet es bei weitem mehr, bestenfalls ohne dass es jemals in die Werkstatt, also zum Arzt, muss.

Leider gehen wir mit unserem Herzen meist nicht sonderlich pfleglich um. Wir quälen es mit Süßigkeiten, Chips, Alkohol und Zigaretten. Und auch mit zu fetter Nahrung. Wer, bitte schön, würde jedoch absichtlich den Dieselmotor mit Benzin betanken und ihn mit Zusätzen versetzen, die ihn weniger leistungsfähig machen? Absurd.

Doch ähnlich beleidigt wie ein Motor reagiert auch das Herz-Kreislauf-System, wenn sich etwa Fettpartikel zusammen mit anderen Blutbestandteilen an den Gefäßwänden ablagern. Oder wenn Stress, gepaart mit zu viel Alkohol und ungesunder Ernährung, den Blutdruck dauerhaft steigen lässt. Auch wenn die Lunge das Blut nicht mehr ausreichend mit Sauerstoff versorgen kann, nimmt es das Herz sehr persönlich. Es strengt sich noch mehr an, bis es nicht mehr kann. Irgendwann aber ist es dauerhaft erschöpft. Es erholt sich nie mehr.

Ärzte sprechen dann von chronischer Herzinsuffizienz. Der Volksmund aber bleibt bei der Herzschwäche. Jedoch: Was mit Atemlosigkeit beginnt, endet für jeden zweiten Betroffenen innerhalb von fünf Jahren tödlich. Im Jahr 2019 starben laut Statistischem Bundesamt rund 22.000 Frauen und 13.500 Männer an ihrem kraftlosen Herzen. Damit ist die Herzinsuffizienz die fünfthäufigste Todesursache. Die wahre Not der Menschen beschreibe der Begriff »Herzschwäche« so gar nicht, beklagen Ärzte. Deshalb verkennen viele Patienten auch den Ernst ihrer Lage. Er drückt auch nicht aus, wie machtlos Mediziner bei dieser Krankheit sind. Sie haben keine Pillen oder Säfte, die der Blutpumpe wieder Kraft geben könnten. Manche Medikamente verlangsamen den Prozess allenfalls, mehr aber auch nicht.

Nun aber gibt es Hoffnung. Ausgerechnet die winzigen Moleküle, die lange Zeit als vermeintlicher Abfall in den Abflüssen der Labore verschwanden, könnten einen Wendepunkt in der Therapie der Herzinsuffizienz markieren: die mircroRNAs. Und wieder einmal könnte es eine deutsche Entwicklung sein, die dafür die Grundlagen legt.

Zu der übersichtlichen Gruppe von Forschern, die sich für die kleinen Regulatoren in den Herzzellen interessieren, gehören die Wissenschaftlerin Stefanie Dimmeler und der Kardiologe Thomas Thum. Dimmeler leitet das Institut für Kardiovaskuläre Regeneration an der Johann Wolfgang Goethe-Universität in Frankfurt am Main. Es ist ein Fachgebiet, das nach Verfahren fahndet, die einem geschädigten Herzen wieder zu neuer Kraft verhelfen. Seit Jahren untersucht Dimmeler, was Zellen allgemein und Herzmuskelzellen im Speziellen nach einem Herzinfarkt in den Untergang treibt. Man kann sie mit Fug und Recht zu den deutschen Spitzenforschern auf diesem Gebiet zählen. In den vergangenen zwanzig Jahren hat sie fast alle Forschungspreise in ihrem Fachgebiet abgeräumt. 2005 erhielt sie für ihre Arbeiten über das Sterben von Gefäßzellen die höchste deutsche Auszeichnung, den mit 1,55 Millionen Euro dotierten Gottfried-Wilhelm-Leibniz-Preis. Seit 2017 ist sie, wie Jeanette Erdmann, Mitglied im höchsten deutschen Wissenschaftsrat, der Nationalen Akademie der Wissenschaften Leopoldina.

Ihr Faible für RNA-Schnipsel entwickelt sie genau in jener Zeit, als die ersten großen Pharmafirmen beginnen, sich von den kleinen Molekülen abzuwenden. Damals stolpert sie über eine heute bereits mehr als zwanzig Jahre alte Veröffentlichung, an der auch wieder unser alter Bekannter, der Fadenwurm, beteiligt ist. Das kleine Tierchen haben sich diesmal der Harvard-Forscher Victor Ambros und seine Mitarbeiter vorgenommen. Sie stoßen dabei auf einen merkwürdigen Vorgang: Sie entdecken ein Gen, das kein Eiweiß herstellt, sondern lediglich zwei winzige RNA-Abschnitte von etwa zwanzig Basenpaaren. Und trotzdem kann sich der Wurm nicht entwickeln, wenn man dieses Gen ausschaltet. Mehr noch, diese beiden RNAs binden sich an eine andere mRNA und steuern darüber, wie gut diese vom Ribosom abgelesen wird. Ambros und seine Kollegen geben dem Schnipsel den Namen microRNA, kurz miRNA oder noch kürzer miR – und werden, wie all die anderen RNA-Forscher, nicht weiter beachtet.

Als Stefanie Dimmeler 2006 diese Arbeit liest, nimmt diese sie sofort gefangen. Was, so fragt sie sich, wenn nicht nur der Fadenwurm sich dieser Regulation bediente? »Am Anfang war es pure Neugier«, erzählt sie, »ich habe gedacht, wenn das beim Fadenwurm funktioniert, dann muss es doch auch beim Menschen eine biologische Funktion haben.« Was also, wenn diese kleinen micro-RNAs, die so viele Wissenschaftler als nutzlose Überreste längst vergangener Zeiten betrachten, die Entwicklung des Herzens mitbestimmen oder bei seinen Krankheiten eine Rolle spielen? Wenn das der Zugang zu einer neuen Art der Kommunikation der Zellen ist?

Sie ist nicht allein mit ihrer Faszination. Diese führt uns zurück ans Berliner Max-Delbrück-Centrum für Molekulare Medizin in Berlin. Dort will Nikolaus Rajewsky nicht nur mit einer europäischen Forschungskooperation dem Krebs die Stirn bieten, bei der ihm die mRNA-Moleküle behilflich sein sollen. Um 2015 reift mit der steigenden Rechenleistung der Computer bei Biologen eine wagemutige Idee heran. Könnte man nicht jede einzelne Zelle vermessen? All ihre Proteine sondieren, sie zerlegen in Bits und Bites, um so die tiefsten Geheimnisse zu lüften? Erfahren, was sie charakterisiert, und auch, was sie krank macht? Aber dafür braucht man Rechenspezialisten. Künstler, die die Biologie so gut verstehen wie komplexe mathematische Formeln.

Die Situation ist wie auf Rajewsky zugeschnitten. Er, der Sohn des renommierten deutschen Immunologen Klaus Rajewsky und der international beachteten Friedensforscherin Christiane Rajewsky, taumelt in jenen Jahren noch zwischen zwei Welten: derjenigen der Zahlen und Formeln und derjenigen der Musik. Er studiert Mathematik und Physik in Köln, und während er in Theoretischer Physik promoviert, schließt er an der Essener Folkwang Universität der Künste sein Klavierstudium ab. Aber zwischen der Welt der Zahlen und der des Lebens findet er dann seine Berufung. An der Rockefeller University in New York steigt er in die Computational Biology ein. Nun berechnet er, wie Gene reguliert werden, und stößt unweigerlich auf die microRNAs. Er ist fasziniert. Entwickelt computerbasierte Methoden, um micro-RNAs und deren Zielgene identifizieren zu können. Als Systembiologe kehrt Rajewsky 2006 nach Deutschland zurück an das MDC, um seine Forschung hier weiterzubetreiben.

Doch sein Verhältnis zu den microRNAs wird zunehmend ambivalent. Ein ungeahnter Hype erfasst die winzigen RNA-Moleküle des Körpers. »Plötzlich erschienen Tausende Publikationen«, sagt er. Oftmals kopflos konzipiert und ohne Bedeutung. Es ist eine Beobachtung, die er mit seinen anderen Kollegen der RNA-Forschung teilt. Trotz dieser Masse an Veröffentlichungen habe man im Prinzip noch sehr wenig verstanden, was microRNAs eigentlich machten. Rajewsky verbannt sie irgendwann frustriert aus seinem Labor. Für Jahre.

Aber loslassen kann er nicht – es ist wie mit der Geliebten, von der man sich gern trennen möchte, aber ohne die man auch nicht kann. Schließlich will er immer noch die Zelle verstehen und das, was sie krank macht. Aber dann kommt man an den microRNAs nicht vorbei. Und selbstverständlich sieht er auch die guten Arbeiten. Natürlich kämen viele der Moleküle in allen Geweben vor, »aber wissen Sie, dass man anhand ihrer microRNAs erkennen kann, welchem Zelltyp eine Zelle angehört?«, fragt er mehr rhetorisch. »Denn natürlich wussten wir das vorher nicht. »Sie können Zelltypen sehr schön nach dem Repertoire der verschiedenen microRNAs in diesen Zelltypen klassifizieren«, kommt Rajewsky ins Erzählen. Und deshalb glaubt er auch, dass sie während deren Entwicklung, deren Differenzierung, mitbestimmen, ob eine Zelle später zur Nerven- oder Leberzelle wird oder welchen »Status« eine Zelle gerade hat. Denn Zellen ändern oftmals ihre Funktion: Schwimmt eine Abwehrzelle gemächlich durch das Blut, oder wird sie aktiviert und greift an? Ist eine Zelle gesund oder vielleicht krank? All das, glaubt Rajewsky – und damit ist er nicht allein –, könne durch microRNAs angezeigt werden wie durch einen Marker. Offensichtlich wird das vor allem im Gehirn, wo alle die verschiedenen Zelltypen ihren eigenen Cocktail an microRNAs aufweisen.

Um das zu verstehen, lohnt sich ein kurzer Exkurs weg vom Herzen und zurück zu den Nervenzellen. Es ist eine höchst eigentümliche Art von Zellen, die das Gehirn und den Körper wie ein Netz durchziehen, um jede Information, jeden Sinneseindruck aufzunehmen. Sie bestehen aus einem Zellkörper, der über feine verästelte Tentakel – Zellfortsätze – seine Umgebung nach den Kontaktstellen zu anderen Nervenzellen absucht, einer Nervenbahn, dem Axon, das bis zu einem Meter lang werden kann und an dessen Ende das Endköpfchen mit den Synapsen liegt, die darauf ausgerichtet sind, mit anderen Nervenzellen (oder Muskelzellen, wenn es sich um motorische Neuronen handelt) Kontakt aufzunehmen – über die Zellfortsätze einer nächsten Nervenzelle. Diese Fortsätze oder Dendriten, wie sie korrekt heißen, dienen einzig und allein dazu, Reize von anderen Nervenzellen aufzunehmen. Und genau dort findet man konzentriert microRNAs, die, so vermutet man, dort eine maßgebliche Rolle spielen für deren Funktion: Für ihre Fähigkeit, Reize von anderen Nervenzellen aufzunehmen und zu verarbeiten – und damit für unsere Lern- und Erinnerungsfähigkeit.

Die Nervenzellen in unserem Gehirn arbeiten wie ein höchst unübersichtliches Verkehrsnetz. Es werden Autobahnen angelegt für Informationen und jenes Wissen, das man immer wieder benötigt und das so abgespeichert ist, dass der Rückgriff darauf zur Routine wird. Was wäre es auch für eine Mühe, beim Autofahren etwa ständig überlegen zu müssen, in welchen Gang man schaltet. Und dann gibt es Landstraßen und kleine Straßen, wo Informationen verarbeitet werden, die nicht ganz so häufig benötigt werden. Aber das Gehirn agiert nicht statisch, es ist wandelbar. Wenn man also länger nicht Auto fährt, dafür aber eine neue Sprache lernt, dann werden die Autobahnen für das Schalten des Getriebes ab- und dafür die für die neue Sprache aufgebaut. Diese Anpassungsfähigkeit nennt man Plastizität. Und es finden sich immer mehr Hinweise, dass die microRNAs in den dendritischen Tentakeln diese Plastizität beeinflussen. So beobachtete eine spanische Arbeitsgruppe erst vor knapp zwei Jahren, dass der geistige Verfall bei Alzheimer-Patienten nicht nur durch den Verlust von Nervenzellen bestimmt wird. Sie sahen die Einbußen auch, wenn Nervenzellen eigentlich noch funktionsfähig waren, aber sich der Aufbau der Dendriten veränderte – bestimmt unter anderem durch microRNAs. »Sie scheinen irgendetwas damit zu tun zu haben, wie mit Informationen von anderen Nervenzellen umgegangen wird und wie die Nervenzelle lokal organisiert ist«, sagt Rajewsky. Und so haben die kleinen Moleküle wieder Einzug in seinem Labor gehalten.

Aus Stefanie Dimmelers Labor sind sie seit fast zwanzig Jahren nicht mehr wegzudenken. Sie will diese Sprache entschlüsseln, wenigstens für das Herz, wenigstens für einen Teil davon. »Damals gab es die Technologie, die heute eingesetzt wird, noch gar nicht richtig«, erinnert sie sich und hat daher ganz herkömmlich Zellkulturen angelegt. Eine nach der anderen. Wissenschaft, das sei einmal erwähnt, ist mühsam. Oftmals ist es ein langer Weg des Scheiterns, der erst spät zum Ziel führt, oder es sind eben Zufälle, die zeigen, wo das eine oder andere Stück des riesigen Puzzles des Lebens hingehört.

Dimmeler sucht und manipuliert und sucht und manipuliert immer wieder – und sieht allmählich, wie die Zellen reagieren. Und sie geht einen Schritt weiter. Nimmt nun Zellen von kranken Geweben und sucht ebenfalls. Und da findet sie es, das neue Puzzlestück: »Ich war extrem begeistert zu sehen, wie diese Moleküle auch bei Krankheiten reguliert werden«, erzählt sie. Inzwischen, so sagt sie, habe man etwa 2.000 dieser microRNAs gefunden.

Allein zwanzig sind es im Herzen. Sie steuern, aktivieren, regulieren oder blockieren die Stoffwechselwege – und können dort einigen Schaden anrichten, wenn der Stoffwechsel erst einmal aus den Fugen gerät. Dann werden die winzigen RNA-Moleküle zur Gefahr. Sie können in anderen Organen die Bildung von Tumoren auslösen, Gewebe versteifen lassen oder eben zu Herzerkrankungen führen.

Dimmeler gehört zu jenen ersten Forscherinnen, die die microRNA im Herzgewebe untersuchen. Aber sie ist nicht die einzige. Einige Jahre später sitzt der Kardiologe Thomas Thum in der Bibliothek des Imperial College in London und schreibt dort an seiner zweiten Doktorarbeit.

Die Bibliothek des Imperial College ist ein beeindruckender Bau. Über etliche Stockwerke verteilt, sind hinter Glasfassaden die Regale voll mit dem Wissen dieser Welt. Dort sitzt Thum und blättert durch die aktuellen Ausgaben von *Nature*. Und auch er stutzt bei einem Artikel: Da beschreibt ein gewisser Jan Krützfeldt von der Universität Zürich, wie kleine RNA-Fragmente, die er microRNAs nennt, den Leberstoffwechsel regulieren. »Ich fand das total spannend, weil ich davon noch nie etwas gehört hatte«, sagt Thum. Als er nach Würzburg zurückkehrt, überzeugt er seine Kollegen und mehrere Firmen, einen sogenannten Array zu entwickeln, einen mit RNA-Sonden bestückten Chip, mit dem man microRNAs aufspüren könnte.

Wie Stefanie Dimmeler findet auch Thomas Thum microRNAs im Herzen – vor allem in kranken Herzen, in solchen, die nicht mehr genug Schlagkraft entwickeln. Es sind miRNAs, die gleich im Rahmen verschiedener Signalwege in den Herzmuskelzellen eine Rolle spielen. Etwa bei der sogenannten hypertrophen Kardiomyopathie. Das ist eine erbliche Form der Herzschwäche, bei der sich die Wand der linken Herzkammer verdickt. Das macht sie weniger elastisch, beeinträchtigt die Kontraktion und führt dazu, dass die filigranen Herzkranzgefäße, die sich wie ein Netz um das Herz legen, nicht mehr ausreichend mit Sauerstoff versorgt werden. Die Pumpkraft lässt nach. Meist beginnen die ersten Anzeichen ab dem 50. Lebensjahr: Die Ausdauer schwindet, das Treppensteigen fällt schwer, die Atmung wird mühsam.

Anders als Stefanie Dimmeler, die die Entwicklung rein wissenschaftlich vorantreibt, ist Thomas Thum als Arzt und Kardiologe, genau wie Özlem Türeci und Uğur Şahin, täglich mit dem Leid und dem Tod seiner Patienten konfrontiert. »Im Prinzip haben wir gegen die Herzschwäche nichts in der Hand. Wir können nur begleiten, das Fortschreiten der Krankheit hinauszögern. Wir müssen mitansehen, wie unsere Patienten Monat für Monat schwächer werden, das Herz immer weniger in der Lage ist, das Blut gegen den Widerstand durch die Adern zu pumpen«, sagt er. In ihm wächst eine Idee heran: Wenn diese microRNA an dem Krankheitsprozess beteiligt ist, dann müsste es doch möglich sein, sie zu blockieren. Aber wie soll er den Beweis erbringen?

Wie all die anderen Biotech-Firmengründer muss auch Thomas Thum erkennen, dass die Universität die falsche Adresse ist, um seinen Plan umzusetzen. »In Deutschland ist es ja nicht so, dass man finanziell gefördert wird, um mal eben eine toxikologische Prüfung so einer Substanz zu machen«, berichtet er. Also entschließt er sich 2016, ein Unternehmen zu gründen, dem er den passenden Namen Cardior gibt. Die ersten Monate verlaufen fast identisch wie bei den anderen RNA-Pionieren: Investoren suchen, Vorträge halten, verzweifeln, weitermachen. Bis Thum von einem Investor in Hannover die ersten 100.000 Euro erhält. Damit finanziert er allerdings nicht etwa ein Labor oder einen wissenschaftlichen Mitarbeiter. Er bezahlt Berater, die ihm helfen, Cardior zu dem zu machen, was es heute ist: ein Hoffnungsträger der deutschen Biotech-Szene.

Denn was Thum bei seiner weiteren Forschung beobachtet, ist vielversprechend: »Als wir unsere Daten auswerteten und die im Gewebe befindlichen microRNAs genauer untersuchten, stellten wir fest, dass insbesondere eine von ihnen den krankhaften Prozess antreibt«, resümiert er: die microRNA 132. Und sie scheint auch noch einen Einfluss auf den Kalziumstoffwechsel zu haben. Kalzium ist quasi das Öl im Getriebe des Herzens. Ohne diesen Mineralstoff kann der Muskel nicht schlagen. Bei Thomas Thum reift die Idee, dass er damit eine Therapie für viel, viel mehr Patienten entwickeln könnte: eine völlig neue Behandlung gegen Herzschwäche, und zwar sowohl für Patienten mit schlechter Herzpumpleistung als auch für Patienten mit HFpEF (ausgesprochen »Heffpeff« – von »Heart Failure preserved Ejection Fraction)«.

Diese Diagnose erhält die Mehrzahl aller Herzschwäche-Patienten; im Gegensatz zu anderen Herzerkrankungen geht sie weniger auf koronare Herzerkrankungen wie etwa einen Herzinfarkt zurück. Vielmehr sind es die Tücken des Wohlstands – Bluthochdruck, Diabetes, Bewegungsmangel und vor allem Übergewicht, die die Wand der linken Herzkammer verdicken lassen. »Will man typische Patienten charakterisieren, dann sind dies vor allem ältere übergewichtige Menschen mit Hochdruck oder/und Diabetes und Vorhofflimmern«, heißt es beim Medizinverlag Unversimed. Das klingt ein wenig brutal, »entspricht aber leider der Wahrheit«, bestätigt Thum. Bei ihnen kann das Herz zwar noch wunderbar kontrahieren, aber seine Entspannungsphase verschlechtert sich. »Das liegt an den vielen Vernarbungen, die das Herz durch die Sünden des Lebens davongetragen hat.« Fast ein Drittel der Betroffenen stirbt innerhalb von fünf Jahren.

Und es ist die auffällige microRNA mit der Nummer 132, die dem Herzen so heftig zusetzen kann. Wird sie in zu hohen Mengen gebildet, stört sie gleich drei Signalwege, die das Herz für seine gesunde Funktion braucht: Sie führt zu diesem krankhaften Anschwellen der Herzzellen, reguliert das Ablesen der Gene und hat ebendiesen Einfluss auf den Kalziumstoffwechsel. Also macht Thum sich das biologische Prinzip zunutze, das die großen Pharmaunternehmen zu dieser Zeit überhaupt nicht interessiert. Er und sein Team konstruieren ein Gegenstück zu miR-132 – nach dem Antisense-Prinzip soll Anti-miR132 den Übeltäter abfangen. Hat Thum damit einen Weg gefunden, die Herzschwäche aufzuhalten? Es wäre ein gigantischer Schritt in der Herz-Kreislauf-Medizin. Denn die meisten Medikamente können nur die Anspannungsphase des Herzens beeinflussen, »wir sehen aber auch eine Verbesserung der Entspannungsphase«, erläutert Thum. Kann das schwache Herz doch lernen, wieder rundzuschlagen?

Aber der Weg dahin ist schwierig. Denn ein und dieselbe microRNA kann in verschiedenen Zelltypen eine Wirkung haben; löst sie im Herzen den einen Signalweg aus, bringt sie etwa in der Leber einen anderen zum Erliegen. Da ist es entscheidend, sich auf den richtigen Boten zu konzentrieren. Und Thum ist auch nicht allein auf dem Feld unterwegs. Im texanischen Boulder sitzt zur damaligen Zeit eine Firma namens miRagen, die eine microRNA nutzt, die Stefanie Dimmeler aus Frankfurt identifiziert hatte. Auch sie kann das Herz in Schwierigkeiten bringen. Es ist miR-92a. Wird es in zu hohen Mengen gebildet, stört es bei der Bildung neuer Gefäße. Also machten sich die Wissenschaftler dasselbe Prinzip zunutze und bauten das Gegenstück zu miR-92a, konstruierten also ein Molekül, das genau auf die microRNA Nummer 92a passt und sich an sie bindet. Die Hemmung der microRNA-92a schütze die Gefäße, sorge für eine bessere Durchblutung und helfe dem Herzen, sich zu regenerieren, sagt Stefanie Dimmeler. In Tierversuchen beobachten die Wissenschaftler in Boulder, dass sich die Herzen erholen. Außerdem bemerken sie, dass das Abfangen der übermäßig gebildeten Moleküle die Wundheilung beschleunigt. Selbst gegen Arteriosklerose und die Entzündung von Blutgefäßen bietet es in Versuchen einen Schutz. Doch gilt das auch für den Menschen?

Das Wirken der kleinen Moleküle in den Herzzellen ist ausgesprochen fein justiert. Von den bislang zwanzig bekannten microRNAs überlappen sich etliche in ihrer Funktion. Bevor also Studien mit Menschen zu solchen Verfahren eine Genehmigung erhalten, gilt es alle Risiken abzuwägen und zu klären, was die Blockade von miRNAs sonst noch alles bewirken könnte. Dabei dürfen die Forscher nicht allein auf das Herz achten. Sie müssen auch alle anderen Organe wie Leber und Nieren untersuchen. Denn schließlich kann das, was für das Herz gut ist, eben in einem anderen Organ für Probleme sorgen.

Doch dann, im Jahr 2018, ist der Weg frei: Erstmals dürfen miRagens miR-92-Hemmstoff und Anti-miR-32 von Cardior an Probanden getestet werden. Die miRagen-Studie wird unter Dimmelers Leitung in Belgien durchgeführt. Ausgerechnet im Sommer des Corona-Jahres 2020, das nun auch das Jahr der RNA-Moleküle ist, werden die ersten Ergebnisse präsentiert, die zeigen: Das neue anti-miR-92a-Molekül tut, was es soll: Es fischt die schädigenden Regulatoren aus dem Blut und schadet den gesunden Probanden nicht.

Im Dezember 2020 folgt das Ergebnis von Cardior aus Hannover – mit vielleicht noch vielversprechenderen Daten. Denn anders als in den USA genehmigen die deutschen und britischen Behörden die Studie an Herzpatienten. Und genau wie die Wettbewerber hat Cardior keine Nebenwirkungen gesehen, »aber wir haben erste kleine Hinweise, dass die Therapie wirkt«, sagt Thum, wenn auch immer mit dem Hinweis, dass man bei einer ersten kleinen Studie immer sehr vorsichtig sein müsse, weil sie keine generelle Aussage über die Wirksamkeit erlaube. Doch: »Wir haben eine Menge mehr erreicht, als wir uns erhofft haben.«

Die Geheimsprache des Körpers

Vergegenwärtigen wir uns noch einmal das ganze System der RNA-Sprache. RNAs liefern als Boten die Blaupause für Proteine und Enzyme, dabei werden sie von anderen RNA-Molekülen unterstützt, gehemmt oder sogar zerstört. Diese anderen RNA-Moleküle können ihren Ursprung selbst auf der DNA haben, oder sie werden während des Spleißens der mRNA gebildet. Der dritte Mechanismus, bei dem unsere kleinen Regulatoren entstehen, arbeitet, wenn eine mRNA mithilfe der RNA-Interferenz einfach stillgelegt wird: Die doppelsträngige RNA wird im RISC-Komplex getrennt, und während ein Strang dort verbleibt, um die Bildung eines Proteins zu verhindern, kann der andere Strang als microRNA weitere Regulationen auslösen. Wie fein justiert dieses System arbeitet, zeigt etwa das Beispiel Arteriosklerose: Dort senden absterbende Gefäßzellen microRNA aus, die als Alarmsignal für andere Gefäßzellen dient. Als Antwort senden die Endothelzellen wiederum microRNAs aus, die die Genaktivität der weichen Gefäßmuskulatur kontrollieren.

Mitunter können microRNAs und auch andere längere RNA-Moleküle in kleine Bläschen gepackt und von anderen Zellen aufgenommen werden oder – so spekuliert der Kardiologe Thomas Thum – sogar in andere Gewebe einwandern. »Es ist ja selten so, dass Herzpatienten allein am Herzen leiden. Oft kommen Probleme mit den Nieren oder anderen Organen hinzu«, sagt er. Dieses Transportsystem im Körper erforschen Wissenschaftler gerade erst. Man nennt die kleinen Fettbläschen extrazelluläre Vesikel. Klar ist, dass sie, mit verschiedenen RNAs bepackt, im Blut durch den Organismus wandern. Wäre es also möglich, dass sich die Kommunikation der RNAs durch den ganzen Körper zieht?

Eine microRNA etwa, die auch Thum und seine Arbeitsgruppe in Würzburg vor etwa zehn Jahren fanden, hat die Nummer 21. Auch sie ist ein Rad im Getriebe der nachlassenden Kraft des Herzens. Doch ihren Auftritt hat sie derzeit an anderer Stelle. Der Pharmakonzern Sanofi testet mit seinem Partner Regulus Therapeutics einen Hemmstoff für das RNA-Molekül, um Nierenfibrose zu behandeln, eine chronische Vernarbung des Gewebes. Ganz verschiedene Auslöser können diesen Prozess anstoßen, er kann durch chronische Nierenerkrankungen, aber auch erblich bedingt sein, so wie das Alport-Syndrom. Weil das Protein Kollagen-IV nicht richtig gebildet wird, werden die winzigen Blutgefäße in den Nieren verletzt, und das Gewebe vernarbt. Bislang gibt es keine Möglichkeit, um den Prozess aufzuhalten – die einzige Rettung ist eine Nierentransplantation. Maßgeblich beteiligt an dem Fortschreiten der Erkrankung scheint ebenjene microRNA 21. Ein winziger Hemmstoff soll sie nun aufhalten.

Die Geheimsprache der kleinen RNAs birgt noch viele Geheimnisse. Wie genau RNAs den Organismus regulieren und wo überall sie ihre Aufgabe erfüllen, ist noch längst nicht vollständig geklärt. Die kleinen RNA-Moleküle wirkten nicht hochspezifisch, sagt Stefanie Dimmeler. »Das ist sehr clever von der Natur«, findet sie, »weil sie so nicht nur an einer Stelle eingreifen, sondern eben ganze Netzwerke beeinflussen kann.« Diabetes, chronische Entzündungen, das Altern, das sei ja auch nicht einfach »die eine Veränderung, die das alles krank macht«. Sämtliche dieser Vorgänge beruhen auf komplexen Steuerungen. »Und wir glauben, dass die Therapie durch microRNAs eine Möglichkeit ist, für diese Erkrankungen eine Art Feintuning zu entwickeln, das über das eigentliche Ziel hinausstrahlt.« Wirkt also der Cholesterinsenker von Novartis auch deshalb über ein halbes Jahr, weil er mehr Prozesse anstößt, als nur die Bildung eines Proteins zu verhindern?

Und kann das nicht zur Gefahr werden? Beim Krebs etwa setzt man doch auf die zielgerichteten Therapien, die möglichst wenige Nebenwirkungen haben. »Für die Herz-Kreislauf-Erkrankungen müssen wir aber festhalten, dass die meisten Mittel, die wir heute erfolgreich einsetzen, mitnichten nur einen Effekt haben. Aspirin etwa verdünnt das Blut, wirkt schmerzlindernd und hat sogar eine Schutzwirkung vor Krebs«, sagt Thomas Thum. Ganz ähnlich sieht es bei den Statinen aus.

Doch einfach wird der Weg mit den RNA-Therapien nicht werden. Denn da gibt es noch so viele andere Leiden, auf die die Medizin bislang keine Antworten gefunden hat. Krankheiten, die weitaus mehr von der Angst der Menschen besetzt sind: die Krankheiten im Kopf. Unser Gehirn ist unser Ich – wenn es erkrankt oder verkümmert, sind die Folgen für Patienten und ihre Familien furchtbar.

Alzheimer – k(l)eine Hoffnung im Kampf gegen die Zersetzung im Hirn

Für viele in Deutschland war es ein Schock, als im Herbst 2015 bekannt wurde, dass die Stürmerlegende Gerd Müller an Alzheimer leide. Er ist zu diesem Zeitpunkt fast 70 Jahre alt und benötigt bereits Pflege. Im Jahr zuvor machte Rudi Assauer, der legendäre Präsident von Schalke 04, seine Alzheimer-Erkrankung im *Stern* öffentlich. Das degenerative Hirnleiden schlägt zu, ohne Unterschiede zu machen. Es trifft den ehemaligen US-Präsident Ronald Reagan, den Altphilologen, Kritiker und Autor Walter Jens, die »Eiserne Lady« Margaret Thatcher, den Schauspieler Karlheinz Böhm. Es gibt wenige Menschen, die nicht wenigstens von einem Fall in ihrer Umgebung wissen. Alzheimer-Demenz ist nur eine Form der Demenz, also des allmählichen Schwindens des Gedächtnisses, begleitet von Orientierungsproblemen und Persönlichkeitsveränderungen, bis schließlich die Kranken ihre Familienmitglieder nicht mehr erkennen und nur noch wenige wache Momente erleben.

Der Neurologe Alois Alzheimer arbeitet 1901 in der, wie es damals hieß, Städtischen Anstalt für Irre und Epileptische in Frankfurt. Dort betreut er auch die 51-jährige Auguste Detel. Sie ist aggressiv, misstrauisch, selten kann sie sich an ihren Namen erinnern. Helfen kann Alzheimer ihr nicht, sie verdämmert und stirbt mit 56 Jahren. Aber der Arzt ist irritiert; zwar kennt man auch damals den »Altersblödsinn«, aber seine Patientin ist dafür viel zu jung. Er vermutet eine Nervenkrankheit. Nach ihrem Tod untersucht er Gewebeproben ihrer Hirnrinde. Sie ist geschrumpft und voller Eiweiß-Ablagerungen.

Alzheimer präsentiert den Fall 1906 auf der 37. Versammlung der Südwestdeutschen Irrenärzte in Tübingen. Auf Interesse stößt er dort nicht. Dennoch beschreibt er seine Befunde 1907 in einer Schrift mit dem Titel »Über eine eigenartige Erkrankung der Hirnrinde«. Sein Vorgesetzter, der seinerzeit berühmte Psychiater Emil Kraepelin, nimmt die Fallgeschichte 1910 in ein neues Lehrbuch auf und nennt sie die Alzheimersche Krankheit oder Morbus Alzheimer. Sie wird zwar auch danach kaum beachtet, doch ab den 1960er Jahren finden Mediziner und Pathologen immer häufiger Veränderungen im Gehirn Verstorbener, wie sie Alzheimer beschrieben hat, mit ähnlichen Symptomen, vor allem bei alten Menschen.

Inzwischen ist die Zahl der Alzheimer-Kranken allein in Deutschland auf etwa 1,5 Millionen gestiegen, und jedes Jahr erkranken weitere 120.000 bis 160.000 Menschen. Wirksame Therapien gegen dieses tückische Leiden wären also dringend nötig. Doch trotz jahrzehntelanger Forschung und unzähligen Versuchen mit Wirkstoffen ist bislang keine wirksame Behandlung verfügbar – mit einer, allerdings fragwürdigen, Ausnahme.

Wenn man ehrlich ist, kennen wir die Ursachen der Alzheimer-Demenz (AD) bis heute nicht, allen Anstrengungen der Wissenschaft zum Trotz. In den 1980er Jahren sieht es noch kurz so aus, als würde sich das ändern. Wissenschaftler stellten fest: Die Eiweiß-Verklumpungen im Gehirn der Patienten, die sogenannten Plaques, die schon Alois Alzheimer beobachtete, bestehen aus einem kurzen Eiweiß, einem Peptid von 39 bis 43 Aminosäuren Länge. Man nennt es Beta-Amyloid (kurz Aß). Der nächste Durchbruch ist das dafür kodierende Gen, es wird 1987 auf dem Chromosom 21 entdeckt. Die Überlegungen der Neurologen überschlagen sich. Schließlich besitzen Menschen mit dem Down-Syndrom drei dieser Chromosomen, folglich auch drei Kopien der Gens. Ist das die Erklärung, warum fast alle Menschen mit dem Down-Syndrom nach dem vierzigsten Lebensjahr zusätzlich zu ihrer kognitiven Einschränkung eine Demenz entwickeln?

Über Jahre, wenn nicht Jahrzehnte, dreht sich die Alzheimer-Forschung dann hauptsächlich um Beta-Amyloid. Als man das Gen genauer untersucht, stellen Forscher fest: Eigentlich liefert es die Information für ein viel größeres Protein, Aß wird erst nach dessen Bildung von Enzymen herausgespalten. Es wird daher APP genannt, für Amyloid-Precursor-Protein. Danach überschlagen sich die Ereignisse. Und die führen uns zurück zu Auguste Detel. Es gibt Familien, in denen sich Fälle wie ihrer häufen: Die Betroffenen erkranken früh, manche schon nach ihrem vierzigsten Geburtstag oder noch früher. Schnell ist klar: Dies ist eine dominant erbliche Form des Alzheimers, jedes zweite Kind eines so betroffenen Elternteils erbt die Erkrankung. Forscher stoßen auf eine Reihe von Mutationen im APP-Gen, die dafür sorgen, dass viel mehr Aß-Peptid im Gehirn gebildet wird.

Dann entdeckt man weitere Genfehler in den Erbanlagen. Sie liefern den Bauplan für jene Enzyme, die das Beta-Amyloid herausspalten, und auch sie bewirken, dass mehr Aß gebildet wird. Inzwischen sind 39 Mutationen in diesen Genen bekannt, die eine familiäre Alzheimer-Demenz auslösen. Inzwischen kennen Spezialisten die Wirkung dieser Genveränderungen so genau, dass sie davon Betroffenen genau vorhersagen können, wann die Symptome bei ihnen beginnen werden.

2012 gibt es schließlich noch eine Überraschung: Genetiker um Kári Stefánsson und sein Unternehmen deCODE Genetics aus Reykjavik entdecken in der isländischen Bevölkerung eine neue genetische Variante von APP. Sie macht aber nicht krank, sondern schützt vor Alzheimer-Demenz. Wer sie geerbt hat, wird nur sehr selten von dem Leiden getroffen, auch nicht im hohen Alter.

Es deutet also vieles auf Aß als Ursache für die Erkrankung hin, nicht nur bei den sehr seltenen direkt erblichen Fällen, in denen die Betroffenen früh erkranken, sondern auch bei der großen Mehrzahl der Patienten, bei denen das Leiden erst spät ausbricht, jenseits des 65. Lebensjahres.

Nur, so klar ist es dann doch nicht: Nach und nach stellen die Mediziner fest, dass auch sehr alte Menschen, die geistig völlig fit an einer anderen Ursache gestorben sind, oft sehr viele der verräterischen Plaques im Gehirn angesammelt haben. Und dann gibt noch eine weitere Auffälligkeit bei Alzheimer-Opfern: Eiweiß-Fibrillen innerhalb der Nervenzellen, die aus dem Tau-Protein bestehen. Als sich herausstellt, dass auch Tau toxisch für die Hirnzellen ist, bricht ein jahrelanger erbitterter Lagerkampf in der Alzheimer-Szene aus: Baptisten (Beta-Amyloid) gegen Taoisten (Tau). Er ist bis heute nicht entschieden, sondern erlosch schließlich aufgrund beiderseitiger Erschöpfung.

Trotzdem wollen in den 2000er Jahren die ersten Unternehmen eine Therapie erproben – gegen das Aß und die Plaques. Im Jahr 2005 scheitert die irische Elan Corporation mit dem ersten Versuch einer Impfung gegen Aß. In der Studie kommt es bei Teilnehmern zu schweren Hirnhautentzündungen. In den folgenden Jahren setzt praktisch jedes große Pharmaunternehmen auf die Behandlung mit monoklonalen Antikörpern gegen Aß – aber alle erleiden Schiffbruch und verbrennen dabei Milliarden über Milliarden mit wirkungslosen Ansätzen. In den letzten Jahren erklären die Pharmakonzerne Eli Lilly, Roche und Biogen die letzten großen Studien für gescheitert. Die Fachwelt zweifelt zunehmend an der Idee, dass die Amyloid-Plaques die Ursache des geistigen Verfalls sind.

Doch im Jahr 2021 holt Biogen eine Statistik aus der Schublade, die einen Nutzen ihres in zwei Studien gescheiterten Mittels belegen soll. Der Clou: Das Unternehmen gräbt so lange in den Daten der Studien, bis es eine Untergruppe von Personen identifiziert hat, bei denen nach einer Therapie eine unbedeutende Besserung herauszulesen ist – bei Patienten in sehr frühem Stadium soll sich der schleichende kognitive Abbau verzögert haben. Im Anschluss reicht Biogen mit kräftiger Unterstützung von Patientengruppen diese Studie zur Zulassung des Medikaments bei der FDA ein. Das Bewertungsgremium ist sich jedoch einig: Die Daten verursachen zu viele Zweifel, um eine Zulassung zu rechtfertigen. Zehn von elf Mitgliedern der Expertenkommission sprechen sich dagegen aus, der elfte enthält sich, weil er selbst an einer der Studien beteiligt war. Trotzdem erhält Biogen grünes Licht für sein umstrittenes Mittel – und zwar nicht nur für früh Erkrankte, sondern gleich für alle Alzheimer-Patienten. Die Fachwelt ist erbost. Drei Mitglieder des Beratergremiums treten zurück. Inzwischen prüft die FDA die Zulassung eines weiteren eigentlich gescheiterten Mittels von Roche.

Welche weiteren Konsequenzen die Zulassung von Biogens Alzheimer-Medikament hat, ist kaum zu überblicken. Nicht nur, dass die wenigsten Alzheimer-Diagnosen in einem frühen Stadium gestellt werden. Womöglich müssen künftige Therapien nun nicht mehr nur gegen Placebo, sondern gegen ein Mittel getestet werden, von dem nicht klar ist, wie und ob es überhaupt wirkt. Insider berichten von blankem Entsetzen in der Pharmaindustrie.

Wenn nun aber gar nicht die schädlichen Aß-Peptide die Ursache der unheilbaren Demenz sind? Wenn es doch die Tau-Fibrillen sind, die das Selbst schleichend zerfressen. Das glauben zumindest die Forscher von Ionis. Sie setzen auf eine Antisense-Therapie, um die Bildung des toxischen Tau-Proteins zu unterdrücken. Die Tests in Mäusen und kleinen Affen jedenfalls verlaufen so erfolgversprechend, dass die Firma 2017 eine erste Studie mit 44 Alzheimer-Patienten wagt, die in einer frühen Phase der Erkrankung sind. Und tatsächlich kann Ionis 2021 erste ermutigende Ergebnisse bekannt geben: Die Antisense-Behandlung ist gut verträglich, und die Menge an Tau, gemessen im Nervenwasser der Probanden, hat sich um knapp ein Drittel vermindert.

Aber bedeutet dieser Erfolg, dass Ionis' Therapieversuch den Probanden auch wirklich Hilfe gegen ihr Leiden bringt? Das kann noch niemand sagen. Man muss hier realistisch bleiben: Alle Prognosen sind bei dieser Erkrankung mit enormen Unsicherheiten behaftet. Gerade in den zurückliegenden Jahren hat die Alzheimer-Forschung viele widersprüchliche und verwirrende Ergebnisse produziert. Es sei hier nur kurz an die Rolle der microRNAs erinnert, die offenbar die Übermittlung von Informationen beeinflussen. Auch Entzündungsreaktionen scheinen eine Rolle zu spielen, andere Studien weisen auf chronische Herpes-Infektionen als mögliche Ursache hin. Längst weiß man, dass die Viren das Hirn infiltrieren und infizieren können. Bei ein bis zwei Infizierten pro 500.000 tritt diese Komplikation auf. Und vielleicht schließt eine solche Infektion den Kreis zu dem Versagen aller Therapien, die sich bislang nur gegen das Beta-Amyloid richteten. In einem 2020 veröffentlichten Bericht im Fachmagazin *Nature* diskutierten Experten, dass das Plaque-auslösende Protein eine Schutzwirkung gegen Infektionen haben könne. Eingedrungene Erreger werden von Beta-Amyloid durch Plaques eingeschlossen und so unschädlich gemacht. Aber im Alter können diese Plaques nicht mehr beseitigt werden, sammeln sich an und verursachen Entzündungen, die zu den Tau-Fibrillen führen, die den Untergang der Nervenzellen orchestrieren. Doch wenn man ehrlich ist, wissen wir über die Ursachen der Demenz eigentlich kaum etwas wirklich sicher.

Und so ähnlich ist die Lage leider auch bei dem nach Alzheimer zweithäufigsten Leiden des Gehirns …

Parkinson – das große Zittern

Herr Simovic (der Name ist geändert) steigt ganz ruhig aus dem Wasser, er klettert die Schwimmbadleiter hinauf und steht am Beckenrand. Sein Gesicht strahlt, und dann hebt er seine beiden Arme bis in die Waagerechte, hält sie ganz still, eine ganze Minute lang. »Sehen Sie!«, ruft er ganz ruhig, »das konnte ich schon sehr lange nicht mehr.«

Juvica Simovic ist 2003 gerade in seiner Reha, er hat einen Eingriff im Gehirn hinter sich. Der Mann ist groß, sehr muskulös, aber er vermochte vor der Operation seinen Beruf als Koch nicht mehr auszuüben – er konnte die Pfannen und Töpfe nicht mehr halten. Seine Arme flatterten, die Hände fuchtelten, unentwegt. Simovic ist erst Anfang fünfzig. Er hat die Parkinson-Krankheit, sie ist bei ihm sehr früh ausgebrochen.

Das Leiden beschreibt der englische Arzt James Parkinson schon 1817 erstmals. Sein Geburtstag am 11. April ist deshalb der Welt-Parkinson-Tag. Allerdings muss man ehrlicherweise sagen: Die Parkinson-Krankheit gibt es gar nicht. Parkinson ist ein Sammelbegriff für neurologische Leiden, die mit typischen Bewegungsstörungen einhergehen, aber ganz verschiedene Ursachen haben können. In ihrer »klassischen« Form entsteht die Krankheit, wenn Nervenzellen in der winzigen sogenannten Substantia nigra, der Schwarzen Substanz, im Mittelhirn absterben. Sie produzieren den Botenstoff Dopamin, einen Neurotransmitter, wie er auch genannt wird, mit dessen Hilfe die Nervenzellen miteinander kommunizieren. Über ihre Nervenfortsätze versorgen diese Zellen viele andere Bereiche des Gehirns mit Dopamin. Zumindest in der häufigen und typischen Form der Parkinson-Krankheit gehen die empfindlichen Nervenzellen in der Schwarzen Substanz zugrunde, und es kommt am Ende zu einem Mangel an Dopamin im Gehirn. Der Botenstoff wirkt normalerweise hemmend auf andere Nervenzellen, die Bewegungen steuern. Fehlt er, entstehen Überreaktionen in den motorischen Zentren des Gehirns.

Die Folge sind dann die unentwegten unwillkürlichen Bewegungsstörungen. Man stirbt nicht an Parkinson, aber viele Patienten leiden entsetzlich, auch weil sich diese Symptome immer weiter verschlimmern. Dazu kommen eine versteifte Muskulatur, das plötzliche Einfrieren von Bewegungen, der Verlust der Mimik, viele Patienten beginnen zu nuscheln oder klagen über Gleichgewichtsstörungen. Etwa 400.000 Menschen leiden in Deutschland an dieser neurodegenerativen Erkrankung, das ergibt sich aus den Daten der Krankenkassen. Anders als Alzheimer oder Chorea Huntington können Mediziner Parkinson behandeln. Sie verabreichen den Patienten eine Vorstufe des Dopamins namens L-Dopa, das im Körper in den Botenstoff umgewandelt wird. Doch das Mittel hilft den meisten Kranken nur für eine begrenzte Zeit, und es hat belastende Nebenwirkungen.

Die Ursachen für den Tod dieser wichtigen Dopamin-Produzenten sind nicht eindeutig geklärt und wahrscheinlich vielfältig. Bei vielen Betroffenen beobachtet man (nach ihrem Tod) in der krankhaft veränderten Schwarzen Substanz Körperchen aus verklumptem Eiweiß, die Lewy Bodies. Sie bestehen aus einem Protein mit dem Namen Alpha-Synuclein. Einige Forschungsergebnisse sprechen dafür, dass eine Ursache der Parkinson-Krankheit krankhaft veränderte Alpha-Synuclein-Proteine sind, deren Aminosäurekette sich in eine falsche Form gefaltet hat.

Der Mechanismus, der diese Art der »Schüttellähmung« entstehen lässt, ist ein wiederkehrendes Phänomen, vor allem bei neurodegenerativen Erkrankungen. Öffentliche Aufmerksamkeit erzeugte dieser Prozess Ende der 1990er Jahre, als eine Rinderkrankheit zu trauriger Berühmtheit gelangte: BSE oder auch Rinderwahnsinn. Es beginnt schon in den 1980er Jahren: Vor allem in Großbritannien sterben die Wiederkäuer plötzlich an einer seltsamen Nervenkrankheit. Ihr Gehirn ist durchlöchert wie ein Schwamm. Und wenig später sterben auch die ersten Menschen an der neuen Variante der Creutzfeldt-Jakob-Krankheit. Ihre Erreger nennt die Wissenschaft Prionen. Falsch gefaltete Proteine, die eine Kettenreaktion in Gang setzen – indem sie andere Proteine ebenfalls in diese falsche Form zwingen. Bis heute ist der Auslöser dieser Epidemie nicht ganz geklärt. Die Wissenschaft macht Tiermehl verantwortlich, das an die Rinder verfüttert wurde. Diese Seuche endet erst 2002.

Doch zunehmend erhärten sich die Befunde, dass auch fehlgefaltete Synuclein-Proteine prionähnliche Eigenschaften besitzen und sich so durch den Körper verbreiten. Nach neuen Erkenntnissen könnten die fehlgefalteten Synuclein-Proteine aus dem Darm stammen und eine pathologische Kettenreaktion in Gang setzen, die schließlich das Gehirn erreicht.

Man muss ehrlich sagen, dass die Ursachen der Parkinson-Krankheit nicht verstanden sind. Wie bei vielen anderen neurodegenerativen Leiden scheinen viele verschiedene Ursachen schließlich in eine ähnliche Sammlung von Symptomen zu münden. Welche

Krankheitsprozesse und Ursachen bei Parkinson noch eine Rolle spielen – und das Leiden so vielgestaltig machen –, wird intensiv erforscht.

Es ist das Spezialgebiet von Christine Klein: »Wie bei fast allen neurodegenerativen Erkrankungen gibt es viele unterschiedliche Formen«, sagt die Neurologin. Klein ist Direktorin des Instituts für Neurogenetik an der Universität Lübeck; 2019 und 2020 war sie die Vorsitzende der Deutschen Gesellschaft für Neurologie. »Sogar innerhalb einer Familie, in der alle Betroffenen die gleiche Mutation in einem Gen tragen, sehen wir ganz unterschiedliche Veränderungen im Gehirn: Während es bei einem Mitglied das klassische Bild eines Parkinsons zeigt, gleicht es beim nächsten Verwandten eher einem Alzheimer-Fall, und der nächste entwickelt nicht einmal Lewy-Körperchen.« Auch der Beginn der Krankheit kann innerhalb einer Familie sehr unterschiedlich sein: »Der eine Bruder bekommt es mit dreißig, der andere erst mit sechzig Jahren.«

Christine Kleins bevorzugtes Beispiel ist auf den Philippinen zu beobachten: Dort grassiert auf der Insel Panay eine erbliche Form dieses Leidens, die weit überwiegend die Männer trifft: Einer unter 4.000 Männern erkrankt dort an dem X-chromosomalen Dystonie-Parkinson-Syndrom. Die Krankheit wird zwar rezessiv vererbt, aber der verantwortliche Genfehler liegt auf dem X-Chromosom. Männer, die den Defekt geerbt haben, können ihn nicht mit einem zweiten gesunden Gen auf dem anderen X-Chromosom kompensieren. Das Gen heiß TAF1, und es ist eine RNA-Polymerase, also ein Enzym, das RNA-Moleküle von der DNA abschreibt. Bei den Betroffenen setzen im Erwachsenenalter – zu ganz verschiedenen Zeitpunkten – an einzelnen isolierten Körperstellen unkontrollierbare Bewegungsstörungen ein, am häufigsten an Kiefer, Hals und Augen. Die Erkrankten haben Probleme, den Mund kontrolliert zu öffnen oder zu schließen, und stecken unwillkürlich die Zunge weit aus dem Mund. Die Störung breitet sich nach und nach über den ganzen Körper aus. Andere Betroffene dagegen entwickeln von Beginn an eine »klassische« Form von Parkinson – das große Zittern zeigt sich an Armen, Kopf und Beinen. So unterschiedlich wie die Symptome bei den einzelnen Erkrankten ist auch der Verlauf. Die am schwersten Betroffenen haben eine deutlich verkürzte Lebenserwartung und sterben an Atemversagen. Es gibt keine Heilung für diese Form von Parkinson. Verschiedene Medikamente können aber, je nach Symptomen eingesetzt, vorübergehend die Beschwerden lindern. Bei einigen schwer erkrankten Patienten kann auch eine Tiefe Hirnstimulation helfen – wie bei Juvica Simovic.

Bei den meisten Patienten beginnen die Symptome allerdings erst mit etwa 60 Jahren. Simovic aber erkrankte bereits in jungen Jahren, genauso wie der bekannte amerikanische Schauspieler Michael J. Fox, der nach seiner Diagnose eine Stiftung gründet, die Forschung an Parkinson finanziert. Nach den Erfahrungswerten der Neurologen nimmt das Leiden einen besonders schweren Verlauf, wenn die Symptome bereits früh im Leben einsetzen.

Simovic geht es 2002 schon sehr schlecht, sein Medikament hilft längst nicht mehr. In den Jahren zuvor aber hat es in der Hirnforschung eine weitreichende Entwicklung gegeben. Mit feinen Sonden, die chirurgisch tief im Gehirn platziert werden, kann man Nervenzellen reizen. Mit winzigen Stromstößen, die die umliegenden Nervenzellen stimulieren und damit die Symptome beseitigen. Seine Ärzte wollen nun diese letzte Karte ausspielen, bei einem Eingriff im Gehirn. Deshalb liegt Simovic 2003 im Uniklinikum Köln auf dem OP-Tisch. Millimetergenau wird die dünne Nadel auf einem zuvor genau berechneten Weg zu der richtigen Stelle in seinem Kopf eingeführt. Simovic ist wach, er hat nur eine örtliche Betäubung bekommen. Er weiß, dass gerade ein Loch als Zugang in seine Schädeldecke gefräst wird. Das Hirn selbst ist nicht schmerzempfindlich. Das ist ein Glück, denn der Patient muss mitarbeiten. Damit die Operateure sicher sind, dass sie keine Verletzungen erzeugen, lassen sie ihn die Wochentage aufsagen und rückwärts zählen. Seine Hände aber flattern die ganze Zeit – bis die Neurochirurgen fertig sind. Ob es funktioniert? Der Elektrophysiologe im OP-Team dreht vorsichtig die Stromversorgung hoch. Simovics Hände sind auf einmal völlig ruhig. Diese Operation ist das allerletzte Mittel der Medizin, und bei Simovic hat es geholfen.

Eine Hirnoperation ist ein schwerwiegender Eingriff, und beileibe nicht jeder Parkinson-Patient, auch wenn schwer krank, kommt dafür infrage. Bessere Medikamente sind also dringend nötig. Doch es ist einleuchtend, dass bei so einer komplexen Krankheit neue Therapien nur schwer zu entwickeln sind. Aber es gibt Versuche: Der japanische Pharmakonzern Takeda hat 2018 eine Allianz mit dem Antisense-Spezialisten Wave Life Sciences geschlossen, um solche kurzen Nukleotide zu entwickeln, die mutierte mRNAs stilllegen sollen – bei genetisch verursachtem Parkinson, aber auch bei Huntington oder der Krankheit von Stephen Hawking: ALS.

An Patienten geprüft wird bereits eine Antisense-Therapie gegen eine Form der Parkinson-Krankheit, die durch genetische Defekte im Gen LRRK2 hervorgerufen wird. Das Antisense-Molekül hat die US-amerikanische Firma Denali Therapeutics entwickelt, die sich auf degenerative Krankheiten spezialisierte. Der Pharmariese Biogen hat über eine Milliarde Dollar für die Zugriffsrechte auf diesen RNA-Kandidaten investiert.

Parkinson ist nach Alzheimer die häufigste neurodegenerative Erkrankung. Aber es gibt Dutzende weitere dieser schrecklichen Leiden. Heilbar ist bisher keine, viele sind tödlich, und behandelt werden können nur ganz wenige. Darunter sind verschiedene Formen von Ataxien, Frontotemporale Demenz oder amyotrophe Lateralsklerose. Ihre genetischen Ursachen sind oft sehr vielfältig, und bei den wenigsten verstehen Wissenschaftler die Ursachen vollständig. Ob es jemals Therapien geben wird, kann man heute noch nicht sagen.

Huntington – wenn aufgeblähte Gene das Gehirn zerstören

Leider gilt diese Erkenntnis nicht nur für die Parkinson-Erkrankung, sondern auch für sehr viele andere degenerative Krankheiten. Sie sind viel seltener, aber ebenso gefürchtet: Sie zerstören das Gehirn oder das Nervensystem, verursachen eine fortschreitende Lähmung des gesamten Körpers, Demenz oder schwere Bewegungsstörungen. Die meisten dieser furchtbaren Leiden sind in der Öffentlichkeit kaum bekannt. Behandelbar sind bislang die wenigsten. Doch bei einer von ihnen gibt es, nach einer großen Enttäuschung, seit 2020 wieder Hoffnung: Chorea Huntington.

Diese schlimme Krankheit und die Veranlagung dazu wird meistens vererbt und liegt wie ein Fluch über den betroffenen Familien. Sie prägt auch die tragische Geschichte der Familie Guthrie in den Vereinigten Staaten. Woodrow Wilson »Woody« Guthrie ist ab den 1940er Jahren der wohl bedeutendste Folk-Musiker seiner Zeit; von ihm stammt der für die USA geradezu ikonische Song »This land is your land«. Schon von der großen Wirtschaftskrise nach dem Schwarzen Freitag von 1929 wird die Familie hart getroffen; Woodys Vater Charley, der den Lebensunterhalt der Familie als Musikant und Lokalpolitiker, als Spekulant und Preisboxer verdient, verliert seinen gesamten Besitz. Dann brennt das Haus der Familie, Woodys Schwester Clara erleidet schwere Verbrennungen und stirbt noch am selben Tag – eine Tragödie, unter der der Musiker ein Leben lang leiden wird –, und auch Woodys Vater wird schwer verletzt. Es ist nicht bewiesen, aber man vermutet, dass seine Mutter ihren Mann mit Kerosin übergossen und angezündet hat.

Weil sie schon länger merkwürdige Verhaltensweisen gezeigt hat, wird sie in eine Klinik eingewiesen. Ihre Aggression und irritierenden Wesensveränderungen sind die ersten Anzeichen ihrer Krankheit. Bei seinem letzten Besuch in der Heilanstalt erkennt sie ihren Sohn nicht mehr und stirbt bald darauf. Auch Woody Guthrie wird ihr Schicksal teilen. Wie seine Mutter erkrankt er und stirbt geistig umnachtet mit nur 55 Jahren in New York. Woodys Sohn Arlo hingegen, wie sein Vater ein bekannter Folk-Sänger, bleibt verschont. Er hat das Gen, das seine Vorfahren umbrachte, nicht geerbt. Es ist dies ein Gen, das die Huntington-Krankheit auslöst.

Dieses Nervenleiden befällt etwa zwölf von 100.000 Menschen und wird dominant vererbt. Die Symptome zeigen sich meist im mittleren Lebensalter, können aber auch schon in jungen Jahren oder erst im Alter einsetzen: Charakteristisch sind Verhaltensauffälligkeiten wie Aggressivität und psychische Probleme, dann setzt eine typische (choreiforme) unwillkürliche und fortschreitende Bewegungsstörung ein. Die Betroffenen grimassieren und wedeln mit den Händen. Schließlich kommt es zu einer zunehmenden Demenz, die immer tödlich endet.

Der New Yorker Arzt George Huntington beschrieb schon 1872 die Erkrankung und ihren Erbmodus im *Medical and Surgical Reporter*. Er ist da erst knapp 22 Jahre alt. In den 1980er Jahren beginnt die Suche nach der Ursache – und bleibt mit den damals noch begrenzten Möglichkeiten der Genetiker eine zähe Angelegenheit. Immerhin gelingt es James Gusella und seinen Kollegen an der Harvard Medical School 1983 festzustellen, auf welchem Chromosom sich das fehlerhafte Gen befinden muss: Es ist Chromosom 4. Daraufhin schließen sich viele Arbeitsgruppen zu einem Konsortium zusammen, um die Erbanlage endlich zu finden. Sie identifizieren das Huntington-Gen schließlich 1993. Es kodiert für das Protein Huntingtin (HTT), ein Eiweiß mit vielfältigen Aufgaben, auch bei der Entwicklung des Nervensystems.

Als die Wissenschaftler des Huntington-Konsortiums das HTT-Gen genauer unter die Lupe nehmen, entdecken sie eine merkwürdige Folge von DNA-Buchstaben in dessen Anfangsregion, die sich immer wiederholt: CAG CAG CAG CAG. Sie finden sie bei gesunden Menschen und auch bei Huntington-Patienten. Doch Kranke besitzen mindestens 36 dieser Wiederholungen, manche mehr als

200. Und je länger diese CAG-Trakte sind, desto früher bricht die Krankheit aus. Gesunde dagegen haben höchstens 35 oder weniger CAG-Wiederholungen. Dieses auffällige Muster hat eine Konsequenz: CAG ist der Code für die Aminosäure Glutamin; der Genabschnitt diktiert also eine Folge von bis zu 35 Glutaminen im Protein, einen sogenannten Poly-Glu-Trakt im HTT-Protein. Doch bei Huntington-Kranken ist diese Glutamin-Folge länger, damit wird das Protein toxisch und löst eine ganze Reihe von Störungen in der Nervenzelle aus.

Die Genetiker nennen solche Folgen im Erbgut »tandem repeats«, weil sie immer direkt aufeinander folgen. Diese Tandem-Wiederholungen haben eine bedenkliche Eigenschaft: Sie sind bei der Verdoppelung der DNA während der Bildung von Spermien und Eizellen besonders fehleranfällig und können sich immer weiter verlängern. Und so passiert es, dass manche Menschen mit der erblichen Veranlagung für die Huntington-Krankheit schon geboren werden.

Diese Erbanlage ist evolutionär uralt – schon Seeigel besitzen sie. Interessanterweise ist die Länge der CAG-Wiederholung mit der Höherentwicklung der Wirbeltier-Nervensysteme immer weiter angestiegen, und Menschen haben im Durchschnitt die längsten CAG-Repeats in diesem Gen. Weil aber diese Regionen nicht stabil sind, gibt es zwischen einzelnen – auch gesunden – Menschen deutliche Unterschiede. Wissenschaftler haben Hinweise darauf gefunden, dass intelligentere Menschen auch längere CAG-Trakte im Huntingtin-Gen besitzen.

Mehr als 35 CAGs hintereinander im HTT-Gen sind allerdings ein Todesurteil. Doch das veränderte Eiweiß ist wohl nicht der einzige Schuldige; auch die veränderte mRNA mit mehr als 35 CAG-Wiederholungen ist offenbar bereits toxisch. Das zeigten jedenfalls Versuche an Tieren, die nur die mRNA, aber nicht das Protein bilden können – auch sie werden krank. Es ist nicht ganz klar, was die krankhaft lange RNA in menschlichen Nervenzellen genau anrichtet, aber nach Experimenten an Tieren und in Zellkulturen vermuten die Wissenschaftler, dass sie an Proteine in der Zelle bindet und

174

deren Funktion behindert. Außerdem können sich diese mutierten mRNAs offenbar auch aneinander binden und Aggregate bilden, die für die Zellen toxisch sind.

Ob nun das veränderte Protein die Ursache für die Huntington-Krankheit ist oder die mRNA oder beides zusammen: Für eine wirksame Behandlung würde es genügen, die mRNA zu blockieren und ihren Abbau einzuleiten. Und genau das versuchen Wissenschaftler beim Pharmakonzern Novartis seit 2018. Zunächst hatte aber die Konkurrenz die Nase vorn: Der Pharmariese Roche testete eine Antisense-Therapie von Ionis, die verhindern soll, dass die Huntingtin-mRNA zur Herstellung des mit gefährlich langen Poly-Glutamin-trakten versehenen Proteins genutzt werden kann. Zunächst läuft alles gut.

Doch in der entscheidenden dritten Phase der Prüfung erlischt die Hoffnung, damit ein Mittel gegen das fatale Leiden in der Hand zu haben. Das Medikament hilft nicht; schlimmer noch, der Zustand der Probanden verschlechtert sich sogar. Man muss zwar nicht die Studie, aber die Therapie beenden. Das heißt, die kranken Teilnehmer erhalten nun zwar keinen Wirkstoff mehr, aber sie werden weiterhin genau beobachtet. Roche will erfahren, was den Fehlschlag verursacht hat.

Und so mutet im Herbst 2021 der andere Schweizer Pharmariese Novartis wie ein Glückspilz an. Der Konzern hat tatsächlich Dusel – und mit ihm vielleicht viele Huntington-Patienten. Es ist eine Geschichte, die in der Medikamentenentwicklung gar nicht so selten vorkommt. Bei den Tests seines noch in der Entwicklung befindlichen RNA-Medikaments Branaplam gegen die spinale Muskelatrophie entdeckten die Pharmaforscher im Blut der kranken Kinder zufällig etwas Spektakuläres: Bei den SMA-kranken Kindern wird im Rahmen der Behandlung auch die Menge an Huntingtin-Protein gemessen – die sinkt unter dem Einfluss der Therapie um etwa ein Drittel. Diese Ergebnisse stellt der Novartis-Forscher Rajeev Sivasankaran im April 2021 bei der jährlichen Huntington Disease Therapeutics Conference vor, die gewöhnlich in Palm Springs abgehalten wird, in diesem Jahr aber virtuell stattfindet. Des Rätsels Lösung ist ein großer Zufall. Die Nukleotide in Branaplam bindet sich auch an die mRNA für Huntingtin und sorgt dafür, dass ein Stoppsignal in ihr erhalten bleibt: Mach kein Eiweiß aus mir!

Diesen hoffnungsvollen Effekt wollen die Forscher bei Novartis nun weiter beobachten und untersuchen. Bestätigt er sich bei den kleinen SMA-Patienten, könnte Branaplam schließlich auch eine Behandlungsmöglichkeit für die erwachsenen Huntington-Kranken werden. Das muss dann jedoch erst in zukünftigen Studien geprüft werden. In Mäusen, denen die gefährliche Form des Huntington-Gens eingepflanzt wurde, hat Branaplam jedenfalls bereits den gleichen Effekt erzeugt. Novartis, sagt Sivasankaran, habe mit der Planung dieser Studien schon begonnen. Sollte das Molekül auf diese Weise zu einem wirksamen Medikament gegen die Huntington-Krankheit werden? Es wäre wie ein Wunder.

So ein fast magisches Ereignis wünscht man sich auch für Menschen, die an einer der bekanntesten Nervenkrankheiten leiden: amyotrophe Lateralsklerose, an der der berühmte Physiker und Philosoph Stephen Hawking erkrankte. Denn die Hoffnungen, die der Pharmakonzern Biogen auf eine Antisense-Therapie gegen ALS setzte, sind im Herbst 2021 vorerst zerstoben. Bei ersten Versuchen sah es so aus, als ob man der kriechenden Lähmung, die über Jahre den gesamten Körper erfasst und für die den Erkrankten oft nur das Wort »Gefängnis« einfällt, eventuell beikommen könnte. Doch innerhalb weniger Monate wurden diese Aussichten zunichtegemacht. Bei 60 Patienten mit rapide fortschreitender ALS zeigt die Antisense-Therapie keinen Vorteil gegenüber der Placebogruppe. Biogens Taktik aber bleibt die gleiche: Wie beim Alzheimer-Medikament sucht man nun nach Daten, die eine Wirksamkeit belegen. Eine Argumentation lautet: Man habe die Daten zu früh erhoben. Just in dem Moment, an dem man die Studie beendet habe, sei eine Trendumkehr zu beobachten gewesen.

Was man hier als Fazit festhalten muss: Wie bei Krebs sind schnelle Durchbrüche bei Erkrankungen des Gehirns nicht so leicht zu erzielen. Der Fortschritt wird auch hier nur Stück für Stück kommen. Doch ein Weg ist vorgezeichnet – in die Welt einer neuen Medizin.

Kapitel 6

Auf Leben und Tod – die Zukunft der RNA-Medizin

Es gibt einigen Grund, mit Ehrfurcht auf dieses Molekül zu blicken: Ribonukleinsäure, kurz RNA. Sie ist der ganz zentrale Akteur in allen lebenden Zellen. Aber sie bildet auch das entscheidende Element vieler Viren, wie etwa der Coronaviren. Das hat einen Grund. Die ersten RNA-Moleküle entstanden schon vor mehr als vier Milliarden Jahren, lange bevor sich das erste Leben entwickelte – auf einer Erde, die so ganz anders aussah als heute.

Die Erde war davor von einem massiven Einschlag eines Protoplaneten aus dem noch jungen Sonnensystem getroffen worden, der die gesamte Erdkruste in glühendes Magma verwandelte. Viele Millionen Jahre später erst ist der Planet wieder so weit abgekühlt, dass flüssiges Wasser existieren kann, und der unablässige Regen lässt schließlich einen gewaltigen planetaren Ozean entstehen. Auf dessen Grund, in heißen Quellen, bilden sich die ersten Biomoleküle. Ohne diesen wundersamen Zusammenschluss von chemischen Strukturen würde es die lebendige Natur nicht geben. Auch Viren nicht, die aber als solche eigentlich nicht lebendig sind.

Ribonukleinsäure ist nicht weniger als der erste Informationsträger. Sie entwickelt sich zu einer Zeit, in der Evolution nichts weiter ist als die zufällige Kombination neuer chemischer Strukturen. Doch sie wird sich zu den frühesten Erbmolekülen auf dem Planeten entwickeln.

Die Ereignisse zu jener Zeit werden wir wohl nie mit völliger Sicherheit rekonstruieren können, doch Wissenschaftler haben inzwischen – und ohne dass die Öffentlichkeit davon weiter Notiz genommen hätte – ein ziemlich robustes Szenario der Entstehung des

Lebens entworfen: Nach Formierung der ersten kodierenden RNAs gibt es in den noch abiotischen Reaktionsräumen der porösen Ablagerungen hydrothermaler Quellen auf dem Meeresgrund bereits Kooperation zwischen ihnen. Manche RNAs besitzen den Code für frühe Eiweißfabriken oder sind selbst ein Bestandteil dessen. Manche tragen die Information für die frühen Eiweiße, die eine primitive Art der Energieerzeugung ermöglichen. Andere verfügen etwa über die Information für die ersten Kopierenzyme für RNA. So entstehen die ersten geordneten Prozesse in biologischen Systemen, die noch keine Zellen sind.

Doch es gibt auch andere RNAs. Sie kooperieren nicht, sondern benutzen die Enzyme, die Stoffwechselenergie der anderen für einen einzigen Zweck – um sich selbst zu vermehren. Diese »egoistischen« RNAs sind die ersten Parasiten, aus ihnen entstehen die Viren. Und sie werden das Leben von da an für immer begleiten. Aber mehr noch: Sie haben das Leben auch geformt. Ohne sie wäre die Evolution, so wie wir sie kennen, gar nicht möglich gewesen. Wir Menschen tragen mehr Gene mit viralem Ursprung in unserem Erbgut, als wir von unseren bakteriellen Ahnen geerbt haben.

Heute existieren viele Viren, deren Erbmolekül aus DNA besteht, etwa das des inzwischen ausgerotteten Pockenerregers oder das lästige Herpes simplex, das womöglich nicht nur unangenehm, sondern tatsächlich gefährlich ist, steht es doch im Verdacht, an der Alzheimer-Demenz als Ursache beteiligt zu sein. Doch viele der besonders gefürchteten Erreger sind bis heute RNA-Viren: Nicht nur die Corona- und Influenzaviren, auch das HI-Virus, die Erreger der Tollwut, von Ebola, das Hepatitis-C-Virus, die Verursacher der Masern oder von Polio, auch des Dengue- und Lassafiebers, des Gelbfiebers oder das Zika-Virus gehören zu den für Menschen sehr gefährlichen RNA-Viren. Nur gegen einige dieser Erreger stehen Impfstoffe zur Verfügung, aber vor allem beim HI-Virus und vielen anderen sind die Bemühungen der Impfstoffentwickler bislang gescheitert. Und wir werden nie sicher sein vor neuen Erregern, das haben uns Covid-19, Sars, Mers, Aids und andere Erkrankungen drastisch vor Augen geführt. Denn die Welt ist voller Viren – und es wird immer welche geben, die uns gefährlich werden können.

Deshalb hat der schnelle Erfolg der mRNA-Impfungen gegen das neue Coronavirus bei Wissenschaftlern und Pharmafirmen so große Euphorie erzeugt – und die Hoffnung, sie mithilfe just des Moleküls, das die Erreger so gefährlich macht, bekämpfen zu können. Bei manchen geht der Ehrgeiz sogar noch viel weiter: Das große Ziel der Forschungen sind universelle Impfstoffe – ein Vakzin gegen alle Arten von Influenza etwa oder gegen alle gefährlichen Coronaviren. Andere, so auch das deutsche Unternehmen CureVac, erforschen RNA-Impfstoffe gegen die bakterielle Infektionskrankheit Tuberkulose und die von einzelligen Parasiten hervorgerufene Malaria. Doch das ist nicht alles: Die mRNA-Technik weckt auch wieder Hoffnung für Menschen mit seltenen genetischen Erkrankungen. Denn sie lässt sich nicht nur für Impfstoffe verwenden, sondern auch als ein Mittel, um defekte Gene zu ersetzen oder das marodierende Immunsystem bei Menschen mit Autoimmunleiden zu bändigen. Und die mRNA-Unternehmen haben nicht zuletzt auch den wohl gefürchtetsten Feind des Menschen im Visier: Alterskrankheiten und das Alter selbst.

Der Kampf gegen Mikroorganismen und Viren – die neuen Impfungen

Schon im Sommer 2021 keimen erste Zweifel auf, ob die so erfolgreichen mRNA-Impfstoffe von BioNTech und Moderna die Menschheit auf Dauer ausreichend vor Corona-Infektionen schützen können. Zu dieser Zeit verbreitet sich eine neue Variante von Sars-CoV-2 auf der Welt. Sie weist eine ganze Reihe von Mutationen im Erbgut auf, die Experten Sorgen bereitet. Bald ist die sogenannte Delta-Variante in vielen Regionen der Welt der dominante Erreger. Im Juli zeigen die Daten des israelischen Gesundheitsministeriums, dass die BioNTec-Impfung nach einem Jahr an Schutzwirkung verliert. So etwas hatten Fachleute erwartet, wenngleich nicht so schnell. RNA-Viren mit ihrem ziemlich instabilen Erbgut mutieren schnell. Und dabei setzen sich solche durch, die infektiöser sind, und solche, die eine bereits bestehende Immunität in der Bevölkerung durchbrechen können. Man könnte sagen, das Virus perfektioniert sich durch Mutation und Auslese, bis es optimal an uns Menschen angepasst ist. Das Masernvirus hat das offenbar längst geschafft. Es ist hoch ansteckend, aber es mutiert nicht weiter, obwohl die allermeisten Menschen geimpft sind. Jede weitere Mutation würde es womöglich schwächen. Allerdings gibt es einen Unterschied zu Coronaviren. Eine Maserninfektion oder die Impfung dagegen erzeugt einen lebenslangen Immunschutz. Das wird wohl bei Sars-CoV-2 nicht so sein. Unsere Erfahrungen mit den harmlosen endemischen Erkältungs-Coronaviren zeigen: Etwa drei Jahre nach so einer lästigen Ansteckung ist die Immunität dahin, und man kann sich erneut anstecken. Das dürfte bei Sars-CoV-2 nicht anders sein. Und es ist offen, ob die Delta-Variante schon der letzte Trumpf des Erregers ist. Möglicherweise kann er noch ansteckendere Varianten hervorbringen.

Ein interner Bericht der amerikanischen Seuchenschutzbehörde CDC gelangte Anfang August 2021 in die Medien: Die Delta-Variante sei inzwischen so ansteckend wie die Windpocken, halten die US-Fachleute darin fest. Windpocken! Als der ursprüngliche Covid-19-Erreger in Wuhan 2019 ausbrach, lag die sogenannte Basisreproduktionszahl R_0 bei 3; das bedeutet, ein Infizierter steckt durchschnittlich drei andere Menschen an, wenn keine Maßnahmen wie Abstand halten oder Maskenpflicht gelten. Bei den Windpocken liegt diese Zahl zwischen 10 und 12, bei Masern zwischen 12 und 18. Mit der Delta-Variante hätte das Virus also seine Infektiosität vervierfacht. Damit wird klar: Ein Update der mRNA-Vakzine wird nötig sein.

Die nächste Generation

Nun zeigt sich erneut der große Vorteil der mRNA-Technik: ihre Geschwindigkeit und Vielseitigkeit. Denn die mRNA kann nach Belieben verändert und an Mutationen angepasst werden. Deshalb spricht man bei der Technologie von »plug and play«; man muss nur die angepasste mRNA in die Fettbläschen laden und kann weiterimpfen.

BioNTech und sein Partner Pfizer haben sich bereits vorbereitet und verkünden, schon im August 2021 ein Vakzin-Update an Freiwilligen testen zu wollen – einen modifizierten Impfstoff, der die Mutationen im Genom der neuen Delta-Variante enthält.

Der Konkurrent Moderna testet seinerseits ebenfalls neue Vakzine gegen Varianten des Coronavirus, macht aber gleichzeitig an einer anderen Front Schlagzeilen: bei der Influenza.

Bei dem umgangssprachlichen Wort Grippe denken viele Menschen an die winterlichen Erkältungen mit Schnupfen, Halsschmerzen und etwas Fieber. Diese Atemwegsinfektionen werden von einer Vielzahl von Viren ausgelöst. Auch eine Influenza kann relativ harmlos verlaufen, doch oft wird sie gefährlich, führt zu Lungenentzündungen, Behandlung auf der Intensivstation und auch zum Tod. Man darf nicht vergessen – auch an der »normalen« Influenza sterben in Deutschland in jedem Winter Zehntausende vorwiegend alte Menschen. Im Winter 2017/18 waren es allein in Deutschland über 25.000 Todesopfer. Weltweit fallen zwischen 290.000 und 650.000 Menschen im Jahr der Influenza zum Opfer, schätzt die Weltgesundheitsorganisation WHO. Wie verheerend die Influenza zuschlagen kann, hat die Menschheit vor gut hundert Jahren erleben müssen, als die Spanische Grippe (die in Wahrheit wohl aus Nordamerika kam) um die Welt zog und 50 Millionen, womöglich sogar 80 Millionen Menschen das Leben kostete. Die Vereinigten Staaten haben im Ersten Weltkrieg mehr GIs durch dieses Virus verloren als durch die Kampfhandlungen.

Die zu erwartenden Influenza-Wellen in den Wintern der kommenden Jahre machen vielen Infektions-Experten bereits im Spätsommer 2021 große Sorgen. Denn seit Beginn der Pandemie sind sie weitgehend ausgeblieben – auch durch die weltweiten Corona-Bekämpfungsmaßnahmen. Das bedeutet aber: Die Immunität gegen Influenzaviren ist in der Bevölkerung deutlich gesunken, unter den Kindern sind viele noch nie mit Grippe in Berührung gekommen. Das Bundesgesundheitsministerium hat daher vorsorglich etwa sechs Millionen mehr Impfdosen bestellt als gewöhnlich. Und auch die mRNA-Pioniere ahnen wohl schon im Sommer, was auf da auf die Welt zukommen könnte: Sowohl Moderna als auch der Pharmakonzern Sanofi testen bereits im Herbst 2021 ihre mRNA-Impfstoffe gegen die heraufziehenden Grippewellen. Dass diese Sorge nicht unbegründet ist, zeigte sich spätestens im November vergangenen Jahres. Die Kinderkrankenhäuser füllten sich – auch die Intensivstationen. Aber nicht, weil das Coronavirus den umgeimpften jüngeren Mädchen und Jungen zusetzte. Es sind andere Erkältungsviren, etwa das RSV (Syncytial Respiratory Virus), die vor allem Babys und Kleinkindern gefährlich werden; RSV ist für Erwachsene weitgehend harmlos, aber Neugeborene und Säuglinge können an dieser Infektion durchaus sterben.

Moderna will dieser Gefahr mit einer neuen Kombinationsimpfung begegnen: Das Vakzin besteht aus sechs mRNAs gegen drei Viren – zwei immunisieren gegen RSV, je zwei weitere dienen zur Auffrischung der Immunität gegen Sars-CoV-2 und gegen Influenza. Im September 2021 veröffentlicht das Unternehmen erste Ergebnisse aus Tierversuchen: In Mäusen erzeugt die Impfung sehr hohe Antikörperspiegel im Blut der Tiere. Solche Kombi-Vakzine können die Antwort auf die Sorge der Fachleute sein: Sie warnen vehement vor der nächsten Pandemie. Sollten in den kommenden Jahren aggressive Influenza-Stämme um die Welt ziehen, so könnten wir neben den Corona-Fällen mit sehr vielen schweren Grippe-Erkrankungen zu kämpfen haben. Und auch neue Covid-19-Wellen und RSV-Infektionen drohen dann womöglich.

Erst der Schock der Covid-19-Krise hat uns nachdrücklich vor Augen geführt, dass auch wir in den entwickelten Industriestaaten keineswegs sicher sind vor tödlichen Erregern. Schon im März 2021 hat die Weltgesundheitsorganisation WHO ihre Empfehlungen für den diesjährigen Grippe-Impfstoff herausgegeben. Er wird in jedem Jahr etwas angepasst, um den bestmöglichen Schutz vor allem für Ältere zu erreichen. Dazu beobachtet ein weltweites Netzwerk von Wissenschaftlern genau, welche Influenza-Stämme gerade zirkulieren, und bestimmt, welche wohl dann im Winter vorherrschen werden. Das klappt allerdings – weil auch etwas Prophetie im Spiel ist – nicht immer gleich gut. Es ist kaum vorstellbar, doch die meisten Grippe-Impfviren werden heute nicht anders hergestellt, als vor dreißig Jahren: in Hühnereiern! Danach werden die für die Immunisierung benötigten Virus-Eiweiße aufgearbeitet. Man kann sich leicht vorstellen, dass dies ein zeitraubender Prozess ist, die Hersteller müssen viele Monate vor Beginn der Impfungen mit der Produktion beginnen. Dieses große Zeitfenster macht aber wiederum die Vorhersage, gegen welche Influenza-Typen man am besten impft, besonders schwierig.

Im zweiten Pandemie-Jahr hat Moderna damit begonnen, seine mRNA-Technik auf Grippeimpfungen auszuweiten. Anfang Juli bekamen die ersten von 180 Freiwilligen die Spritze. Es ist erst die sogenannte Phase-2-Studie, in der vor allem Sicherheit, Dosis und Immunantwort überprüft wird. Besteht Modernas Kandidat alle Tests, so wäre es der allererste mRNA-Impfstoff gegen die Grippe. Auch BioNTech arbeitet an genau so einem mRNA-Impfstoff, ebenso wie eine ganze Reihe anderer Unternehmen, etwa Sanofi und sein inzwischen übernommener Partner, die mRNA-Company Translate Bio. Im Vergleich zu den Herstellern herkömmlicher Verfahren wären diese Unternehmen deutlich im Vorteil: mRNA-Impfstoffe könnten viel schneller produziert und daher besser an die aktuellen Influenza-Stämme angepasst werden, die im Winter zirkulieren werden. Schon deshalb dürften sie auch deutlich effektiver sein als die herkömmlichen Impfstoffe. Die in Eiern oder Zellkulturen erbrüteten Grippeimpfungen erreichen in der Regel nur einen Schutz von 40 bis 60 Prozent.

Das große Ziel der Impfstoff-Forscher aber ist noch viel ehrgeiziger, bei Influenza wie auch bei Coronaviren: Es ist das Pan-Vakzin, ein universeller Impfstoff, der gegen alle Subtypen der Erreger schützt. Beide Virusarten haben einige unangenehme Eigenschaften gemeinsam: Ihr Erbgut besteht aus RNA, daher mutieren sie relativ schnell; wie schnell das gehen kann, haben wir in der Pandemie erlebt, als laufend neue Varianten auftauchten und das Infektionsgeschehen dominierten. Hinzu kommt noch, dass beide Viren über besondere Mechanismen verfügen, mit deren Hilfe sie sich wandeln. Einerseits mutiert ihr Erbgut an einzelnen Stellen, wodurch sich Virusproteine wandeln, die unser Immunsystem von vorherigen Infektionen eigentlich schon kennt. Bei Influenza-A-Viren ist das RNA-Genom außerdem in acht Segmente unterteilt. Treffen sich zwei Viren in einer Zelle eines infizierten Tieres oder Menschen, so tauschen sie Bruchstücke einfach aus. Dabei können ganz neue Influenza-Stämme entstehen, die für die Abwehr der Menschen unbekannte Gegner sind. Das war etwa 1956 und 1957 bei der Asiatischen Grippe der Fall oder auch 2009 bei der Schweinegrippe.

Wäre es also nicht wunderbar, ein universelles Vakzin gegen die Grippe zu haben, das vielleicht nur alle zehn Jahre aufgefrischt werden muss? Diesen Traum haben die Wissenschaftler trotz jahrzehntelanger Mühen bisher jedoch nicht verwirklichen können. Die mRNA-Technik aber ist nun ein ideales Werkzeug dafür.

Das Ende der Grippe?

Ein wirklich universeller Grippe-Impfstoff, der gegen alle Arten von Influenzaviren schützt, ist eine enorme Herausforderung. Nicht nur die Wandlungsfähigkeit der Erreger ist der Grund dafür, dass Menschen über sechzig Jahre immer wieder im Herbst vom Hausarzt zur Impfung gebeten werden. Eine jährliche Immunisierung ist auch nötig, weil der Immunschutz nach dem Piks recht schnell wieder abfällt. Will man das Ziel erreichen, vielleicht nur alle paar Jahre ein universelles Grippe-Vakzin zur Auffrischung der Immunität zu benötigen, müsste es das immunologische Gedächtnis unserer Verteidigung viel stärker trainieren. Das Gedächtnis besteht aus speziellen Zellen der Immunabwehr, einer bestimmten Art von T-Zellen. Sie halten sich in den Lymphknoten auf; sobald sie erneut Kontakt mit einem ihnen bekannten Erreger bekommen, vermehren sie sich sofort und rasant. Damit startet dann die Attacke des gesamten Immunsystems, mit Antikörpern, mit Makrophagen, den Fresszellen, und mit zytotoxischen Abwehrzellen, die bereits befallene Körperzellen abtöten, damit keine weiteren Viren entstehen.

Aber wie schafft man es, dass ein Impfstoff gegen alle oder zumindest viele Influenza-Typen immunisiert? Ein schwieriges Problem, an dem viele Versuche bislang gescheitert sind. Die menschliche Immunabwehr erkennt und bekämpft vor allem eine ganz bestimmte Struktur in einem äußeren Eiweiß dieser Viren, dem Hämagglutinin. Es besteht, ganz grob gesprochen, aus einem Stiel und einem kugeligen Kopf, der für Antikörper gut zugänglich ist und in erster Linie attackiert wird. Leider ist genau dieser Teil des Influenza-Proteins besonders variabel, weil das entsprechende Gen in diesem Bereich mutieren kann, ohne dass die Funktion des Hämagglutinins bei der Infektion behindert wird. Impfstoffe, die diesen Kopf des Hämagglutinins enthalten, werden also zwar eine Immunantwort erzeugen, aber vorwiegend nur ein enges Spektrum von Influenzaviren abwehren.

Nun sind aber Influenzaviren, wie alle viralen Erreger eigentlich nur biologische Maschinen, die erst im Inneren einer befallenen Zelle zu einer Art Leben erwachen, nämlich wenn sie sich vermehren. Und wie bei jeder Maschine gibt es Bestandteile, die sich nicht verändern können, ohne dass sie funktionsunfähig wird. Das gilt zum Beispiel für den Stiel des Hämagglutinins. Dieser Teil verändert sich kaum durch Mutationen im Virusgenom. Das gilt auch für andere virale Gene, die etwa Enzyme kodieren, die das RNA-Erbgut vermehren oder die Proteine spalten. Leider sind gerade diese Virus-Eiweiße nicht besonders gut darin, eine starke Immunreaktion zu provozieren.

Dennoch versucht eine ganze Reihe von Unternehmen, aus solchen »konservierten« Eiweißstrukturen des Virus neue Grippe-Impfstoffe zu konzipieren. Und tatsächlich gibt es solche Impfstoff-

Kandidaten bereits, die mit eher herkömmlichen Technologien entwickelt wurden: Man kann tatsächlich darauf hoffen, dass sie einen verbreiterten Schutz gegen verschiedene Influenza-Typen erzeugen werden. Die Aussicht auf einen wirklich universellen Impfstoff dürften sie jedoch nicht erfüllen.

Es gibt aber viele Gründe dafür, dass mRNA-Impfstoffe dieses Ziel einmal erreichen könnten. Sie können ja nicht nur sehr viel schneller entwickelt und produziert werden als konventionelle Grippe-Impfstoffe; allesamt haben sie auch eine gemeinsame Stärke: die Lipidnanopartikel. Die Fettbläschen, in denen die RNA-Fracht verpackt ist, dienen einerseits dem Transport und der Ablieferung in die Zielzellen des Körpers. Denn bei der Injektion gelangen sie sofort in die feinen Lymphbahnen der Muskulatur, werden schnell in die nächstgelegenen Lymphknoten gespült, wo die dendritischen Zellen des Immunsystems schon warten. Sie nehmen die Fracht auf, produzieren das von der mRNA kodierte Protein und stellen damit die anderen Zellen der Immunverteidigung scharf – ein sehr direkter Weg, der wohl zu der überraschenden Wirksamkeit von mRNA-Vakzinen beiträgt. Doch die Lipidnanopartikel bewirken noch mehr: Ganz unabhängig von ihrer RNA-Fracht stimulieren sie die Immunantwort noch zusätzlich sehr effektiv. Diese Eigenschaft kann also helfen, wenn man mit den wenig immunogenen konservierten Strukturen der Influenza-Erreger einen Impfstoff entwirft.

Und tatsächlich sind RNA-Fachleute und die RNA-Firmen längst an die Arbeit gegangen. CureVac etwa forscht, mit Unterstützung der Bill-und-Melinda-Gates-Stiftung, seit 2018 an einem universellen Grippe-Impfstoff. Er solle einen breiten und langlebigen Schutz gegen Influenza A für mehr als eine Saison bieten, sagt das Unternehmen. Ein internationales Team um den New Yorker Wissenschaftler Raffael Nachbagauer hat schon 2020 einen mRNA-Kandidaten für eine universelle Grippeimpfung entwickelt und erfolgreich an Mäusen getestet; er enthält mRNA für vier stabile Proteinfragmente aus Influenzaviren. Unter diesen Wissenschaftlern ist auch der bekannte Immunologe Florian Krammer, ein gebürtiger Österreicher. Und noch ein Forscher, den wir bereits kennen, Drew

Weissman, der mit Katalin Karikó so beharrlich daran arbeitete, die mRNA zu einem Impfstoff zu machen, ist einer derjenigen, die es sich zum Ziel gesetzt haben, die Menschheit mit universellen Vakzinen vor der nächsten Pandemie zu schützen. In seinem Labor an der University of Pennsylvania tüftelt er mit seinen Kollegen an rund 30 mRNA-Impfstoffen, darunter sind auch universelle Influenza-Vakzine.

Moderna und BioNTech sowie die australische Biotech-Firma CSL feilen derweil gleich an einer ganzen Gruppe verschiedener saisonaler Grippeimpfungen, die man kombinieren könnte. CSL wurde bereits Anfang des 20. Jahrhunderts als Commonwealth Serum Laboratories gegründet, hat also eine lange Tradition beim Entwickeln von Impfstoffen und nutzt eine Technologie, die auch, aber nicht nur, wie wir später sehen werden, für universelle Grippeimpfungen entscheidend sein könnte: selbst-amplifizierende RNA (saRNA). Diese Art der kleinen Moleküle gibt es in der Natur so nicht: Sie wurden so verändert, dass sie sich selbst für sechs bis acht Wochen vermehren können, sobald sie in der Zielzelle angekommen sind.

Das hat zwei wichtige Vorteile: Einerseits erzeugt diese RNA natürlich viel mehr des von ihr kodierten Eiweißes und verbessert dabei die Wirkung der Impfung. Ebenso wichtig ist die andere Seite: Wenn sich saRNA selbst vermehrt, kommt man mit viel weniger mRNA in der Impfdosis aus. All diese raffinierten Strategien, mit denen zwischenzeitlich Impfstoffe entwickelt werden, tragen zur Überlegenheit der RNA-Technik im Vergleich zu herkömmlichen Vakzin-Technologien bei. Sie werden uns dann auch dabei helfen, einen anderen gefährlichen Gegner aus dem Reich der Viren abzuwehren – Corona.

Gekrönt und gefährlich – die Historie der Coronaviren und zukünftige Schutzstrategien dagegen

Noch wichtiger kann ein solches universelles Vakzin gegen Coronaviren werden. Wie gefährlich diese sein können, haben wir ja nicht erst in der jetzigen Pandemie erfahren. Bereits während der ersten Sars-Epidemie 2002 war sehr deutlich zu erkennen, welches Risiko sie darstellen. Von Südchina ausgehend, verbreiteten sie sich binnen weniger Wochen weltweit.

Es beginnt in Foshan in der Provinz Guangdong. Das Virus erfasst rasch 29 Länder und tötet 2002 und 2003 mehr als 700 Menschen, etwa jeder zehnte nachweislich Infizierte stirbt. Das Sars-CoV ist also in etwa um mehr als das Zehnfache tödlicher als Sars-CoV-2. Es überträgt sich ebenso wie Sars-CoV-2 über Tröpfcheninfektion. Doch es muss dazu in die tiefen Atemwege gelangen; das macht es weniger ansteckend. Außerdem wird jeder Mensch sofort krank, wenn er sich infiziert hat. Die Betroffenen sind also viel leichter zu finden und zu isolieren, bevor sie andere infizieren, als in der jetzigen Corona-Pandemie.

Die WHO organisiert damals ein Team für die globale Bekämpfung des Ausbruchs. Es wird von dem deutschen Epidemiologen und Virologen Klaus Stöhr geleitet, unter den Fachleuten sind auch der Corona-Experte Christian Drosten und der niederländische Virologe Albert Osterhaus, in dessen Labor 2003 es schließlich gelingt, das Sars-CoV als Erreger der Seuche zu identifizieren. Die WHO-Truppe schafft es 2003 dann tatsächlich noch, den Brand zu löschen. Sars-CoV ist seither verschwunden. Aber die Welt stand damals kurz vor einer Katastrophe.

Kaum weniger bedrohlich ist der nächste Epidemie-Ausbruch ab 2012 auf der arabischen Halbinsel: Mers (Middle East Respiratory Syndrome). Wie die anderen stammt der Erreger Mers-CoV ursprünglich aus Fledermäusen und wird durch Dromedare als Zwischenwirte übertragen. Das Mers-Virus ist noch immer nicht ausgerottet – und es ist beängstigend gefährlich: Etwa 2.400 Menschen haben sich bislang infiziert, über 800 von ihnen sind an der folgenden Erkrankung gestorben. Allerdings ist es ebenfalls weit weniger leicht übertragbar als Sars-CoV-2.

Das galt aber nicht für den Erreger der sogenannten Russischen Grippe. Er ist hoch ansteckend und sehr wahrscheinlich kein Influenzavirus. Zudem ist er wohl das beste Lehrstück für den weiteren Verlauf von Covid-19. Der Erreger löste im Jahr 1889 eine verheerende Pandemie aus: Über eine Million Menschen sterben. Der Ausbruch beginnt in Ostasien, breitet sich entlang der gerade fertiggestellten Eisenbahnlinien rasch nach Westen aus, erreicht St. Petersburg, Moskau, dann Berlin, Paris und ganz Europa und zieht danach um die Welt. In den Städten Europas sieht es kaum anders aus als 2020 und 2021 – die Kliniken überfüllt, Schulen, Theater, Museen geschlossen. Auch die Symptome der Kranken gleichen verblüffend denen, die wir heute auch beobachten: gastrointestinale Beschwerden, Lungenentzündungen, Atemnot, Fieber, aber auch neurologische Symptome und der Verlust des Geschmacks- und Geruchssinns. Anders als bei der Influenza infizieren sich Kinder nach den damaligen Berichten seltener und erkranken höchstens leicht. Unter den Älteren dagegen häufen sich schwere Verläufe. Und viele Genesene klagen über monatelang anhaltende Erschöpfung und psychische Probleme wie Gedächtnisstörungen, Depressionen, Apathie.

Es ist nicht bewiesen, aber viel spricht dafür, dass es sich bei der Russischen Grippe in Wahrheit um eine Coronapandemie gehandelt hat. In den Jahren zuvor wütet unter Rinderherden in Asien eine tödliche Atemwegsinfektion; zu deren Bekämpfung werden die betroffenen Tiere gekeult. Womöglich hat dabei das Rindervirus den Sprung auf den Menschen geschafft – es könnte bei der blutigen Arbeit der Keul-Trupps einzelne Mitarbeiter infiziert haben. Das stärkste Indiz für die Corona-Hypothese aber stammt von dem belgischen Virologen Marc Van Ranst und seinen Mitarbeitern an der Universität Leuven. Sie hatten 2005 mithilfe genetischer Analysen die Evolution der Erreger untersucht. Das Ergebnis war verblüffend: Genau 1889 muss eines der heute harmlosen Schnupfen-Coronaviren auf den Menschen übergesprungen sein. Es heißt HCoV-OC43, und sein Erbgut ähnelt dem von Rinder-Coronaviren frappierend. Heute ist es eines der vier Coronaviren, die jedes Jahr im Winter bis zu 30 Prozent der Erkältungskrankheiten auslösen. Sie alle gelten als lästig, aber harmlos. Wenn man ehrlich ist, wissen wir das aber gar nicht so genau; endemische Coronaviren wurden bislang von Wissenschaft und Medizin weitgehend ignoriert. Vor 130 Jahren aber war es alles andere als harmlos.

Die Historie der Überfälle dieser Erreger auf den Menschen ist damit allerdings noch nicht zu Ende. Erst im Sommer 2021 fanden amerikanische Paläogenetiker um David Enard in der DNA aus Knochenüberresten steinzeitlicher Menschen klare Hinweise auf eine verheerende Epidemie. Die Anpassungen in bestimmten Genen, die das Immunsystem benötigt, seien mit hoher Wahrscheinlichkeit durch massenhafte Infektionen mit einem damals neuen Coronavirus vor rund 25.000 Jahren zu erklären, glauben die Wissenschaftler. Womöglich verdanken wir diesem Ereignis also eines der – neben HCoV-OC43 – anderen drei harmlosen Schnupfen-Coronaviren.

Was wir aus dieser Geschichte lernen müssen: Coronaviren sind eine ständige Bedrohung. Schon nach der Sars- und Mers-Krise haben Fachleute immer wieder gewarnt: Wir wissen, dass die nächste Pandemie kommt, wir wissen nur nicht, wann sie kommt! Das gilt immer noch. Wir kennen nur die wenigsten Coronaviren. Es existieren vier Familien: Alpha-, Beta-, Gamma- und Deltacoronaviren (nicht zu verwechseln mit der akuten Delta-Variante von Sars-CoV-2). Alle, die Menschen infizieren, sind entweder Alphacoronaviren – nämlich zwei der endemischen Schnupfen-Coronas – oder Betacoronaviren, darunter die Erreger von Sars, Mers und Covid-19. Doch wir wissen nicht einmal, wie viele Arten von ihnen es tatsächlich gibt. Und sie sind überall: in den Fledermäusen, die in Höhlen Südostasiens und Chinas nisten, in Nagern und Huftieren Europas und Nordamerikas. Und es wird immer welche geben, die so weit mutiert sind, dass sie sich einen neuen Wirt suchen können: uns Menschen.

Im Grunde genommen hat die Welt mit Covid-19 eigentlich sogar noch Glück gehabt. Sars-CoV-2 hätte früher über uns hereinbrechen können. Es gibt einige Fallberichte über Infizierte aus Asien, die zeigen: Coronaviren springen ziemlich häufig auf Menschen über – meistens enden sie dann aber in einer Sackgasse und verbreiten sich nicht weiter. Doch man stelle sich vor, Sars-Cov-2 wäre nicht nur sehr ansteckend, sondern auch so noch tödlich wie Mers-CoV – wir würden eine Apokalypse erleben, gegen die wir keinerlei Chance hätten.

Eine Möglichkeit, um uns zu schützen, ist natürlich die intensive Überwachung der vielen Coronaviren, vor allem in China und den angrenzenden Ländern. Doch universelle Corona- und Grippe-Vakzine, fertig entwickelt und getestet, wären die beste Versicherung gegen die nächste Plage. Denn Covid-X kommt ganz sicher.

Eine einfache Aufgabe ist das nicht. Und hier begegnet uns einmal mehr Drew Weissman. Er konzipiert gerade in seinem Labor ein solches Vakzin. Auch Unternehmen sind inzwischen an der Arbeit, etwa ConserV Bioscience in London, ein Biotech-Unternehmen, das sich auf Vakzine spezialisiert hat, die gegen schnell mutierende Erreger antreten können. Zusammen mit dem Lawrence Livermore National Laboratory im US-Bundesstaat Kalifornien entwickelt man einen Impfstoff mit der mRNA für verschiedene konservierte innere und äußere Eiweißstrukturen des Coronavirus. Bei anderen Projekten kooperiert das britische Unternehmen mit dem belgischen Biotech-Unternehmen eTheRNA. Und dort wiederum ist ebenfalls ein Impfstoff-Kandidat im Entstehen, der auch Schutz gegen zukünftige Corona-Typen bieten soll. eTheRNA will sogar die Impfspritze vermeiden – sein Vakzin soll als Nasenspray verabreicht werden.

Dabei werden all die molekularen Tricks angewandt, die wir bereits zuvor bei der Entwicklung universeller Grippeimpfungen kennengelernt haben. Und viele weitere Firmen, darunter auch Moderna, haben wenigstens sogenannte multivalente Impfstoffe in ihrer Pipeline, also solche, die wenigstens gegen eine ganze Reihe von Virusvarianten Schutz bieten sollen.

Die Unternehmen können damit wirklich Erfolg haben. Denn es gibt tatsächlich so etwas wie eine natürliche universelle Immunität gegen Serbecoviren. Das haben Wissenschaftler der University of Singapore bei Untersuchungen von Überlebenden der gefährlichen Sars-Epidemie 2002 und 2003 festgestellt. Nicht nur weisen die Genesenen auch 17 Jahre danach noch immer einen robusten Schutz durch Antikörper und T-Zellen auf – ein Anhaltspunkt für die Hoffnung, dass die Immunität auch gegen Sars-CoV-2 lange anhalten könnte. Aufregend ist auch das zweite Ergebnis der Forscher in Singapur. Überlebende Sars-1-Patienten, die 17 Jahre nach ihrer Infektion nun den Sars-CoV-2 Impfstoff von BioNTech erhalten haben, sind immun gegen Sars-CoV-1, sämtliche Varianten von Sars-CoV-2 und viele tierische Coronaviren – diese Menschen besitzen bereits, was die Unternehmen erst noch schaffen müssen: eine universelle Immunität gegen die für Menschen gefährlichen Coronaviren, zukünftige eingeschlossen.

Nun kann man sich selbstverständlich nicht mit Sicherheit darauf verlassen, dass diese Entwicklungen auch wirklich am Ende erfolgreich sind und universelle Impfstoffe zugelassen werden können. Aber es gibt auch noch eine andere Strategie, die uns schützen kann.

Normalerweise werden wir erst immun gegen ein Virus, wenn es uns bereits infiziert hat und die Verteidigung ihre Abwehr aus Antikörpern und T-Zellen aufbaut. Impfungen aber machen es möglich, die Immunität gegen einen Erreger schon zu besitzen, wenn er zwar existiert, aber uns noch gar nicht erreicht hat. Was aber wäre, wenn Impfstoffe entwickelt werden könnten gegen Coronaviren, von denen wir auch noch zeitlich getrennt sind, gegen künftige Bedrohungen also? Der britische *Economist* berichtete im August 2021 über eine Technik, die das möglich machen soll – die Vorhersage kommender gefährlicher Erreger.

Ein Teil dieser Prophetie findet im Labor von Jesse Bloom statt, einem Virologen am Fred Hutchinson Cancer Research Center in Seattle im US-Bundesstaat Washington. Bloom ist auch ein Experte für die Evolution von Viren. Mit seinen Kollegen hat er künstlich all die möglichen Mutationen erzeugt, die im Virus-Code für das

Corona-Spike-Protein (gegen das sich unsere bisherigen Corona-Vakzine richten) vorkommen könnten, und diese dann geprüft: Welches mutierte Spike-Protein entgeht den Antikörpern Geimpfter, welche würden das Virus ansteckender machen? Auf diese Weise haben die Forscher in Seattle zum Beispiel eine Mutation als bedenklich identifiziert, die es zu dieser Zeit noch bei keinem aus Abstrichen von infizierten Menschen isolierten Virus gibt – die dann aber später in der sogenannten Alpha-Variante tatsächlich gefunden wurde. Solche vorhergesagten Mutationen kann nun ein AI-System kombinieren – es heißt Octavia und wurde von dem Unternehmen FL77 entwickelt. Damit lässt sich die wahrscheinliche Evolution der Coronaviren prognostizieren. Die Firma nennt das Projekt Global Pathogen Shield. Wir könnten also auf kommende Pandemien wie Covid-19 vorbereitet sein, weil mit der mRNA-Technik sehr schnell ein Impfstoff gegen ein Virus bereitstehen könnte, das erst noch kommen wird.

Jahrtausend-Parasit – Malaria

Die Nachricht von BioNTech kommt sehr kurzfristig, am Donnerstag, dem 22. Juli 2021, um 16:34 Uhr. Eine Pressekonferenz werde am darauffolgenden Montagnachmittag stattfinden. Es klingt eigentlich nicht besonders aufregend. Ein angepasster Impfstoff für die zu dieser Zeit dominant werdende Delta-Variante des Coronavirus vielleicht? Oder eine Antwort auf die Frage, ob und wann man mit Auffrischungen des Impfschutzes beginnen müsse?

Doch es kommt ganz anders. Was die BioNTech-Gründer Uğur Şahin und Özlem Türeci dann ankündigen, ist ein Paukenschlag. Man werde im kommenden Jahr 2022 mit den Tests eines mRNA-Impfstoffs gegen Malaria an Menschen beginnen. Zu diesem Zeitpunkt dürfte bereits allen Zuhörern klar sein: Das Ziel ist nicht weniger als die Kontrolle und dann die Ausrottung dieses furchtbaren Erregers.

Man kann vermuten, dass so eine Ankündigung nur gemacht

wird, wenn sehr gute Kandidaten für das Vakzin bereits gefunden und in Laborversuchen geprüft wurden. Sie ist mehr als die Initiative eines einzelnen Unternehmens, die man vielleicht als größenwahnsinnig abtun könnte. BioNTech ist denn auch der Entwickler und Lieferant des künftigen Vakzins, aber nur ein Partner in einer beeindruckenden nahezu globalen Allianz: Im Boot sind die Weltgesundheitsorganisation WHO, die Bill-und-Melinda-Gates-Stiftung, die Europäische Entwicklungsbank, die EU-Kommission, die African Centers for Disease Control und die Karup-Stiftung, die sich seit langem der Malariabekämpfung verschrieben hat.

»Die mRNA-Technologie macht aus einer Utopie eine reale Möglichkeit«, sagt WHO-Generaldirektor Tedros Adhanom Ghebreyesus, »diese uralte Krankheit endlich auszurotten ist seit langem mein persönlicher Traum.« Er hat als Arzt früher selbst in seiner Heimat Äthiopien gegen Malaria gekämpft. »Ein Durchbruch könnte greifbar sein«, sagt auch Ursula von der Leyen, Präsidentin der EU-Kommission, während dieser Pressekonferenz. »Die Zeit dafür ist jetzt.«

So einen Aufbruch hat es seit der Ausrottung der Pocken und dem Feldzug gegen Polio und Masern nicht mehr gegeben. Aber diesmal geht es gegen einen weit härteren Gegner. Malaria ist keine Viruserkrankung, sondern die Folge einer Infektion mit einem einzelligen Parasiten, der durch Anopheles-Mücken von Mensch zu Mensch übertragen wird. Von diesen Erregern, den Plasmodien, gibt es vier Arten, die Malaria hervorrufen; die gefährlichste ist *Plasmodium falciparum*, sie verursacht *Malaria tropica*.

Das Wechselfieber, wie es früher auch genannt wurde, weil es in Schüben auftritt, hat einen komplizierten Mechanismus: Nach dem Insektenstich gelangt der Erreger als sogenannter Sporozoit in den Körper und wandert in die Leber. Dort vermehrt er sich über mehrere Tage, bricht dann in einer als Merozoit bezeichneten Form aus und setzt sich im Blut in den roten Blutkörperchen fest, wo er auf den Stich der nächsten Mücke wartet, um von ihr weitergetragen zu werden. Die Symptome der Malaria treten immer dann auf, wenn der Infektionszyklus die roten Blutkörperchen erreicht. Menschen, die noch nie Malaria hatten, sind am stärksten gefährdet, aber auch eine überstandene Malaria erzeugt nur eine begrenzte Immunität, die nicht vor einer erneuten Ansteckung schützt und außerdem schnell wieder schwindet.

Das führt dazu, dass die Kinder am schlimmsten unter der Infektion leiden. Erwachsene, die meist schon eine gewisse Immunität erworben haben, entwickeln oft keine Symptome oder erkranken nur mit Fieber. Die Jüngsten dagegen kann der Parasit hart treffen: Ihr unvorbereitetes Immunsystem hat ihm nichts entgegenzusetzen, und oft kommt es zu lebensgefährlichen Verläufen: Blutarmut, Infektionen der Lunge oder des Gehirns. Dabei ist häufig gar nicht bekannt, wie viele Infektionen bei Erwachsenen mit wie vielen Todesfällen bei Kindern korrespondieren und welchen Einfluss eine Impfung auf die Kindersterblichkeit hat. Erst im August veröffentlichte *Science* eine erste genaue Untersuchung dazu: Jede Verringerung der Infektionen bei Erwachsenen würde im gleichen Maße auch die Sterblichkeit der Kinder senken, lautet das Ergebnis der Wissenschaftler.

Doch wenn das nicht gelingt, bleibt Malaria eine fürchterliche Erkrankung: 2013 werden mehr als 200 Millionen Infektionen gemeldet, und 584.000 Menschen sterben. Im Durchschnitt fallen der Malaria jedes Jahr noch immer mehr als 400.000 Menschen zum Opfer, die allermeisten von ihnen sind kleine Kinder unter sechs Jahren, und das seit Jahrtausenden. Die Krankheit tritt von der Antike bis Anfang des 20. Jahrhunderts nicht nur in Afrika und Südostasien auf, sondern auch in ganz Europa, vor allem in Sumpfgebieten. Als der österreichische Kaiser Joseph II. mit seinem Heer im Russisch-Österreichischen Türkenkrieg in einem sumpfigen Gebiet vor Belgrad Lager bezieht, erkranken oder sterben noch vor Beginn der Kämpfe Zehntausende Soldaten an Malaria, auch der Kaiser selbst infiziert sich. Noch im Ersten Weltkrieg leiden 350.000 K.-u.-k.-Soldaten an der Krankheit. Die Infektion fordert seit Jahrtausenden so viele Menschenleben, dass Experten schätzen, es sei die historisch mörderischste Krankheit überhaupt. Eine wirksame Impfung wäre ein

Segen für die Menschen in den tropischen und subtropischen Regionen der Erde, wo die Erreger verbreitet sind.

Doch Malaria gilt zugleich als die größte Herausforderung für die Impfstoffentwicklung. Jahrzehntelang scheiterten alle Versuche, der Seuche mit einem Vakzin Einhalt zu gebieten. Inzwischen gibt einen Impfstoff, das RTS,S-Vakzin, das vor drei Jahren von dem Pharmakonzern Glaxo unter dem Handelsnamen Mosquirix auf den Markt gebracht wurde. Zwanzig Jahre hat die Entwicklung dieses Vakzins gedauert. Dennoch hat es eine Menge Schwächen: Zwar können damit Kinder zwischen sechs Monaten und eineinhalb Jahren geimpft werden, aber die Spritze bietet nur einen Schutz von durchschnittlich etwa 30 Prozent. Außerdem muss jedes Kind dafür viermal immunisiert sein – dreimal im Abstand von je einem Monat und ein viertes Mal nach 18 Monaten –, ein großes logistisches Problem, gerade in den armen Ländern Afrikas, in denen die Krankheit besonders wütet. Zudem schützt sie auch nur gegen *Malaria tropica* und deren Erreger. Dennoch überprüft die WHO seit 2020 die Impfung auf ihre Eignung unter den realen Alltagsbedingungen dort und hat im Oktober 2021 den Einsatz der Impfung in Malaria-Gebieten empfohlen.

Wenn BioNTech einen besser wirkenden Impfstoff entwickeln will, muss das Unternehmen wohl einen raffinierten Schachzug der Plasmodien auskontern. Um sich vor der Körperabwehr zu schützen, produzieren die Parasiten ein als PMIF bezeichnetes Eiweiß, das die Immunabwehr der Infizierten dämpft und vor allem verhindert, dass sie ein Immungedächtnis aufbaut. Dies ist zumindest ein wichtiger Grund dafür, dass sich auch genesene Patienten immer wieder neu infizieren.

Es ist also offensichtlich eine gute Idee, dieses Eiweiß des Erregers unschädlich zu machen. »Für den Erreger ist es so wichtig, das Immungedächtnis und seine T-Zellen zu unterdrücken, dass er dieses PMIF-Protein mitbringt«, sagt der Mediziner Richard Bucala, der an der Yale School of Medicine in New Haven arbeitet. »Wenn man dieses Eiweiß unschädlich macht, entwickelt der Körper die volle natürliche Immunität.« Zusammen mit den National Institutes of Health in den USA und den Pharmakonzernen Novartis und GlaxoSmithKline hat Bucala schon 2018 tatsächlich einen mRNA-Impfstoff gegen dieses Eiweiß entwickelt und erfolgreich in Mäusen getestet. »Er erzeugt den höchsten Schutz gegen Malaria, den man bisher in einem Tier gesehen hat«, resümiert Bucala: »Die mRNA ermöglicht die Bekämpfung vieler globaler Plagen.«

Er und seine Kollegen haben allerdings zu der speziellen Form der mRNA-Impfung gegriffen: Die saRNA (für selbst-amplifizierende RNA), die sich für sechs bis acht Wochen selbst im Körper vermehren kann und dabei deutlich mehr von dem als fremd erkannten Eiweiß erzeugt. Seit dem Erfolg der mRNA-Corona-Impfstoffe wird Bucalas Arbeit plötzlich sehr ernst genommen. Die Spezialisten an der Oxford University sollen seinen Impfstoff nun für Tests am Menschen weiterentwickeln.

Welche mRNAs in seinem neuen Malaria-Impfstoff stecken sollen, verrät BioNTech bislang nicht. Aber vieles spricht dafür, eine mRNA jenes PMIF-Eiweißes mit anderen mRNAs für Oberflächenproteine der Plasmodien zu kombinieren. Zum Beispiel mit dem Circumsporozoit-Protein (CSP), das auf der Oberfläche der einzelligen Erreger in großen Mengen vorkommt. Erst im August 2021 berichtete *Science* über einen ersten Testlauf, den Wissenschaftler um den Immunologen Robert Seder am Vaccine Research Center des National Institute of Allergies and Infectious Diseases durchgeführt haben. Die Wissenschaftler haben neun Freiwilligen einen monoklonalen Antikörper gegen CSP infundiert und sie danach absichtlich dem Malaria-Erreger ausgesetzt – keiner der Probanden infizierte sich; außerdem blieben sie mindestens sechs Monate weiter geschützt. Zwar sind monoklonale Antikörper zu teuer, um sie vielen Millionen gefährdeten Menschen zu verabreichen. Aber dieser Antikörper stammt ursprünglich aus dem Blut eines Probanden, der experimentelle Malaria-Vakzine erhalten hatte. Eine mRNA-Impfung, die sich auch gegen das CSP richtet, könnte also vielleicht den Erfolg bringen.

Als man Ende Juli 2021 bei BioNTech zur denkwürdigen Pressekonferenz lädt, hat man es jedenfalls eilig: Ende 2022 will das Unternehmen mit der Erprobung seines Kandidaten beginnen – an Freiwilligen in Deutschland und in Afrika. »Wir und unsere Partner werden alles Erdenkliche tun, um einen sicheren und effektiven mRNA-basierten Impfstoff gegen Malaria zu entwickeln«, kündigt Uğur Şahin bei der Pressekonferenz der Allianz an, »einen, der die Krankheit verhindert, die Sterblichkeit verringert und eine nachhaltige Lösung für den afrikanischen Kontinent bietet.« Allerdings ist das schlagkräftige Konsortium, zu dem BioNTech gehört, nicht allein: Auch die Tübinger von CureVac begannen 2018 mit der Arbeit an einer Malaria-Impfung. Auch sie werden von der Bill-und-Melinda-Gates-Stiftung unterstützt, um dieses Vakzin zu erschaffen. Und dann ist da ja noch das mRNA-Unternehmen eTheRNA, mit seinem Hauptsitz in Belgien. Auch dieses Unternehmen will seinen Malaria-Impfstoff auf mRNA-Basis ab 2024 erstmals an Menschen erproben. Wenn diese Projekte wirklich Erfolg haben, könnte sich die Menschheit endlich von einer der schlimmsten Plagen befreien – denn im Prinzip wäre die komplette Eliminierung des Parasiten möglich. Dann aber stünde bereits die nächste große Aufgabe bevor: die Ausmerzung eines unheimlichen Virus, dem erst die moderne Medizin zur Ausbreitung auf der ganzen Welt verhalf.

Die Seuche aus der Blutkonserve – Hepatitis C

Es kam wohl aus Asien. Dort irgendwo muss es von einem Tier auf Menschen übergesprungen sein. Mindestens 3.000 Jahre schon sucht dieses Virus die Menschheit heim. Aber seine medizinische Geschichte beginnt am 10. April 1975. An diesem Tag veröffentlicht das *New England Journal of Medicine* einen Artikel von fünf Medizinern des amerikanischen National Institute for Allergies and Infectious Diseases (das heute von dem berühmten Immunologen Tony Fauci geleitet wird). Sie beschreiben 22 rätselhafte Patientenschicksale: Alle hatten Bluttransfusionen bekommen und waren sämtlich erkrankt mit den Symptomen einer Leberentzündung, einer Hepatitis. Es gibt viele Ursachen, die da infrage kommen: Vergiftungen etwa. Aber das zeitliche Zusammentreffen mit der Blutübertragung macht die Ärzte hellhörig.

Sie wissen zu dieser Zeit: Es gibt auch zwei Erreger, die eine Hepatitis auslösen können – die Hepatitis-A- und Hepatitis-B-Viren. Mit Hepatitis A kann man sich durch verunreinigtes Trinkwasser, Lebensmittel oder eine Schmierinfektion anstecken und bekommt dann Bauchschmerzen, Übelkeit, Fieber und Durchfall. Aber die Infektion heilt in der Regel von selbst ab. Hepatitis B ist gefährlich, die Infektion kann chronisch werden und dann eine Leberzirrhose hervorrufen.

Die Mediziner haben all diese anderen Ursachen bereits ausgeschlossen, als sie das Blut ihrer Patienten untersuchen. Bei keinem finden sie Anzeichen einer Infektion mit den beiden Erregern, keine Antikörper, nichts. Es muss etwas anderes sein, etwas Unheimliches: »Es ist anzunehmen, dass zumindest ein Teil dieser antigen-negativen Post-Transfusions-Hepatitis-Fälle durch einen anderen, nicht identifizierten Erreger verursacht wird«, schreiben die Mediziner in ihrer Veröffentlichung.

Das ist die Geburtsstunde einer rätselhaften Krankheit: »Non-A-Non-B-Hepatitis« wird sie genannt. Sie hat zunächst keine gravierenden Folgen. Oft fällt sie nur bei Routineuntersuchungen beim Hausarzt auf, weil der Spiegel der Leberenzyme im Blut stark ansteigt – ein Anzeichen für sterbende Leberzellen. Und das kann böse Folgen haben, stellen die Mediziner mit der Zeit fest: Unter den Non-A-Non-B-Patienten finden sie immer mehr Fälle mit Leberzirrhose und Leberkrebs. Und viele von ihnen haben eine Blutkonserve oder Blutprodukte erhalten, Menschen mit Gerinnungsstörungen, solche, die operiert werden mussten. Häufig ist sie auch bei Drogenabhängigen anzutreffen, die ihre Spritzen mit anderen tauschen. Es ist unheimlich, die Krankheit scheint sich mit dem Blut zu verbreiten. Aber niemand kennt die Ursache.

Heute sterben etwa 300.000 Menschen jedes Jahr an dieser Bedrohung. Und zwischen knapp 60 und bis zu 185 Millionen

Menschen auf der Welt leben damit, viele ahnen nicht einmal etwas davon. Weltweit dürften nur fünf Prozent der Virusträger entdeckt sein, selbst in den Industriestaaten ist jeder zweite Infizierte ahnungslos. Jedes Jahr kommen weitere 1,5 Millionen hinzu. Aber die Krankheit hat jetzt einen Namen: Hepatitis C, und sie hat eine Ursache – ein Virus. Und seine drei Entdecker haben einen Nobelpreis.

Das Hepatitis-C-Virus wird tatsächlich über Blutkontakte übertragen, verseuchte Blutkonserven, über gemeinsam benutzte Spritzen. Aber es gibt einen Test, mit dem man es nachweisen kann, es gibt Medikamente, die es aus dem Körper der Infizierten vertreiben können. Doch es gibt keine Impfung; zwei Jahrzehnte harter Arbeit in den Forschungsinstituten und Pharmafirmen blieben bis heute erfolglos.

In den Jahren nach 1975 ist von einem Vakzin keine Rede. Die Ursache für Non-A-Non-B bleibt ungeklärt. Es sieht nach einer Infektion aus, aber ist es ein Virus, ein Bakterium? Oder etwas ganz anderes? Die Wissenschaftler stehen mit leeren Händen da. Es gibt kein Tier, das sich infiziert, außer Schimpansen. Schnelle Entschlüsselungstechniken für RNAs oder DNA sind noch nicht erfunden, PCR gibt es nicht. Niemand kann den rätselhaften Erreger in Zellkulturen züchten oder verfügt über isolierte Antikörper, die ihn erkennen würden. Es scheint hoffnungslos.

Viele Wissenschaftler setzen ihre ganze Energie für die Lösung des Rätsels ein. Man versucht alles, was irgendwie Erfolg verspricht. Gibt es vielleicht nichtmenschliche DNA oder RNA in Lebergewebe von Patienten? Oder auffällige große Genome aus RNA oder DNA, die nur in infizierten Lebern vorkommen? Oder kann man einen Erreger aus konzentrierten Leberextrakten aufreinigen? Es bleibt alles erfolglos.

Der Durchbruch kommt erst im Jahr 1989. Es gibt zwischenzeitlich neue Techniken; man nennt sie »Expressions-Bibliotheken«. Mithilfe unserer alten Bekannten, der mRNA, pflanzt man alle im Blut vorkommenden Erbgutfragmente in Bakterien ein und beobachtet, welche Proteine dort gebildet werden. Wenn ein Erreger im

Blut der Schimpansen war, dann sollten seine Eiweiße irgendwo in einigen der Kolonien zu finden sein.

Fast zwei Dutzend Wissenschaftler und Mediziner arbeiten daran, unter ihnen die späteren Nobelpreisträger Michael Houghton, Harvey Alter und Charles Rice. Sie benutzen Serum von Hepatitis-Kranken. Es sollte Antikörper enthalten, die den vermuteten Erreger erkennen. Und tatsächlich, die Immun-Eiweiße der Patienten markieren einzelne Kolonien. Die ersten aber sind eine Enttäuschung. Doch dann ist Kolonie 5-1-1 an der Reihe, auch an sie haben sich die Antikörper der Kranken geheftet. Als sie dort ein besonders großes Stück fremder DNA finden, steigt die Aufregung unter den Wissenschaftlern: Es besteht aus mehr als 9.000 Bausteinen und enthält den Code für zwei große Eiweiße. Sofort beginnen die Tests. Dieses Stück DNA, es heißt jetzt Klon 5-1-1, ist weder im Erbgut von Schimpansen noch im menschlichen Genom vorhanden. Es ist fremd. Aber man findet es im Blut von Non-A-Non-B-Patienten. Die Wissenschaftler testen zehn weitere Kranke – alle schlagen auf den Test an; bei neun von ihnen kann man ihren Blutspender ausfindig machen. Alle neun Spender sind ebenfalls positiv. »Es war 1987«, erzählt Michael Houghton im Juli 2021 bei seinem Vortrag während der Jahrestagung der Europäischen Gesellschaft für medizinische Mikrobiologie und Infektionskrankheiten, »da waren wir überzeugt.« Auch die letzten Experimente und Untersuchungen bestätigen die Vermutung immer wieder, und schließlich gibt es keine Zweifel mehr: Non-A-Non-B-Hepatitis entsteht durch eine chronische Infektion mit einem bislang unbekannten RNA-Virus. Am 21. April veröffentlicht *Science* zwei Artikel der Wissenschaftler; sie beschreiben die Entdeckung des Virus und einen Test, um es nachzuweisen.

Blutkonserven und Blutprodukte können fortan gesichert werden, damit versiegt eine wichtige Infektionsquelle. Dennoch breitet das Virus sich immer weiter aus. Durch Spritzentausch unter Rauschgiftsüchtigen und vor allem in Gefängnissen zirkuliert nicht nur das HI-Virus, sondern auch das Hepatitis-C-Virus (HCV). Bald wird Leberzirrhose durch chronische Hepatitis C zur Hauptursache für Lebertransplantationen.

In Krankenstationen der Entwicklungsländer infizieren sich Patienten durch unzureichend desinfizierte Injektionsnadeln oder Skalpelle. In Tattoo-Studios stecken sich die Kunden an, und für diejenigen, bei denen die Infektion chronisch wird, gibt es kaum Therapien. Behandeln können die Ärzte nur mit dem Immunbotenstoff Interferon. Er kurbelt die Verteidigung des Körpers gegen das Virus in Blut und Leber an. Allerdings leiden die Patienten während der monatelangen Kur unter harschen Nebenwirkungen: Fieber, Schüttelfrost, Glieder- und Gelenkschmerzen. Das ist kein Wunder, denn Interferon ist der körpereigene Stoff, der bei einer akuten schweren Infektion all die unangenehmen Symptome auslöst. Zudem hilft die Rosskur nur etwa der Hälfte der Patienten. Ein wenig besser werden die Heilungsaussichten, als man das Interferon mit dem Virusblocker Ribavirin kombiniert, aber selbst das ist wegen der enormen Kosten nur in den reichen Ländern der Welt möglich. Und so soll es noch viele Jahre bleiben.

Doch dann kommt 2013 eine erlösende Nachricht. Der Pharmakonzern Gilead bringt seinen neuen Wirkstoff Sofosbuvir unter dem Handelsnamen Sovaldi auf den Markt. Das Mittel ist ein Knaller. Nahezu alle chronisch Infizierten können mit einer Pille täglich nach einigen Monaten geheilt werden. Der Preis allerdings ist auch umwerfend; Sovaldi geht in die medizinischen Annalen als die »1.000-Dollar-Pille« ein – denn das ist fast der Preis für eine Tablette. Gilead soll mit Sovaldi in den fünf folgenden Jahren etwa 58 Milliarden Dollar Umsatz erzielt haben. Inzwischen gibt es Wirkstoffe von mehreren Herstellern, doch noch heute kostet die Heilung eines Patienten auch in Deutschland je nach Länge der nötigen Behandlung zwischen 10.000 und 40.000 Euro.

Das Problem allerdings beseitigt das noch lange nicht. Nur jeder Zwanzigste unter den Betroffenen auf dieser Welt weiß überhaupt, dass er sich angesteckt hat, und gibt das Virus oft ahnungslos weiter. Dabei könnte man Hepatitis C eigentlich gut aus der Welt schaffen, denn es befällt nur Menschen. Dafür bräuchten wir jedoch einen gut wirksamen Impfstoff. Alle Bemühungen der Impfstoffforscher um zugelassene HCV-Vakzine sind allerdings bisher gescheitert.

Dabei ist klar: Infizierte bilden durchaus Antikörper gegen das Virus; und etwa 25 Prozent von ihnen können es eliminieren. Allerdings werden sie nicht immun. Auch Genesene können sich erneut anstecken. Doch bei diesen Re-Infizierten siegt die Immunverteidigung dann in 80 Prozent der Fälle über das Virus. Das zeigt: Die Körperabwehr kann trainiert werden, also sollte auch ein Impfstoff keine Utopie bleiben müssen. Vor allem aber nährt es die Hoffnung, dass eine Impfung nicht nur vor einer HCV-Infektion schützt, sondern auch chronisch Infizierte heilen könnte.

Die große Hürde bei der Entwicklung eines Vakzins gegen HCV ist, dass dieser Erreger sehr schnell mutiert und sich ständig verändert. Anders als das Coronavirus besitzt das Hepatitis-C-Virus kein sogenanntes *proofreading*, ein Enzym, das Kopierfehler im viralen Erbgut erkennt und berichtigt. Es gibt sieben sogenannte Genotypen, also Untergruppen, aber auch die sind hochvariabel – ein Grund für die häufige Chronifizierung: Die Immunabwehr wird von ständig neuen Virus-Mutanten unterlaufen. Die neue Strategie der mRNA-Firmen ist deshalb die gleiche wie bei der Influenza: Man benutzt solche Eiweißstrukturen des Virus, die nicht mutieren können, und erhöht mit den molekularen Tricks der mRNA-Designer die Immunreaktion nach der Impfung.

Genau das wollen verschiedene RNA-Firmen erreichen, darunter ist auch ConserV Bioscience in London. Das Unternehmen möchte seine Technologie einsetzen, um die hohe Mutationsfähigkeit des Virus auszuhebeln. Eine ähnliche Strategie verfolgt man an der Perelman School of Medicine an der University of Pennsylvania. Dort forscht schließlich noch immer unser alter Bekannter Drew Weissman, der kongeniale Partner von Katalin Karikó in den 1990er Jahren. In seinen Labors entwickelt Erin Reagan mit ihren Kollegen einen Impfstoff, der gegen viele Varianten des Hepatitis-C-Virus immunisieren soll. Die belgische Firma Ziphius Vaccines dagegen setzt auf selbst-amplifizierende mRNA, um eine besonders starke Reaktion des Immunsystems bei den Geimpften auszulösen.

Aber was ist mit den vielen Menschen, deren Leber bereits schwer geschädigt ist? Eine Folge einer chronischen, über Jahre andauernden Infektion mit Hepatitis-B- oder -C-Viren kann eine Leberfibrose und eine Leberzirrhose sein. Dabei wird das betroffene Lebergewebe durch Narbenbildung verdrängt, Strukturen aus Bindegewebe, die die normale Funktion des Organs immer weiter einschränken. Das kann tödlich enden oder eine Transplantation erforderlich machen. Die Erkrankung kann aber auch durch chronische Vergiftungen, etwa bei Medikamentenmissbrauch, entstehen. Eine weitere Ursache für Leberfibrose ist eine Fettleber, das kann eine Folge von Alkoholmissbrauch oder massiver Überernährung sein.

Leider können Ärzte diesen Leberschaden kaum mehr rückgängig machen, selbst wenn die Ursache abgestellt wird. Oft schreitet die Krankheit dann selbsttätig voran. Der medizinische Bedarf für eine wirksame Behandlung ist riesig, denn das Leiden ist häufig. Doch auch da gibt die RNA-Technologie nun Grund zur Hoffnung: Im August 2021 können CureVac und Spezialisten der Medizinischen Hochschule Hannover einen ersten Erfolg bei Versuchen mit gleich drei Tiermodellen der Erkrankung melden. In den Mäusen bildet sich der Organschaden zurück, nachdem man die Tiere mit einer mRNA-Therapie behandelt hat. Diese mRNA enthält den Code für ein Protein, das viele Lebergene wieder aktiviert, einen sogenannten Transkriptionsfaktor. Dieses Eiweiß hat den Namen HNF4 alpha; fehlt es in der Leber, so beginnen die narbigen Umbauprozesse in dem Organ, weil viele Gene, die von HNF4 alpha gesteuert werden, dann verstummen. Zwar ist es noch ein langer Weg, bis diese mRNA-Therapie bei den Patienten genutzt werden kann – und ein Scheitern bei der weiteren Erprobung ist nie ausgeschlossen –, aber es wäre die erste wirksame Behandlung für Leberfibrose und -zirrhose.

Es besteht also große Hoffnung sowohl mit Blick auf die Behandlung der Folgen von Hepatitis C als auch auf die Beseitigung des Virus: Das Hepatitis-C-Virus befällt, wie gesagt, ausschließlich Menschen; gelingt es uns, es aus der Bevölkerung zu vertreiben, ist es für immer verschwunden.

Und das ist auch bei einem anderen Erreger der Fall, einem besonders heimtückischen Virus, das in den 1980er Jahren plötzlich auftauchte und seither Schrecken verbreitet wie kaum ein anderes.

Das infizierte Immunsystem – Aids

Es ist ein ziemlich kurzer Artikel, nur vier Seiten lang. Er erscheint am 15. März 1996 in *Science*. Der Senior-Autor ist der Mediziner David Ho, damals und noch immer Direktor des Aaron Diamond Aids Research Center in New York City. Er und seine Kollegen beschreiben darin die Wirkung eines neuen Aids-Medikaments auf die Menge an Viren im Blut von fünf HIV-positiven Männern. Sie messen die Viruslast, die Lebensdauer der infizierten Lymphozyten im Blut, und stellen einige Berechnungen an. Dann sagen sie, was zu tun sei, um der weltweit grassierenden Seuche Aids ein Ende zu bereiten. In der Öffentlichkeit wird der Artikel damals zunächst kaum zur Kenntnis genommen. Doch in der Szene der Aids-Forscher wirkt er wie ein Fanal. Man weiß nun nicht nur, wie man handeln muss, man hat jetzt auch die Mittel dazu in der Hand.

Im Dezember 1996, rund neun Monate später, taucht David Hos Porträt auf dem Cover des damals einflussreichen US-Magazins *Time* auf – unter der Rubrik »The Man of the Year«, der Mann des Jahres. Es ist eine Ehrung, die sonst fast nur prominenten Politikern, Künstlern oder Sportlern zuteilwird. Manche Nutzer reagieren irritiert. Einer schreibt: »David Who?«, doch zu diesem Zeitpunkt ist klar: Der Wissenschaftler David Ho wird Millionen Menschen vor Aids bewahren, ihnen das Leben retten und die Angst vor einem baldigen Tod nehmen. Und genau so kommt es.

Doch als *Science* das Manuskript veröffentlicht, wütet Aids noch ungebremst. Weltweit, vor allem in Afrika, sind bis 1996 bereits über zehn Millionen Menschen dem Immunschwäche-Syndrom zum Opfer gefallen. Allein in den Vereinigten Staaten sind zu diesem Zeitpunkt weit über eine halbe Million Menschen an Aids erkrankt und mehr als 300.000 elend gestorben. Und die Medizin hat außer den Appellen für »Safer Sex« kein Mittel gegen die Ausbreitung zur Verfügung und kennt keine wirksame Therapie gegen die Krankheit. Die Diagnose »HIV-positiv« ist ein Todesurteil.

Zunächst allerdings kennt niemand die Ursache der rätselhaften neuen Immunschwäche. Die Kranken leiden unter vielfältigen Infektionen, viele entwickeln ein Kaposi-Sarkom, eine normalerweise seltene Form von Hautkrebs. Die Todesursache ist meistens eine schwere Lungenentzündung. Aids ist dabei nicht nur eine Seuche der Namenlosen, der Armen, das Virus fordert nicht nur in Afrika enorme Opfer. Viele Prominente, viele Künstler, auch bekannte Sportler fallen der Infektion und der folgenden Immunschwäche zum Opfer. Es trifft den Queen-Frontmann Freddie Mercury, berühmte Schauspieler wie Rock Hudson und Anthony Perkins, den Philosophen Michel Foucault oder den Starfotografen Robert Mapplethorpe und auch den deutschen Tennisprofi Michael Westphal. In den Industriestaaten des Westens sterben vor allem schwule Männer – und Abhängige, die sich ihre Drogen spritzen. In Afrika trifft es alle – Männer, Frauen, Kinder.

Doch begonnen hat alles viel früher. Wann und wo genau HIV seinen Seuchenzug in Afrika beginnt, ist bis heute nicht eindeutig geklärt. Aber vermutlich springt bereits zu Beginn des 20. Jahrhunderts sein Vorläufer, ein Affenvirus, erstmals auf Menschen über. Das Virus heißt SIV (Simian Immunodeficiency Virus), wahrscheinlich befällt es zunächst Jäger, die es auf Bushmeat abgesehen haben – auf Affenfleisch. Beim Zerlegen der Beute fließt Blut, vielleicht auch das des Jägers, man schneidet sich schnell. Schon eine kleine Wunde, kaum zu sehen, reicht dem Erreger, der im Blut des Affen kreist. Danach hat das unbekannte Opfer keine Chance mehr; einmal infiziert, wird niemand das Virus wieder los.

Im Körper der ersten Infizierten mutiert das Virus schnell: Aus dem Affenvirus SIV wird HIV, das Menschenvirus. Aber wann und wie ist das geschehen? Eine erste belastbare Spur entdecken Wissenschaftler 1999. In Schimpansen finden sie ein SIV, dessen Erbgut verblüffend genau dem HI-Virus gleicht. Und sie können die Geschichte dieses Erregers (SIVcpz) klären: Auch Schimpansen sind Jäger; sie erbeuten und fressen kleinere Affen. Dabei müssen sich einzelne Tiere mit zwei verschiedenen Viren angesteckt haben, die dann in deren Körpern ihr Erbgut neu kombinierten. Das Ergebnis ist SIVcpz, der vermutliche Vorläufer des HI-Virus, das die Welt ab Mitte der 1980er Jahre in Angst und Schrecken versetzt.

Die große Überraschung aber kommt erst viele Jahre später: HIV gibt es schon seit rund hundert Jahren, es ist also gar nicht so neu, wie alle vermutet haben. Das ist das Ergebnis von Vergleichen vieler Virusgenome; aus den Unterschieden können Wissenschaftler 2014 rekonstruieren, wann und wo HIV zum ersten Mal Menschen befiel: Schon vor 1920 muss der tückische Erreger in Kamerun auf Buschjäger übergesprungen sein; von dort gelangte er in die heutige Metropole Kinshasa in der Demokratischen Republik Kongo. Die Bevölkerung des damaligen Léopoldville explodierte zwischen 1920 und 1960 von 20.000 auf 400.000 Einwohner – ein idealer Nährboden für die Infektion. Und genau dort hinterlässt HIV auch seine erste ganz sichere Spur: 1959 nimmt ein Arzt in der Stadt einem Europäer Blut ab, die Probe wird aufbewahrt. Jahrzehnte später testet David Hos Team am Aaron Diamond Aids Research Center in New York während der Suche nach den Ursprüngen von Aids dieses Blut – und man findet Reste des Virus-Erbguts, der Mann war tatsächlich mit HIV infiziert.

Mit dem Ausbau der Verkehrswege zu Beginn der 1960er Jahre beginnt dann seine Verbreitung auf dem Kontinent. Schließlich gelangt der Erreger um 1966 nach Haiti, von dort rund drei Jahre später in die Vereinigten Staaten. Die US-Seuchenschutzbehörde Centers for Disease Control and Prevention (CDC) veröffentlicht 1981 den ersten kurzen Bericht über fünf junge Männer, die an einer schweren Lungenentzündung durch einen Pilzbefall erkrankt waren. Zwei sterben noch, bevor der Bericht erscheint. Alle fünf Opfer sind homosexuell und zuvor völlig gesund gewesen. Der CDC-Bericht äußert bereits die Vermutung, es könne sich um eine Immunstörung handeln. Damit beginnt eine globale Gesundheitskrise. Als einziges Mittel haben die Mediziner das antivirale Medikament Aciclovir zur Hand. Es wirkt zwar, doch bei den behandelten Patienten entwickelt das Virus in kürzester Zeit eine Resistenz. Schnell wird klar, dass es nicht für die

Behandlung taugt. Auch andere Mittel, die in höchster Eile entwickelt werden, versagen; das Virus ist einfach zu wandlungsfähig.

Dass es sich bei der Ursache von Aids wirklich um ein Virus handelt, erkennen die Wissenschaftler erst nach einem erbitterten Wettlauf um die Isolierung des Erregers. Die Kontrahenten sind auf amerikanischer Seite der Virologe Robert Gallo, in Europa der Franzose Luc Montagnier und seine Kollegen. Die Forscher am Institut Pasteur haben anfangs die Nase vorn; ihnen gelingt die Isolierung des zunächst als HTLV bezeichneten Virus aus dem Blut eines europäischen Patienten, der bereits erste Aids-Symptome zeigt. Am 20. Mai 1993 veröffentlichen Montagnier und sein Team die Entdeckung in *Science*. In derselben Ausgabe aber findet sich auch ein Artikel der Amerikaner um Robert Gallo von den Nationalen Gesundheitsinstituten in Bethesda, der die Entdeckung eines Virus beschreibt. Doch bald stellt sich heraus – es handelt sich nicht um HIV, sondern um ein anderes mit Tumoren assoziiertes Virus, das sich zufällig auch im Blut von Patienten befand. Erst ein Jahr später kann auch Gallo HIV isolieren. Das hindert die US-Wissenschaftler allerdings nicht daran, die Entdeckung für sich zu beanspruchen. Die damalige US-Gesundheitsministerin Margaret Heckler verspricht großspurig, in einigen Jahren werde es eine Impfung gegen HIV und effektive Heilmethoden für Aids geben. Nichts davon ist bis heute wahr geworden. In der Folge entbrennt tatsächlich ein erbitterter Rechtsstreit um die HIV-Entdeckung, bei dem es allerdings vor allem um die lukrativen Patente für den HIV-Test geht. Er wurde erst Jahre später durch einen Kompromiss der Präsidenten Frankreichs und der USA beigelegt.

Erst mit der Entdeckung Montagniers wird den Medizinern und Wissenschaftlern klar, mit was für einem Gegner sie es zu tun haben. HIV befällt genau die Zellen im Immunsystem, die es bekämpfen sollen: die T-Zellen. Und das Virus gehört zu den wohl unheimlichsten Erregern, die die Natur je hervorgebracht hat: Es ist ein Retrovirus. Sein Erbgut besteht aus RNA wie bei Corona- oder Influenzaviren. Doch es hat ein Enzym im Gepäck, das sein Erbgut, nachdem es in eine Zelle eingedrungen ist, in DNA umschreibt und es in das Genom der Zelle einbaut. Von dieser Kopie werden dann immer neue Virusgenome als RNA abgeschrieben und zu neuen infektiösen Viren verbaut. Das bedeutet: Einmal infiziert, wird ein Patient HIV nicht mehr los, es sei denn, alle infizierten Zellen sterben ab. Das aber passiert nie; das Virus bildet stets ein Reservoir in einigen Immunzellen, in denen es sich still verhält, also auch nicht von antiviralen Mitteln angegriffen werden kann. Bis heute vermögen die Mediziner daher die HIV-Infektion nicht zu heilen, indem sie das Virus komplett aus dem Körper vertreiben. Aber sie können seine Vermehrung so effektiv unterdrücken, dass die Immunschwäche Aids nicht ausbricht. Diesen Erfolg verdanken wir dem vierseitigen *Science*-Artikel von David Ho und seinen Kollegen. Er läutete 1996 den Durchbruch in der HIV-Therapie ein.

Die Forscher am Aaron Diamond AIDS Research Center vermessen erst einmal genau, was im Körper von HIV-Infizierten eigentlich vor sich geht: Wie viel Virus wird produziert? Wie lange leben die infizierten Immunzellen? Und wie schnell mutiert das Virus? Ihre Ergebnisse sind erschreckend: Alle 24 Stunden entlassen die infizierten weißen Blutzellen bis zu 30 Milliarden neue Viren. Dabei mutieren sie so schnell, dass sämtlich Bausteine ihres Erbguts innerhalb dieser Zeit mehrfach ausgetauscht werden. Jede Monotherapie, also die Behandlung mit nur einem Wirkstoff, so konstatieren Ho und seine Kollegen, müsse notwendig an Resistenzen scheitern. Erfolg werde man nur haben, wenn es gelinge, das Virus mit mehreren Wirkstoffen mit unterschiedlichen Angriffspunkten in die Zange zu nehmen. Zudem gelte es, die Patienten so früh wie möglich auf diese Weise zu behandeln, damit viele Varianten gar nicht erst entstünden: »Schlagt das Virus früh, schlagt es hart, und trefft es vernichtend«, fasst Hos Kollege Martin Markowitz das Rezept damals zusammen.

Und das geschieht. Die ersten neuen Wirkstoffe werden noch im selben Jahr zugelassen. Die Mediziner können nun die Vermehrung des Erbguts an zwei Stellen hemmen, den Zusammenbau der infektiösen Viren blockieren. Drei Medikamente zusammen zwingen das Virus tatsächlich in die Knie. Ebenfalls im selben Jahr, bei der Internationalen Aids-Konferenz in Toronto, präsentieren Mediziner triumphale Erfolge. Im Blut der behandelten HIV-Patienten ist kein Virus mehr nachweisbar. Das Massensterben an AIDS geht langsam zu Ende, erst in den reichen Industriestaaten, nach und nach auch in Afrika.

Doch die Aids-Pandemie ist noch immer nicht vorbei. Noch immer sind rund 38 Millionen Menschen weltweit mit dem Virus infiziert. Noch 2020 stecken sich 2,2 Millionen Menschen weltweit neu an; selbst in Deutschland sind es nach Schätzungen des Robert Koch-Instituts im Jahr 2019 wieder 2.600, Tendenz steigend. HIV ist auch deshalb so tückisch, weil die Infizierten zunächst etwa zehn Jahre keinerlei Symptome entwickeln und nichtsahnend andere anstecken. In Kuba finden 2015 belgische Forscher einen hochaggressiven neuen HIV-Typ. Infizierte erkranken bereits nach zwei oder drei Jahren an Aids und tragen eine weit größere Viruslast im Blut. Sie dürften daher auch deutlich ansteckender sein. Für Gesundheitsexperten ist daher völlig unstrittig: Nur eine Impfung gegen HIV wird dieses Ungeheuer aus der Welt schaffen können.

Die Bedrohung ist also riesig, der weltweite Markt für eine wirkungsvolle HIV-Impfung ebenfalls. Bislang allerdings sind die Bemühungen der Impfstoffentwickler gescheitert. Sie haben bei HIV mit dem gleichen Problem zu kämpfen wie etwa bei Hepatitis C: Das Virus ist so enorm wandlungsfähig, dass es der Immunverteidigung auch nach den bisherigen Impfstofftests immer wieder entkommt. Erst Ende August des vergangenen Jahres musste der Pharmakonzern Johnson & Johnson eine herbe Niederlage eingestehen: Sein HIV-Impfstoff ist bei Tests an freiwilligen Frauen mit hohem Risiko für eine HIV-Infektion in Südafrika durchgefallen. Damit sind alle großen Pharma-Unternehmer an einer wirksamen HIV-Impfung gescheitert. Zuletzt haben GlaxoSmithKline und Sanofi mit einem gemeinsam entwickelten Vakzin Schiffbruch erlitten; ihr Impfstoff blieb 2020 in der entscheidenden Phase-3-Studie komplett wirkungslos. Ähnlich erging es Merck im Jahr 2007.

Die Lehre für viele Entwickler ist: Man muss gegen mehrere Strukturen des Virus gleichzeitig impfen, und zwar gegen solche, die nicht alle gleichzeitig mutieren können, ohne dass der Erreger seine Funktionen einbüßt. Wie bei Hepatitis C oder Influenza ist die mRNA-Technologie die ideale Antwort für diese Anforderungen.

Bei der Suche nach einem erfolgversprechenden Vakzin werden wir also wieder alten Bekannten begegnen, denn tatsächlich kann der jahrzehntealte Traum nun wahr werden. Im August 2021 hat Moderna die ersten von 56 erwachsenen Freiwilligen mit seinem experimentellen HIV-Impfstoff mRNA-1644 vakziniert. Es ist die erste Phase der klinischen Tests: Dabei sollen zunächst die Sicherheit des Stoffs geprüft werden und einige Immunreaktionen auf die Impfung. Die Strategie: Der erste Schuss richtet sich gegen ein HIV-Protein, das für die Integration des Virusgenoms in die Chromosomen erforderlich ist. Eine zweite Spritze erzeugt dann noch eine Immunantwort gegen weitere Virusproteine. Das Unternehmen an der amerikanischen Ostküste arbeitet dabei mit der International Aids Vaccine Initiative IAVI zusammen. Das Ziel sei eine breite, neutralisierende Antikörper-Antwort, schreibt Moderna.

Die Firma hat aber, ebenso wie die Tübinger Konkurrenz Cure-Vac, noch weitere mRNA-Kandidaten gegen HIV in der Entwicklung, zusammen mit dem US-National Institute of Allergies and Infectious Diseases. Auch BioNTech ist auf der Jagd: Mit 55 Millionen US-Dollar unterstützt von der Bill-und-Melinda-Gates-Stiftung, will das Mainzer Unternehmen einen mRNA-Impfstoff nicht nur gegen HIV, sondern auch einen gegen Tuberkulose konzipieren. Und natürlich ist auch unser alter Bekannter Drew Weissman mit im Rennen, auch er forscht mit seinen Kollegen an der University of Pennsylvania an mRNA-Impfstoffen gegen HIV.

Wahrscheinlich werden Ärzte in naher Zukunft aber nicht nur mit mRNA impfen, die den Code für virale Eiweiße enthält. Denn 2021 hat ein großes Wissenschaftler-Team in den Vereinigten Staaten ein neues Prinzip erkundet. Manche HIV-Patienten produzieren nämlich sogenannte breit neutralisierende Antikörper – sie bekämpfen sehr viele verschiedene Stämme des Virus mit hoher Wirkung. Und Antikörper sind eben auch Proteine, für die man eine mRNA herstellen kann. In Versuchstieren ist diese mRNA-Antikörper-Impfung jedenfalls höchst effektiv und schützt gegen praktisch alle HIV-Typen.

Eine besonders hohe Hürde will eine Allianz zweier Start-ups nehmen, die wir ebenfalls schon kennen: ConserV Bioscience in London und eTheRNA im belgischen Gent arbeiten gemeinsam an einem therapeutischen mRNA-Impfstoff. Er soll das Virus auch aus seinen stillen Reservoirs im Körper der HIV-Infizierten eliminieren. Gelingt den Unternehmen das, wäre erstmals nicht nur die effektive Kontrolle, sondern eine echte Heilung der Infektion in Sichtweite. Was wären diese Impfungen für ein Segen, und nicht nur in Afrika.

Es gibt noch eine lange Liste weiterer Projekte für mRNA-Vakzine gegen viele Erreger, die der Menschheit zu schaffen machen. Da wäre das Zika-Virus, das schwere Hirnschäden bei Ungeborenen auslöst, das lebensgefährliche Nipah-Virus, das Chikungunya-Virus. Auch gegen Chlamydien, Tuberkulose, die Parasiten-Krankheit Chagas, die Humanen Papillomaviren sollen mRNA-Impfstoffe in der Zukunft schützen. Unter den neuen Projekten sind zudem Vakzine gegen das Metapneumovirus, die Vogelgrippe, das für Säuglinge gefährliche Respiratory Syncytial Virus, das Gelbfiebervirus, das Pfeiffersche Drüsenfieber (EBV). Drew Weissman etwa entwickelt in seinem Institut an der University of Pennsylvania rund 20 neue mRNA-Impfstoffe, Moderna arbeitet an rund 25 mRNA-Vakzinen.

Kapitel 7

(K)ein Versprechen auf ewige Jugend

RNA-Therapien können vor Infektionen schützen, sie sollen künftig Tumoren an ihrer Ausbreitung hindern, sie können Gene stilllegen, indem sie ihre Übersetzung verhindern, sie können den Stoffwechsel regulieren. Das macht sie zu einem vielversprechenden Instrument, das auch für viele bislang nicht oder schlecht behandelbare Krankheiten Hoffnungen weckt.

Aber auch das ist noch nicht alles. Am Ende dieses Buches möchten wir den Blick noch weiter in die Zukunft richten und eine Technologie vorstellen, von denen die meisten wohl noch nie etwas gehört haben: Es ist die Kunst, einzelne Bausteine der Gene mithilfe der RNA zu verändern und damit Erbkrankheiten zu heilen und sogar das Alter zurückzudrehen. Gerade Letzteres klingt vermessen – und auch ein wenig hip. Aber damit ist keineswegs die Sehnsucht nach ewiger Jugend gemeint.

Erinnern wir uns an den Krebs, an Herzkrankheiten – das sind Alterskrankheiten, die darauf zurückzuführen sind, dass die Leistung des Körpers nachlässt. Wie wäre es also, wenn die Medizin Möglichkeiten hätte, diese Leistungsfähigkeit zu erhalten oder wieder zurückzuholen? Schauen wir also in die Zukunft und versuchen zu ermessen, was dieses kleine Molekül, das einst nur als Bote dienen sollte, uns noch alles zu bieten hat.

Die Heilung der Gene

Gehen wir noch einmal zurück auf Start und resümieren ein letztes Mal die Biologie, die hinter diesen ungewöhnlichen Boten der

Natur steckt. Die genetische Information versteckt sich hinter einer Aneinanderreihung von vier Bausteinen. Es sind die Basen: Adenin, Guanin, Cytosin und Uracil (in der DNA ersetzt die Base Thymin das Uracil). Wir haben dies im ersten Kapitel mit einer Perlenkette mit vier unterschiedlichen Farben verglichen. Die Farbfolge dieser Perlen bestimmt den Aufbau von Eiweißen. Da die mRNA eine Abschrift der DNA eines Gens darstellt, trägt sie genau dieselbe Information in ihrem Code, etwa die für die Herstellung eines Proteins. Genau deshalb ist sie auch ein ideales Werkzeug, um etwa fehlerhafte Geninformationen auszugleichen: Eine Therapie mit mRNA – das war die Vision von Katalin Karikó, die wir am Beginn dieses Buches kennengelernt haben. Heute kann diese wahr werden.

Es gibt viele Arten von Erkrankungen unter Beteiligung vieler fehlerhafter oder veränderter Gene. Oft vermitteln sie nur ein gewisses Risiko für ein Leiden, wie etwa bei Diabetes, Bluthochdruck oder starkem Übergewicht. Die eigentlichen Erbkrankheiten aber, jene, zu denen auch die zystische Fibrose, die spinale Muskelatrophie, die Duchenne-Dystrophie und Tausende andere Erkrankungen zählen, deren Namen kaum jemand kennt, folgen anderen Gesetzen. Sie entstehen bereits, wenn ein einziges Gen defekt ist; man nennt sie deshalb monogen. Das klingt einfach: eine Mutation = eine bestimmte Krankheit. Doch ganz so simpel ist es dann doch nicht.

Nehmen wir also zuerst die sogenannten rezessiven Erbkrankheiten in den Blick. Sie entstehen erst, wenn jemand von beiden Elternteilen eine defekte Version einer bestimmten Erbanlage mitbekommen hat. In dieser großen Gruppe der Erbleiden kann die mRNA tatsächlich helfen, endlich Behandlungen zu entwickeln: Sie kann nämlich die fehlende oder defekte Information ersetzen. Die anderen, die dominant vererbten Leiden, brechen bereits aus, wenn nur von einem Elternteil ein verändertes Gen weitergegeben wurde. Der Grund dafür ist fast immer, dass die Genveränderung nicht einfach die Information zerstört, sondern zu einem veränderten Eiweiß führt, das neue biologische Eigenschaften besitzt. Zur Gefahr wird es, wenn diese toxisch für die Zellen sind. Das ist der Fall bei vielen neurodegenerativen Leiden wie der Huntington-Krankheit oder der seltenen erblichen Form der Alzheimer-Demenz. Es ist klar, dass in solchen Fällen nichts gewonnen ist, wenn man die Patienten mit intakter normaler mRNA behandelt. Das Ziel muss dann sein, die Ausprägung des krank machenden Gens zu blockieren; wir haben im vierten Kapitel bereits gesehen, wie das durch RNA-Interferenz oder Antisense-Technik mit kleinen RNAs möglich ist.

Die großen Hoffnungen auf neue Behandlungen durch die mRNA-Technologie richten sich auf die große Gruppe der rezessiven monogenen Leiden. Weil Betroffene hier von beiden Elternteilen eine defekte Version eines bestimmten Gens geerbt haben, fällt die genetische Information aus, die Zellen des Körpers können das kodierte Protein entweder überhaupt nicht mehr herstellen, oder es kann seine Funktion nicht mehr erfüllen. Wenn man die defekten Gene stilllegen kann, könnte man sie dann nicht auch gänzlich ersetzen? Wäre das nicht die elegantere Methode? Anstelle der riskanten Übertragung von DNA bei der herkömmlichen Gentherapie einfach eine neue mRNA bauen, die die Information für eine gesundes Protein hat, und diese in den Körper einschleusen?

Die Stoffwechselkrankheit zystische Fibrose (oder Mukoviszidose) wäre ein idealer Kandidat für dieses Vorgehen. Sie wird durch Störungen im CFTR-Gen (Cystic Fibrosis Transmembrane Conductance Regulator) ausgelöst. Es kodiert normalerweise für einen Regulator auf den Oberflächen der Zellen und wirkt wie ein Kanal. Er sorgt gewöhnlich dafür, dass Salz und Wasser in die Zelle ein- und wieder ausströmen können. Ist der Kanal defekt, kommt es zu einem Ungleichgewicht im Wasser-Salz-Haushalt der Zelle. Es entsteht ein zäher Schleim, der sich um die Zellen legt. Das Verschleimen betrifft längst nicht nur die Lunge. Auch die Bauchspeicheldrüse, die Galle und der Darm leiden unter der zähen Masse. Sie verursacht Diabetes, verstopft Gallengänge oder führt zu chronischen Verstopfungen bis hin zum Darmverschluss.

Die zystische Fibrose ist eine der häufigsten menschlichen Erbkrankheiten, eines von 2.000 Kindern in Deutschland kommt damit zur Welt. Aber sie haben beileibe nicht alle die gleiche Veränderung in diesem Gen. Es sind über 2.000 Mutationen bereits gefunden worden, die für die Krankheit verantwortlich sind – theoretisch jedoch können alle mit ein und derselben mRNA-Technik behandelt werden. Das ist natürlich keine neue Idee. Schon in den 1980er Jahren beginnen Mediziner und Wissenschaftler am Ersatz für defekte Gene zu forschen. Doch wie bekommt man die heilsamen Erbanlagen in möglichst viele Zellen eines betroffenen Organs?

Die Pioniere, unter ihnen der deutschstämmige Mediziner Bernd Gänsbacher, versuchen es mit abgewandelten Viren. Sie sollen als Vektor dienen, als Genfähren. Doch das ist nicht ungefährlich, denn diese Vektoren bauen ihre Fracht in das Erbgut der Zellen ein. Da niemand den Einbauprozess steuern kann, besteht die Gefahr, dass dabei wichtige Erbanlagen der Zellen geschädigt werden und die Patienten erst recht krank machen. Dennoch herrscht in den Anfangsjahren der Gentherapie eine gewaltige Euphorie, man träumt vom Ende der Erbkrankheiten. Im September 1990 behandeln die US-Mediziner French Anderson, Kenneth Culver und Michael Blaese die vierjährige Ashanti DeSilva in Los Angeles. Sie hat eine Mutation im Adenosin-Desaminase-Gen, leidet deshalb unter einer schweren Immundefizienz (SCID). Das erste Experiment ist ein Erfolg. Doch dann bleiben weitere Fortschritte aus: Die Genfähren sind viel zu ineffizient, um genug Gene in die Zellen zu befördern.

Schließlich sieht es ab 1999 nach einem Durchbruch aus: Der französische Mediziner Alain Fischer behandelt in Paris Kinder mit einer erblichen und lebensgefährlichen Immunschwäche (SCID 1, Severe Combined Immunodeficiency 1) durch eine Gentherapie – und hat Erfolg. Den Kindern geht es viel besser.

Doch dann kommt das Fiasko, das viele Kritiker der Versuche befürchtet haben: Noch im selben Jahr stirbt der erst 18-jährige Amerikaner Jesse Gelsinger, nachdem er als freiwilliger Proband an einem

Gentherapie-Versuch teilgenommen hat. Zum Skandal wird der tragische Vorfall, als sich herausstellt, dass Gelsinger nicht in die Studie hätte aufgenommen werden dürfen. Kurz darauf erkranken auch noch fünf der zwanzig in Paris behandelten Kinder an einer Leukämie. Tatsächlich haben die mit einem veränderten Maus-Tumorvirus übertragenen Gene Schaden im Erbgut ihrer Immunzellen angerichtet. Zwar können die Kinder noch erfolgreich behandelt werden. Doch die Gentherapie ist in diesem Moment tot. Erst Jahre später, mit verbesserten Genfähren, beginnen die Versuche wieder. Inzwischen sind erste Gentherapien dieser Art auch in Europa zugelassen worden, die bekannteste dürfte die gegen die spinale Muskelatrophie sein.

Doch nun, mit dem Durchbruch der RNA-Technologie, stellt sich die Frage: Ist es nicht viel eleganter, sicherer und wirkungsvoller, die fehlende Information durch mRNA zu ersetzen? Schließlich verfügen wir inzwischen mit den Lipidnanopartikeln über sehr effektive Transportmittel, mRNA wird nicht in die Chromosomen eingebaut, die Risiken scheinen bislang überschaubar. Und das Wichtigste: Sie ließe sich durch den Körper selbst steuern.

Tatsächlich sind erste Unternehmen bereits an die Arbeit gegangen. Und es ist ausgerechnet die Mukoviszidose, die sie verhindern wollen.

Bereits 2020 hat die US-amerikanische Firma Translate Bio mit Versuchen an Patienten begonnen und die zweite Phase der klinischen Prüfung ihrer mRNA-Therapie eingeläutet. Weil die Krankheit vor allem die Funktion der Lunge schädigt, haben die Forscher ihr mRNA in inhalierbare Lipidnanopartikel eingeschlossen. Bislang haben Mediziner 29 Patienten mit verschiedenen Mutationen im CFTR-Gen mit unterschiedlichen Dosierungen behandelt. In diesem Test geht es zunächst um die Verträglichkeit und Sicherheit der Therapie. Doch es seien nur milde und vorübergehende Nebenwirkungen wie Fieber aufgetreten, sagt das Unternehmen. Ob die Behandlung auch tatsächlich wirkt, kann erst die Prüfung im Rahmen einer großen Zulassungsstudie ergeben.

Auch ein deutsches Start-up wagt nun die Entwicklung einer

mRNA-Therapie für eine erbliche Lungenerkrankung: Das Unternehmen Ethris bei München arbeitet zusammen mit Medizinern der Universität Münster an einer Behandlung für das Kartagener-Syndrom bzw. die Primäre Ziliäre Dyskinesie. Einer unter 20.000 Menschen leidet unter den Symptomen dieser Erbkrankheit: chronische Entzündungen der Lunge und der Nasennebenhöhlen, weil die Flimmerhärchen nicht funktionieren. Die Reinigung der Atemwege ist deswegen vermindert.

Eine andere Erbkrankheit will Rejuvenation Technologies mit mRNA behandeln, ein Unternehmen im kalifornischen Mountain View. Seine Wissenschaftler arbeiten mit der mRNA für das Enzym Telomerase. Es hat eine besondere Aufgabe, indem es dem Abbau der Schutzkappen an den Enden unserer Chromosomen entgegenwirkt. Die Firma zielt damit auf eine Behandlung der Erbkrankheit *Dyskeratosis congenita*. Menschen mit diesem genetischen Problem leiden unter einer Vielzahl von Symptomen: Veränderungen der Haut und der Schleimhäute, Erkrankungen der Augen, der Harnleiter und Harnblase, Störungen der Immunfunktionen und neurologische Symptome. Eine der wichtigen von mehreren Ursachen der Krankheit sind genetische Defekte der Telomerase. Weil Telomerase auch bei Alterskrankheiten eine Rolle zugeschrieben wird, will Rejuvenation Technologies auch die Alterung als Krankheitsursache bekämpfen. Mit diesem hohen Anspruch werden wir uns noch genauer befassen.

Es gibt neben Erbkrankheiten jedoch noch eine weitere Form chronischer Leiden – die Autoimmunerkrankungen. Sie entstehen, wenn ein fehlgeleitetes Immunsystem eigentlich gesunde Gewebe des eigenen Körpers bekämpft. Allerdings ist bei vielen Krankheiten, die als autoimmune gelten, überhaupt nicht wirklich bewiesen, dass marodierende Immunzellen tatsächlich die Ursache sind. Eine chronische Erkrankung allerdings ist wohl wirklich eine Folge von irrigen Immunattacken des eigenen Körpers, die multiple Sklerose. Eine neue Form von mRNA-Impfung könnte in Zukunft auch Menschen mit diesem Leiden helfen.

In Tierversuchen erproben Uğur Şahin und sein Team bei BioN-Tech bereits erfolgreich eine Impfung gegen multiple Sklerose, ein Autoimmunleiden des Gehirns. Es entsteht, weil sich Antikörper gegen die Hüllen der Fortsätze von Hirnzellen richten und schwere Ausfälle wie Lähmungen erzeugen. Mediziner können mit immun-dämpfenden Mitteln zwar eingreifen, doch meist schreitet das Leiden dennoch voran. Etwa die Hälfte der Erkrankten stirbt an der Erkrankung selbst oder an ihren Komplikationen.

Die mRNA-Impfung von BioNTech soll das Immunsystem nun neu trainieren, damit es die Hüllen der Nervenfortsätze im Gehirn toleriert. Ob das gelingt? Der RNA-Experte Nikolaus Rajewsky vom Berliner Max-Delbrück-Centrum für Molekulare Genetik ist jeden-falls beeindruckt. »Diese Ansätze und diese Expertise sind wirklich beeindruckend«, resümiert er.

Erfolgreiche Tierversuche allein können zwar Hoffnungen schü-ren, aber vor einer Prognose sollte man sich hüten, bis es Studien mit Patienten gibt. Doch eine mRNA-Therapie gegen diese Krank-heit wäre wirklich ein Segen: Multiple Sklerose (MS) ist kein ganz seltenes Leiden. In Deutschland leben fast 250.000 Menschen da-mit, und die Zahl der Neuerkrankungen steigt. Weltweit, so schätzt die Deutsche Multiple Sklerose Gesellschaft, leiden 2,5 Millionen an MS. Zwei große Rätsel umgeben dieses Leiden: Frauen erkran-ken dreimal so häufig wie Männer. Und die regionale Häufigkeit steigt mit der Entfernung vom Äquator immer weiter an. Warum das so ist, bleibt bislang ein Rätsel.

Edits – wie mRNA auch das Erbgut verändert

Womöglich sind all diese Projekte aber nur Zwischenschritte in Richtung der wirklichen Revolution bei den mRNA-Therapien. Denn die mRNA wird künftig einer der ganz großen Innovationen bei der Züchtungsforschung und der Therapie von Erbkrankheiten zu voller Schlagkraft verhelfen: Es ist dies die Genschere CrispR, de-ren Erfinderinnen Emmanuelle Charpentier und Jennifer Doudna

2020 mit dem Nobelpreis für Chemie ausgezeichnet wurden. Die Technik erlaubt, ganz gezielt Veränderungen im Erbgut vorzunehmen, und hat die molekulargenetischen Labors, die Institute für Pflanzen- und Tierzüchtung und auch die Life-Science-Industrie innerhalb weniger Jahre vollständig erobert. Die Euphorie über die neuen Möglichkeiten der Genome-Editing-Technik hat längst auch die Medien und die Öffentlichkeit erfasst – die beiden Wissenschaftlerinnen wurden regelrecht zu Popstars, weltweit porträtiert, interviewt, mit Preisen überhäuft und gefeiert.

CrispR/CAS ist eigentlich ein Komplex aus Protein und RNA, der in Bakterien entdeckt wurde. Sie benutzen es zur Verteidigung gegen eingedrungene fremde oder Virus-DNA. Es zerschneidet die fremde Erbsubstanz an bestimmten Stellen und macht sie so unschädlich (siehe Kapitel vier). Heute benutzen Wissenschaftler eine Reihe von modifizierten CrispR-Techniken, um das Genom von Pflanzen, Tieren oder – in Zukunft – Menschen zu bearbeiten. Dieses System besteht aus CAS, einem Enzym, das den DNA-Doppelstrang zerschneiden kann. Man nennt solche Proteine Endonukleasen, sie lösen an einer Stelle die chemische Bindung im »Rückgrat« der DNA, zwischen der Ribose und dem Phosphat. Diese Spaltung soll nun aber nicht zufällig geschehen, sondern dort, wo eine Veränderung des Erbmaterials vorzunehmen ist. Dazu braucht CAS noch zwei RNAs, eine ist die sogenannte Guide-RNA: Sie enthält den Gegenstrang zu der Stelle auf der DNA, die angesteuert werden soll, und dirigiert CAS über die Basenpaarung (denken wir an die »verliebten Bausteine«) dorthin. Ist die DNA geschnitten, treten die DNA-Reparatur-Enzyme der Zelle in Aktion und flicken den Schaden wieder; dabei aber kommt es zu Veränderungen in der Bausteinfolge an dieser Stelle – und schon hat man eine Veränderung erzeugt. Mit zwei Schnitten können Wissenschaftler auf diese Weise ganze DNA-Abschnitte herauslösen. Geben sie noch ein Stück DNA hinzu, so wird es an der Spaltstelle eingebaut. Man sieht also: CrispR/CAS ist ein Baukastensystem, mit dem Wissenschaftler nach Belieben Gene einbauen, entfernen oder modifizieren können. Kein Wunder, dass diese Technik so große Begeisterung in den Laboren weltweit ausgelöst hat.

Es gibt aber durchaus problematische Aspekte: Die Technologie ist noch immer nicht zu 100 Prozent präzise. Es kommt immer wieder vor, dass CAS auch andere Stellen im Erbgut ansteuert und sie schneidet; diese sogenannten »off target«-Effekte können natürlich unbeabsichtigten Schaden anrichten, wenn sie eine sensible Stelle im Genom treffen. Das ist vor allem ein Problem, wenn man das menschliche Erbgut editieren will, vor allem in vivo, also im lebenden Körper. Allerdings wird das Genome Editing laufend technisch verbessert, und seine Treffgenauigkeit steigt immer weiter an.

Wirklich heikel aber wird es, wenn man Genome Editing verwendet, um das Erbgut in einem frühen Embryo zu verändern – etwa bei der künstlichen Befruchtung. Denn wenn das geschieht, tragen alle – oder fast alle – Zellen des daraus entstehenden Menschen diese Veränderung, inklusive seiner Eizellen oder Spermien. Die genetische Manipulation würde also auch an die folgenden Generationen weitergegeben werden. Und genau das ist leider bereits geschehen. Am 25. November 2018 veröffentlichte die *MIT Technology Review* exklusiv brisante Dokumente: Ein Team um den chinesischen Wissenschaftler He Jiankui an der Southern University of Science and Technology in Shenzhen hat offenbar das Erbgut von Embryos durch Genome Editing verändert und sie der Mutter eingesetzt. Die beiden Zwillingsmädchen seien anscheinend gesund zur Welt gekommen. Es folgte ein globaler Eklat. Wissenschaftler, Forschungsorganisationen, Politiker waren entsetzt, denn dieses Menschenexperiment gilt als ein absoluter Tabubruch. He hat, angeblich mit Einverständnis der zukünftigen Eltern, eine natürlich bei vielen Europäern vorkommende Mutation in das CCR5-Gen der beiden Mädchen eingeführt. Diese sogenannte CCR5-delta32-Mutation macht ihre Träger resistent gegen eine HIV-Infektion, löste aber eine bis heute kontrovers geführte Debatte über die Regeln für künftige Eingriffe in die menschliche Keimbahn aus: Darf man das generell überhaupt tun? Wenn ja, wie hoch müssen die Anforderungen an die Sicherheit der Technik sein? Und führt so ein Vorgehen nicht irgendwann von medizinisch begründeten Eingriffen zum Menschen-Design?

Inzwischen arbeiten aber Wissenschaftler daran, das Genome Editing tatsächlich in eine Therapie für Patienten zu verwandeln. Einer von ihnen ist Sekar »Sek« Kathiresan. Er gilt an der amerikanischen Ostküste als Star der Kardiologie und Genetik, ist Professor an der Harvard University Medical School, Direktor des Center for Genomic Medicine am Massachusetts General Hospital und Leiter der Cardiovascular Disease Initiative des Broad Institute in Boston. Doch 2019 gibt er alle akademischen Jobs auf und übernimmt den Chefposten des von ihm mitgegründeten Start-ups Verve Therapeutics in Cambridge, Massachusetts. Mit Kleinigkeiten hält man sich bei Verve nicht auf – die Zielvorgabe der jungen Firma lautet: Man wolle den Herzinfarkt abschaffen!

Tatsächlich ist das Ziel der Firma jedoch noch ambitionierter: Es geht um alle Herz-Kreislauf-Leiden – Herzinfarkt, Arteriosklerose und Schlaganfall. Das klingt vermessen, denn die moderne Medizin kämpft seit Jahrzehnten darum, diese Erkrankungen zu verhindern. Noch immer sind kardiovaskuläre Erkrankungen weltweit die Todesursache Nummer eins. Zwar haben sich die Behandlungsverfahren für diese Gruppe von Erkrankungen in den vergangenen Jahren sehr verbessert – etwa durch die Einrichtung von Stroke Units, neue OP-Techniken und neue Medikamente, die die Ursachen, nämlich Gefäßverschlüsse im Herzen oder im Hirn, auflösen können. Und doch stirbt jeder vierte Mensch in Deutschland an einem Herz-Kreislauf-Leiden; jeder zweite erstmalige Herzinfarkt ist bis zum heutigen Tag tödlich.

Herz-Kreislauf-Leiden sind sehr komplexe Erkrankungen, aber sie beginnen mit Arterienverkalkung. In den Gefäßen lagern sich Plaques ab, Strukturen aus Fett, Cholesterin und eingewanderten sowie pathologisch veränderten Immunzellen. Arteriosklerose kann auch für sich schon Probleme verursachen, wenn die Plaques den Blutfluss einschränken. Richtig gefährlich ist es aber, wenn sie durch eine Entzündungsreaktion aufbrechen und mit dem Blut ins Herz oder Gehirn gelangen und dort in einem zentralen Gefäß stecken bleiben und plötzlich die Blutversorgung blockieren: Herzinfarkt oder Schlaganfall sind die Folge.

Die Ursachen für Arteriosklerose sind vielfältig: Rauchen, ungesunde Ernährung, Bewegungsmangel, Übergewicht und – sehr wichtig – Bluthochdruck spielen eine Rolle, dazu kommt eine genetische Veranlagung. Doch ziemlich unstrittig ist, dass zu hohe Fett- und Cholesterinspiegel, die aus der Leber und mit der Nahrung ins Blut gelangen, entscheidend an der Entstehung der Arteriosklerose und aller Herz-Kreislauf-Leiden beteiligt sind. Dabei muss man aber unterscheiden: Cholesterin kommt hauptsächlich in zwei Formen in einer Verbindung mit Eiweißen im Blut vor; das sogenannte HDL (High Density Lipoprotein) wirkt sogar schützend vor einer Herz-Kreislauf-Erkrankung. Das andere, LDL (Low Density Lipoprotein), ist der Übeltäter.

Mitten in der Coronakrise, am Samstag, dem 27. Juni 2020, steht Sekar Kathiresan virtuell vor 3.700 ebenso virtuellen Teilnehmern der Tagung der International Society for Stem Cell Research und präsentiert Ergebnisse: Es sind die Blutwerte von dreizehn Affen (keine Menschenaffen, sondern Makaken), ihre Fett- und LDL-Spiegel. Sie sind innerhalb weniger Wochen dramatisch gefallen – 64 Prozent weniger Fette und ein um 59 Prozent geringeres LDL. Und das alles mit nur einem Eingriff für ein ganzes Leben – der Traum vieler Patienten und ihrer Kardiologen. Knapp ein halbes Jahr nach dieser Online-Konferenz veröffentlichen Kathiresan und seine Kollegen ihre Ergebnisse in *Nature*.

Dieser Erfolg ist das Resultat einer ganz besonderen und neuen Gentherapie mit mRNA, einer genialen Weiterentwicklung der Genschere CrispR/CAS: Die Information für ein Enzym, eine sogenannte Deaminase, wird an die mRNA für das CAS-Protein gekoppelt; dieses mRNA-Konstrukt erzeugt dann in den Körperzellen ein künstliches Enzym: Es wandelt den Gen-Baustein A (Adenosin) durch eine chemische Reaktion in ein G um oder den Baustein C in ein T. Die DNA wird dabei nicht mehr geschnitten, aber dennoch eine punktuelle Mutation an einer vorherbestimmten Stelle erzeugt. Den Ort, an dem die Veränderungen geschehen sollen, finden diese als Base Editors bezeichneten Systeme wiederum mithilfe der Guide-RNA.

Behandelt haben die Wissenschaftler bei Verve Therapeutics die Primaten also nicht mit dem Protein, sondern mit der mRNA für das enzymgekoppelte CAS und einer Guide-RNA, verpackt in die uns schon bekannten Lipidnanopartikel. Dieses Konstrukt spritzten die Wissenschaftler den Tieren in die Portalvene der Leber, das Organ, in dem Cholesterin und Fette hergestellt und reguliert werden. Besonders erstaunlich ist, wie effektiv dieses Verfahren arbeitet. Nach der Übertragung der Base Editors tragen praktisch alle Leberzellen der Affen genau die gewünschte Mutation eines Bausteins innerhalb eines Gens namens PCSK9. Diese Erbanlage trägt den Code für jenes Protein, das die Aufnahme von Cholesterin aus dem Blut in die Leber steuert.

Wie wichtig dieses Gen ist, haben wir ebenfalls im vierten Kapitel bereits beleuchtet. Veränderungen können zu sehr hohen Cholesterinwerten führen, doch Anfang der 2000er Jahre stößt man in Familien, deren Mitglieder sehr niedrige LDL-Cholesterin- und Fettwerte im Blut haben, auf andere Mutationen in diesem Gen. Dann stellen Mediziner zudem fest, dass diese Menschen ein viel geringeres Risiko für Herzinfarkte und Schlaganfall haben. Der Grund sind mutierte PCSK9-Gene: Sie blockieren die Funktion des entsprechenden Proteins oder sorgen dafür, dass es überhaupt nicht hergestellt werden kann. Das PCSK9-Einweiß sorgt normalerweise dafür, dass mit Cholesterin beladene Rezeptor-Eiweiße in den Leberzellen abgebaut werden und nicht wieder an die Oberfläche der Zellen zurückkehren, um weiteres Cholesterin aus dem Blut zu fischen. Wenn dieser Faktor fehlt, saugt die Leber also viel mehr gefährliches LDL-Cholesterin aus dem Blut.

Wäre es also möglich, diese Veränderung vor allem in jenen Menschen vorzunehmen, in denen das Protein übermäßig arbeitet – und die deshalb an nahezu unbehandelbarem hohen Cholesterinspiegel leiden? Genau diese Menschen – mit einer sogenannten familiären Hypercholesterinämie (FH) – hat Verve mit seiner revolutionären mRNA-Gentherapie im Blick – so wie auch Novartis mit seiner RNA-Therapie.

Eine ganz ähnliche Gentherapie in der Leber wagte ein Mediziner-Team vom University College in London und Kliniken in Auckland, Neuseeland, zusammen mit Fachleuten des amerikanischen Pharma-Unternehmens Regeneron Pharmaceuticals 2020 bereits bei Menschen. »Sechs mutige und entschlossene Patienten«, so schwärmte das *New England Journal of Medicine* im September 2021, hätten sich einen dieser mRNA-basierten Base Editors in die Lebervene infundieren lassen. Das Vorgehen entspricht dem, das Verve bei seinen dreizehn Makaken durchexerzierte. Aber es ging diesmal um eine andere, eine furchtbare Erkrankung und um ein anderes Gen.

Die sechs Probanden waren in Wahrheit vielleicht weniger tollkühn als vielmehr verzweifelt: Sie alle leiden unter ATTR oder Transthyretin-Amyloidose. Diese Erkrankung haben wir ebenfalls bereits im vierten Kapitel kennengelernt, weil auch sie mit RNA-Therapeutika behandelt werden kann. Das Leiden beginnt zwischen dem dritten und sechsten Lebensjahrzehnt, oft mit zunehmender Taubheit der Hände und Füße, die sich weiter ausbreitet. Häufig gesellen sich Herzmuskelerkrankungen dazu, abwechselnd Verstopfung und Durchfälle. In der Regel bleiben den Patienten nach Beginn der Symptome nur noch fünfzehn Jahre. Wie häufig die Krankheit vorkommt, ist nicht recht klar: Manche Quellen sprechen von elf Betroffenen pro einer Million Menschen, andere geben an, die Zahl der Patienten sei gar nicht bekannt.

Die Krankheit kann durch rund hundert verschiedene Mutationen im Transthyretin-Gen ausgelöst werden; neben erblichen gibt es aber auch altersbedingte Formen des Leidens. Die Krankheit allerdings entsteht immer auf die gleiche Weise. Das in der Leber produzierte Transthyretin-Protein faltet sich nicht korrekt in seine räumliche Form und verklumpt dann – vor allem in peripheren Nerven- und in Herzmuskelzellen.

Das heißt aber auch: Mediziner können künftig alle Patienten, ob durch Genfehler erkrankt oder als Alterskranke, mit ein und derselben Therapie behandeln, indem sie das Transthyretin-Gen in der Leber mit einem Base Editor stilllegen. Das Protein transportiert normalerweise vor allem das Schilddrüsenhormon Thyroxin im Blut, aber Menschen können auch mit wenig oder sogar ohne Transthyretin auskommen, ohne dass es zu nennenswerten Beschwerden kommt.

Die sechs Wagemutigen sind zwar nur vier Wochen nach dem genetischen Eingriff beobachtet worden, als die Mediziner ihren spektakulären Versuch schon im *New England Journal of Medicine* präsentierten. Zu schwerwiegenden Nebenwirkungen sei es dabei aber nicht gekommen, schreiben sie dort, doch die Menge an Transthyretin im Blut sei je nach Dosis des von Regeneron Pharmaceuticals gelieferten Base Editors um 50 bis 87 Prozent gefallen, bei einem Probanden sogar um 96 Prozent. Hält dieser Effekt auch künftig an, so könnte das Fortschreiten der Erkrankung bei diesen Patienten gestoppt oder sie womöglich tatsächlich von diesem schrecklichen Leiden geheilt worden sein.

Auch Novartis muss sich beeilen, wenn die teure Behandlung der erblichen Erblindung LCA2 noch zu möglichst vielen Patienten gebracht werden soll. Denn viele dieser schlimmen Netzhaut-Leiden entstehen durch einfache Mutation eines einzigen Bausteins in verschiedenen Genen, die für die Lichtwahrnehmung der Sehzellen im Auge nötig sind. Und für Genome Editing mit Crisp-basierten mRNA-Techniken ist das Auge geradezu ideal: Es ist selbst nicht schmerzempfindlich und die Netzhaut chirurgisch gut und einfach zu erreichen. So werden sich viele Unternehmen mit mRNA-Gen-Editoren auf diese vielen Augenleiden stürzen, um endlich Behandlungen gegen die Erblindung zu entwickeln.

Editas Medicine, ein speziell für die Entwicklung von CrispR-basierten Therapien gegründetes Unternehmen in Cambridge, Massachusetts, hat bereits die ersten Patienten in der Brilliance-Studie behandelt. Sie leiden an einer anderen Form der Leberschen kongenitalen Amaurose, der LCA10. Ende September 2021 stellt das Unternehmen beim XIX. International Symposium on Retinal Degeneration in Nashville, Tennessee, die ersten Ergebnisse vor. Und sie klingen ermutigend. Natürlich darf man in einer noch frühen Phase der Erprobung keine vollmundigen Versprechen abgeben, aber die Behandlung verlief ohne unerwartete Nebenwirkungen. Man habe auch tatsächlich eine Verbesserung der Lichtwahrnehmung bei den behandelten Patienten erzielt, verkündet Editas, und außerdem die Sehschärfe der Patienten erhöhen können. Es sind noch die frühen Tage dieser revolutionären Form der Gentherapie. Eines aber zeigen diese Beispiele sehr deutlich: Die RNA-Technologie wird mit großer Wahrscheinlichkeit viele der schlimmen Erbkrankheiten bald in behandelbare oder sogar heilbare Leiden verwandeln.

Das alles mag kühn klingen. Aber die Vorhaben bei Verve, Regeneron Pharmaceuticals und weiteren Unternehmen nehmen sich im Vergleich mit anderen Projekten der mRNA-Medizin noch sehr bodenständig aus. Denn Wissenschaftler und Unternehmen arbeiten längst mit voller Kraft an einer vermessenen Utopie: Sie wollen die allerschlimmste »Krankheit« des Menschen kurieren – ein Leiden, an dem wir alle sterben: das Altern.

Ewige Jugend – wie RNA eine Utopie Wirklichkeit werden lässt

Würde irgendjemand glauben, dass RNA uns jünger machen kann? Das klingt verrückt. Alle wissen doch: Wir Menschen altern, ohne Ausnahme. Die Lebensuhr beginnt bei der Geburt zu ticken, und irgendwann ist unsere Zeit abgelaufen.

Das geht zwar allen Lebewesen so, aber der Homo sapiens hat damit gleich ein doppeltes Problem. Wir *wissen*, dass wir altern, dass irgendwann der Verfall beginnt und unser Leben endlich ist. Damit können nur recht wenige von uns gelassen umgehen. Und so ist der verzweifelte Kampf gegen den unausweichlichen Tod so alt wie die Menschheit selbst. Dieses Wissen um die eigene Vergänglichkeit hat Religionen erschaffen, Kulturen geprägt und Geschichte geschrieben. Fast jedes Glaubenssystem enthält einen Mythos vom Weiterleben nach dem Tod, und das Motiv der Suche nach dem Jungbrunnen, dem Rezept für das ewige Leben, zieht sich durch die Überlieferungen der Menschheit – vom Gilgamesch-Epos über die Suche nach dem Heiligen Gral, den Experimenten der persischen Alchemisten bis zu den verschiedenen Jungbrunnen-Elixieren. Gefruchtet haben diese Bemühungen bekanntlich nicht. Jeder Mensch, der gelebt hat, ist auch gestorben.

Doch einen Teilerfolg haben wir in den vergangenen 160 Jahren errungen. Die Lebenserwartung hat sich in dieser Zeit ungefähr verdoppelt – dank moderner Medizin, besserer Ernährung, öffentlicher Gesundheitsvorsorge. Zu Beginn der industriellen Revolution erfreuten sich die Frauen in Schweden mit 46 Jahren der höchsten durchschnittlichen Lebenserwartung. Als Reichskanzler Otto von Bismarck 1889 das Rentensystem einführte, wurde das Pensionsalter auf 70 Jahre festgelegt, was deutlich über der durchschnittlichen Lebenserwartung der deutschen Bevölkerung (knapp 40 Jahre) lag – weshalb das System damals und im Gegensatz zu heute auch ohne größere Finanzierungsprobleme funktionierte.

Nun hat es zu allen Zeiten Menschen gegeben, die achtzig oder neunzig Jahre alt wurden, in prähistorischen Zeiten, der Antike, im Mittelalter. Doch es sind wenige. Die Kindersterblichkeit ist hoch, Geburten sind für Frauen lebensgefährlich. Seuchen hinterlassen ganze Landstriche entvölkert, und gewaltsame Tode durch Verbrechen und Kriege sind an der Tagesordnung. All das haben wir ziemlich erfolgreich minimiert, trotz der vielen Millionen Toten des Ersten und Zweiten Weltkriegs.

Dieser Fortschritt aber wird jetzt zu einem Problem. Seit Beginn des 20. Jahrhunderts steigt die Lebenserwartung wie mit dem Lineal gezogen in jeder Dekade um 2,5 Jahre an, wenn man die Toten der beiden Weltkriege herausrechnet. Das hat Folgen: Achtzigjährige sind heute selbstverständlich, Neunzigjährige gibt es zahlreich, und selbst die Hundertjährigen werden immer mehr. Das stellt die Gesellschaft seit Jahrzehnten vor ein Dilemma: Wie sollen Kranken- und Rentenversicherung uns »Superalte« noch finanzieren? Es ist kein Geheimnis, dass wir mit jedem Lebensjahr teurer werden. Im letzten Fünftel unseres Lebens konzentrieren sich die altersabhängigen Leiden: Diabetes, Krebs, Schlaganfälle und Herzinfarkte, Demenzerkrankungen, Lungen- und Nierenfibrosen, Makuladegeneration und viele andere mehr. Zwar sterben viele der Patienten nicht mehr unmittelbar an diesen Krankheiten, aber sie werden eben oft auch nicht geheilt und müssen dauerhaft therapiert werden. Zudem leiden die Älteren selten nur an einer Erkrankung, meist ist ihr Zustand multimorbide. Und das ist teuer. Der Hamburger Ökonom Tobias Effertz hat kürzlich ermittelt, dass allein die auf Übergewicht zurückgehenden Altersleiden und deren Folgekosten in Deutschland pro Tag mit etwa 170 Millionen Euro zu Buche schlagen; über das Jahr sind das 62 Milliarden Euro. Schon im Jahr 2015 lagen die Krankheitskosten pro Einwohner zwischen 15 und 65 Jahren in der EU bei knapp 2.800 Euro im Jahr, bei den 65- bis 85-Jährigen waren es über 8.300 Euro, und jeder über 85-jährige EU-Bürger kostete die Gesundheitssysteme fast 20.000 Euro im Jahr. Vor allem im überalterten Japan, in den USA und in Großbritannien warnen Fachleute längst vor einem drohenden Kollaps der Gesundheitssysteme.

In den Alterswissenschaften – neuerdings in GeroSciences umbenannt – hat nun ein ziemlich radikaler und grundsätzlicher Perspektivenwechsel eingesetzt: Man verabschiedet sich von dem Grundsatz, dass Altern eine normale Begleiterscheinung des Lebens ist. Wissenschaftler wie Nir Barzilai vom New Yorker Albert Einstein College sagen nun, dass die vielen Altersleiden gar keine Krankheiten an sich seien, sondern die Symptome einer Grunderkrankung – und die ist das Altern selbst. Therapien, die das Altern bremsen oder gar stoppen, so argumentieren viele in der Altersforschung inzwischen, würden zugleich auch die altersabhängigen Krankheiten wirksam bekämpfen. Was sie erreichen wollen, sind nicht unbedingt 150 oder 200 Jahre Lebenserwartung, sondern die Verlängerung der gesunden Lebensspanne und die »Kompression der Morbidität« auf die letzten wenigen Jahre vor dem Tod.

Betrachtet man das ökonomisch, ist das eine absolut überzeugende Strategie. Experten der London School of Economics haben das im Sommer 2021 modelliert und in *Nature* veröffentlicht: Eine Intervention, die für eine Ausdehnung der gesunden Lebensspanne um nur ein Jahr sorgt, hätte einen gesellschaftlichen Wert von 37 Billionen Euro. Doch wie macht man das? Wir werden sehen, welch entscheidende Rolle die RNA-Technik dabei spielen kann.

Sind das nicht vielleicht nur versponnene Ideen einiger Visionäre, die nie Wirklichkeit werden können? Fest steht immerhin, dass alle Lebewesen altern und sterben. Doch das ist ein Ergebnis der Evolution, die Vermehrung und Kopfzahl einer Spezies mit den verfügbaren Ressourcen der Umwelt in Einklang bringen muss. Aber es existiert kein unumstößliches Naturgesetz, das Altern und Tod diktieren würde. Diese Gedanken klingen sicher für viele Menschen vermessen und irreal, doch eigentlich hatten wir fast vierzig Jahre Zeit, um uns an die Idee zu gewöhnen: Die Lebenszeit ist veränderbar.

In den 1980er Jahren züchtete Michael Rose Fruchtfliegen. Sie sind für den Evolutionsbiologen ideale Versuchstiere, da anspruchslos und einfach in großer Menge zu halten, ihre Generationszeit ist kurz. Rose will mit ihnen den Kampf gegen die Evolution gewinnen. Er nimmt seinen Fliegen immer die frisch gelegten Eier weg, so lange, bis nur wenige Tiere übrig sind, die sich gerade noch fortpflanzen können. Mit den Nachkommen dieser Fliegen beginnt er das gleiche Spiel und mit deren Nachkommen ebenfalls. Das Ergebnis ist sensationell, findet aber zu dieser Zeit wenig Beachtung:

Nach vielen Generationen hat Rose eine neue Fliegen-Rasse gezüchtet. »Es sind Superfliegen«, wird er nach der Veröffentlichung seines Ergebnisses sagen – sie leben mehr als doppelt so lange, schwirren noch lange gesund und munter durch ihre Behausungen im Labor, wenn zur selben Zeit geschlüpfte Artgenossen längst verendet sind. Es ist der erste klare Hinweis, dass Lebensverlängerung tatsächlich möglich ist. Allerdings ist das Ganze nur eine gute Nachricht, wenn man Fliege ist, für uns Menschen ist Roses Prozedur natürlich keine Option. Doch die Suche nach anderen Verfahren hat vor einigen Jahren ernsthaft begonnen.

Wer Therapien entwickeln will, die Alterskrankheiten kontern, indem sie das Altern bremsen, hat mehrere Probleme. Eines ist politisch: Die Zulassungsbehörden, die Food and Drug Administration (FDA) in den Vereinigten Staaten oder die European Medicines Agency (EMA) in der EU, erkennen bislang das Altern eben noch nicht als behandlungsbedürftige Erkrankung an und würden solche Wirkstoffe nicht freigeben. Es ist sogar fraglich, ob sie eine Genehmigung für Wirksamkeitsstudien mit Menschen erteilen würden. Das Interesse der Pharmaindustrie an der Entwicklung altersbremsender Wirkstoffe ist daher eher gering, obwohl die Profit-Aussichten gigantisch sind.

Und dann gibt es noch eine Hürde: Selbst wenn man so einen Wirkstoff in Händen hätte – wie eigentlich misst man dann die Wirkung? Wie stellt man fest, ob Menschen damit langsamer altern als ohne Behandlung? Man benötigte eine Uhr, einen Chronometer des Lebens – und so etwas gibt es seit einigen Jahren tatsächlich. Diese Entdeckung hat in den GeroSciences fast alles verändert.

Eine andere Möglichkeit, beide Schwierigkeiten zu umschiffen, ist die, Studien nicht mit neuen Wirkstoffen, sondern mit erprobten Medikamenten durchzuführen. Und als Ziel der Tests wird dann nicht die Altersbremse, sondern die Reduzierung bestimmter Altersleiden angegeben. Das versuchen Wissenschaftler gerade in zwei klinischen Studien: Eine wird von dem bereits erwähnten Nir Barzilai vorangetrieben; er und seine Kollegen wollen das Diabetesmittel Metformin gegen Altersleiden einsetzen – bei Probanden, die keinen Diabetes haben. Die Wahl fiel auf Metformin, weil Tierversuche eine lebensverlängernde Wirkung gezeigt haben, das Medikament auf eine ganze Reihe von Signalkaskaden im Körper wirkt, die bei Altersleiden eine wichtige Rolle spielen. Vor allem aber hat eine Studie mit Diabetikern gezeigt: Werden sie mit Metformin gegen ihre Erkrankung behandelt, leben sie länger als Menschen ohne Diabetes – ein erstaunlicher Befund, weil Diabetiker normalerweise eine verkürzte Lebenserwartung haben. Die TAME-Studie (Targeting Aging with Metformin) soll mit über 3.000 Probanden im Alter von 65 bis 79 Jahren an 14 medizinischen Zentren der Vereinigten Staaten durchgeführt werden.

TAME wird Jahre in Anspruch nehmen, bevor Ergebnisse vorliegen können, und das gilt auch für einen zweiten Versuch, der seit Sommer 2021 vorbereitet wird. Dabei soll eine noch nicht bekannte Zahl Freiwilliger mit dem Medikament Rapamycin behandelt werden, einem Präparat, das eigentlich die Abstoßungsreaktion bei Transplantierten verhindern soll. Auch Rapamycin hat in Tierversuchen einen positiven Effekt auf vielfältige Alterserkrankungen gezeigt. Es zielt auf den sogenannten mTOR-Komplex in unseren Zellen, der eine zentrale Schaltstelle für Zellwachstum, Proteinsynthese und verschiedene Signalkaskaden ist und bei vielen Altersleiden eine wichtige Rolle spielt.

Tatsächlich wurde mTOR erst entdeckt, als Wissenschaftler den Wirkmechanismus von Rapamycin erforschten. Dieser Wirkstoff ist nämlich ein Zufallsfund aus Pilzen, die auf der Osterinsel vorkommen. Als der zelluläre Angriffspunkt des Medikaments dann entdeckt wird, bekommt er seinen Namen: mTOR steht für »mammalian Target of Rapamycin«.

In beiden Versuchen wollen die Mediziner den Effekt der Wirkstoffe anhand von physiologischen Faktoren messen, also anhand der Leistungsfähigkeit verschiedener Organe des Körpers der Probanden.

Solche medizinischen Scores sind durchaus aussagefähig. Aber es gibt auch viel genauere und schnellere Techniken, um das biologische Alter von Menschen zu bestimmen. Sie beruhen auf einer Uhr, die in unseren Genen tickt.

Das Mäuse-Wunder

Seit Beginn der 2010er Jahre arbeiten Juan Carlos Izpisua Belmonte und seine Kollegen im Salk Institute for Biological Studies im kalifornischen La Jolla im Verborgenen an einem ungeheuerlichen Experiment. Können sie ihr Ziel erreichen – ein Tier jünger zu machen?

Belmonte, Sohn armer Bauern aus einem kleinen Ort in Zentralspanien, gehört zu den führenden Genetikern und Zellbiologen der Welt. Und er ist bekannt als der Mann, der Barrieren niederreißt und vermeintlich rote Linien überschreitet. Er hat im Jahr 2021 chimäre Mensch-Affen-Embryos im Labor gezüchtet. Er war auch einige Jahre zuvor einer der Köpfe hinter den sogenannten Drei-Eltern-Babys, die auf eine Behandlung zurückgehen, die Frauen mit mitochondrialen Erkrankungen zu gesunden Kindern verhilft. Dabei tauscht man das Zellplasma einer befruchteten, aber kranken Eizelle gegen das Plasma einer gespendeten Eizelle mit gesunden Mitochondrien aus. Weil Mitochondrien bekanntlich ein eigenes Erbgut besitzen, behaupteten viele Kritiker dieser Prozedur, die so gezeugten Kinder hätten zwei Mütter.

Was Belmonte aber 2016 in *Cell* veröffentlicht, ist ein Experiment, das gegen alle Regeln der Natur zu verstoßen scheint. Er lässt alten Mäusen in bestimmten Abständen ein Antibiotikum ins Trinkwasser mischen. Die Tiere sind betagt, das Fell ist struppig, sie sind schwach, und ihr Gedächtnis funktioniert kaum noch. Doch nach einigen Wochen geschieht etwas eigentlich Unmögliches: Belmontes Mäuse sterben nicht nur nicht, ihr Fell glänzt wieder, ihre Muskeln gewinnen an Kraft, in Lerntests schneiden sie wieder viel besser ab, ihre Organe funktionieren wie in ihrer Jugend. Wie kann so etwas geschehen?

Belmontes Mäuse sind keine ganz normalen Nager: Es sind transgene, sie tragen vier künstlich eingefügte Gene in ihrem Erbgut. Das Antibiotikum in ihrem Trinkwasser sorgt dafür, dass die Information dieser Gene in mRNA überschrieben wird. Und wir kennen diese vier Erbanlagen schon. Es sind genau die Gene, die unsere alten Bekannten, der japanische Nobelpreisträger Shinya Yamanaka und der Amerikaner Derrick Rossi, für ihre erstaunlichen Experimente benutzt haben.

Erinnern wir uns an die Reprogrammierung, die den jungen Forscher Derrick Rossi so faszinierte: Der spätere Nobelpreisträger Shinya Yamanaka hatte die vier Gene Oct-4, Sox-2, Klf-4 und c-Myc in gealterte Körperzellen eingeschleust, so dass ihre Informationen in mRNA übertragen werden konnten und die entsprechenden Proteine gebildet wurden. Daraufhin verwandeln sich Hautzellen wieder in einen embryonalen Zustand. Sie können nun erneut alle Zellarten und Gewebe des Organismus hervorbringen. Rossi hat dann das Verfahren noch einmal verbessert, indem er auf den prinzipiell riskanten Transfer von Genen verzichtete und stattdessen gleich die mRNAs dieser Gene benutzte, eingeschlossen in Lipidbläschen. Auch damit kann er embryonale Zellen aus erwachsenen differenzierten Körperzellen erschaffen.

Es ist ein erstaunlicher Befund: Die Entwicklungs-Kaskade eines Organismus kann im Prinzip umgedreht werden. Als Yamanaka dann 2012 den Nobelpreis für seine Entdeckung erhält, ist noch niemandem klar, dass er ihn eigentlich gleich zweimal verdient hat.

Die Reprogrammierung von erwachsenen Körperzellen zurück in einen embryonalen Zustand, das weiß die Wissenschaft zu dieser Zeit bereits, ist ein epigenetisch gesteuerter Vorgang. Das bedeutet: Es gibt keine Veränderungen in den genetischen Informationen, dem Code der Gene. Stattdessen sorgen die vier übertragenen Gene – oder deren mRNA – dafür, dass die Zelle bestimmte Erbanlagen wieder entsperrt, die längst abgeschaltet sind, und dafür andere blockiert. Das geschieht, indem an den Genen molekulare Schalter umgelegt werden – eine chemische Veränderung an den C-Bausteinen der DNA. Immer dort, wo auf ein C ein G folgt (CpG), kann ein Enzym eine sogenannte Methyl-Gruppe anfügen. Geschieht das in den Steuerungselementen von Genen, so werden sie in der Regel blockiert, und die Zelle kann sie nicht mehr in mRNA übersetzen. Andere Enzyme aber können diese Methylierung wieder vom C-Baustein abspalten, wobei das Gen dann wieder lesbar wird. Die epigenetische Steuerung unseres Genoms umfasst noch weitere sehr komplexe Prozesse, aber für unsere Zwecke können wir uns auf die CpG-Methylierung beschränken.

Als Yamanaka mit dem Nobelpreis ausgezeichnet wurde, sind die Wissenschaftler der Meinung, dass reprogrammierte Zellen einfach eine embryonale Steuerung ihrer Erbanlagen erhalten – also rein zellphysiologisch einer Embryozelle gleichen. Würde man also die Hautzelle eines 70-jährigen Menschen so behandeln, würde sie sich verhalten wie die eines frisch gezeugten – wäre jedoch trotzdem immer noch 70 Jahre alt. Wir werden später sehen, dass dies nicht der Fall ist. Shinya Yamanaka dürfte es selbst nicht klar gewesen sein, aber er hat nicht nur die biologische Entwicklung umgekehrt: Er hat zugleich das Altern umgedreht. Auch das wäre einen Nobelpreis wert gewesen, aber niemand hat es geahnt.

Juan Carlos Izpisua Belmonte und seine Kollegen haben allerdings ein weit ehrgeizigeres Ziel: Sie wollen ein lebendes Tier verjüngen, nicht nur einzelne Zellen. Aber das ist nicht so einfach: Man kann nicht ein lebendes Tier reprogrammieren, ohne es zu töten. Denn bei diesem Prozess werden die Zellen eben nicht nur jünger, sie verlieren auch ihre Identität als Hirn-, Leber- oder Darmzellen. Zellbiologen nennen das »Entdifferenzierung«, in einem lebenden Tier würden alle Organe dabei ihre Funktionsfähigkeit verlieren, und die reprogrammierten Zellen würden Tumoren bilden. Ist es also unmöglich?

Belmonte und seine Leute grübeln, sie tüfteln an dem Verfahren – und schließlich finden sie eine Lösung. Wir wissen heute, dass Reprogrammierung in drei Phasen abläuft. In den ersten beiden werden die Zellen jünger, erst in der dritten Phase verlieren sie ihre Identität und werden zu embryoähnlichen Zellen. Die Lösung ist also klar: Man muss die ersten beiden Phasen nutzen und die dritte verhindern. Deshalb arbeitet Belmontes Team nun mit den transgenen Mäusen, bei denen es die Reprogrammierung steuern kann. Die Forscher geben den Tieren für einige Tage das Antibiotikum ins Trinkwasser und machen dann eine Pause. Danach beginnt die Prozedur von vorn. Es funktioniert, die Tiere erscheinen immer jünger, aber sie bekommen keine Tumoren. Belmontes Verfahren wird »partielle zyklische Reprogrammierung« genannt werden und mit seiner Veröffentlichung einen großen Schub in der Altersforschung auslösen.

Allerdings, die entscheidende Frage bleibt offen: Sind die Mäuse nun »nur« physiologisch leistungsfähiger geworden oder tatsächlich biologisch jünger? Da sie leistungsfähiger und vitaler geworden sind, nennen die Scripps-Forscher den Effekt »Rejuvenation«. Klar beantworten können sie die Frage 2016 aber nicht. Wie hätten sie das Alter ihrer Mäuse objektiv messen sollen? Es gibt zu dieser Zeit keine zuverlässige Lebensuhr für Mäuse.

Es ist sicherlich verfrüht, nun über den Jungbrunnen für Menschen zu spekulieren. Denn in einem lebenden Organismus müssen diese Verfahren der Reprogrammierung sehr präzise gesteuert werden können, um katastrophale Fehlschläge mit womöglich tödlichem Ausgang zu vermeiden. Das hat auch Belmonte erfahren müssen, denn seine Mäuse sind Monate später dann doch an Tumoren gestorben. Offenbar hatten die Salk-Forscher es mit ihrer Prozedur bei den Tieren übertrieben.

Belmonte indessen ist längst einen Schritt weiter. Wir haben zuvor schon die Idee kennengelernt, dass Alterskrankheiten nur die Symptome einer Grunderkrankung sind, nämlich der Alterung. Es gibt nun eine Vielzahl von Leiden, für die das sicherlich zutritt, nämlich die degenerativen Erkrankungen, die irgendwann im fortgeschrittenen Lebensalter beginnen, sich immer weiter verschlimmern und häufig mit dem Tod enden. Nieren- und Lungenfibrosen sind solche Leiden, auch das Lungenemphysem oder Altersblindheit (AMD). Wäre es möglich, solche schlimmen Krankheiten zu behandeln oder gar zu heilen, indem man das betroffene Organ verjüngt?

Eine der häufigen Ursachen für Erblindung ist eine Erkrankung des Sehnervs, das Glaukom oder Grüner Star. Allein in Deutschland sind davon eine halbe Million Menschen betroffen, jedem zehnten von ihnen droht die Erblindung. Häufig wird als Ursache ein zu hoher Innendruck des Auges genannt. Es ist aber nicht klar, ob der nicht vielleicht nur eine Folge der Erkrankung ist, der das Leiden dann zusätzlich verschlimmert. Jedenfalls haben Medikamente, die den Druck senken, oft wenig Erfolg, und es gibt viele Patienten mit Glaukom, deren Innendruck ganz normal ist. In jedem Fall sind einmal entstandene Schäden am Sehnerv nicht mehr rückgängig zu machen. Oder doch?

Belmonte arbeitet nun zusammen mit Steve Horvath und dem Altersforscher David Sinclair von der Harvard University an einer Therapie, die genau das schaffen soll: die Erneuerung des kranken Sehnervs durch Verjüngung. Der Sehnerv selbst besteht nicht aus Zellen, sondern wird von den Nervenfortsätzen der sogenannten retinalen Ganglienzellen in der Netzhaut gebildet. Damit er sich erneuert, müsste man also das Alter dieser Zellen in der Retina herabsetzen. Genau das haben die drei Wissenschaftler getan, vorerst bei Mäusen, deren Sehnerv durch eine Quetschung beschädigt wurde. Es klingt überraschend, aber die Netzhaut ist chirurgisch relativ einfach zu erreichen. Dann kann man die Gene für die zyklische

238

Reprogrammierung mithilfe von viralen Vehikeln in die Ganglienzellen bringen.

Die Wissenschaftler müssen lange Tage voller Erwartung bangen, bis
die Ergebnisse vorliegen: Die Ganglienzellen sind jünger, neuer Sehnerv ist bis ins Gehirn gewachsen, Tests zeigen, die blinden Mäuse
sehen wieder, wenn auch schwer zu beurteilen ist, wie gut. Als die
Resultate in *Nature* Anfang Dezember 2020 veröffentlicht werden,
erzeugt das Schlagzeilen auf der ganzen Welt. Ende 2022 sollen die
ersten Tests bei Patienten beginnen. Horvath selbst hat inzwischen
eine außergewöhnliche Uhr entwickelt. Sie kann das biologische Alter von Zellen präzise messen.

Es könnte also tatsächlich möglich werden, schwere Krankheiten
durch Verjüngung zu behandeln. Wenn es bei Glaukom-Patienten
erfolgreich ist, wäre der nächste offensichtliche Kandidat die alters-
abhängige Makuladegeneration, die Altersblindheit. Sie entsteht,
wenn die Nährzellen in der Netzhaut funktionsunfähig werden, die
für die Versorgung der lichtempfindlichen Zapfen an der Stelle des
schärfsten Sehens (der Makula) zuständig sind. Sie wären ebenso
ein Ziel für die Verjüngung, um das Fortschreiten des Sehausfalls zu
stoppen.

Allerdings, unsere drei Pioniere haben für ihre Versuche mit Genen für die Reprogrammierungsfaktoren gearbeitet, also mit DNA.
Wenn man Gene in Zellen überträgt, birgt das aber immer ein gewisses Risiko, vor allem, wenn sie dabei ins Erbgut gelangen und
eingebaut werden. Aber wie wäre es mit mRNA? Erinnern wir uns
an unseren alten Bekannten Derrick Rossi von der Harvard University und seine Versuche, alte Hautzellen in embryonale Zellen zu
verwandeln. Rossi sagte sich damals: Warum eigentlich die Gene in
die Zellen bringen, damit die Reprogrammierung eingeleitet wird?
Das bringt nicht nur Risiken mit sich, falls die Gene an ungünstigen
Stellen ins Erbgut eingebaut werden, es ist eigentlich auch unnötig,
denn alle Zellen besitzen diese Gene ja bereits, wenn sie auch stillgelegt sind. Wenn die Reprogrammierung beendet ist, sind sie hin-

gegen wieder wach und erhalten den embryonalen Zustand aufrecht. Von außen bräuchten die Zellen also die Information der vier Gene nur vorübergehend. Deshalb wäre es doch viel eleganter, die Reprogrammierung mit der mRNA dieser Gene einzuleiten. Und wenn der Vorgang beendet ist, wird die mRNA bereits wieder abgebaut und verschwunden sein.

Das aber eröffnet eine faszinierende Chance für die Verjüngung von erkrankten Organen und später vielleicht des ganzen Körpers: Für die nur partielle Reprogrammierung, die verjüngt, aber nicht die zelluläre Identität gefährdet, ist kurzlebige mRNA das ideale Werkzeug. Wir hatten bereits gesehen, dass mRNA auf vielfältige Weise stabilisiert werden kann, damit – etwa für eine Impfung – die Zellen möglichst viel des entsprechenden Proteins herstellen. Das kann man aber auch unterlassen, wenn man nur kurzlebige mRNA verwenden möchte. Denn für eine sichere partielle Reprogrammierung darf der Effekt nicht ja zu lange anhalten. Zudem stehen auch die Vehikel für eine schnelle und sichere Übertragung solcher mRNAs zur Verfügung; nämlich genau die Lipidnanopartikel, die Fettbläschen, in denen BioNTech, CureVac und Moderna ihre mRNA für die Impfung verpacken.

Diese Technologie für die Behandlung von Krankheiten durch Verjüngung ist nicht länger nur eine Vision für die Zukunft: Die Werkzeuge stehen bereit, man muss sie jetzt »nur« noch reif für die Anwendung machen – sicher eine große Herausforderung. Doch es hat bereits begonnen. BioNTech besitzt Patente für diese Technologie. Und vor allem in der US-amerikanischen Biotech-Szene ist diese Idee bereits heiß umkämpft. Viele Börsen-Analysten haben Turn Biotechnologies genau im Auge. Turn Bio, eine Ausgründung der Stanford University, gilt als »Black Swan«-Unternehmen. Darunter versteht man in der Finanzwelt junge Firmen, die, wenn sie Erfolg haben, einen massiven Einschlag an den Börsen auslösen werden. Turn Bio verfügt über die nötigen Patente und arbeitet an einer Reihe von vorklinischen Forschungsprogrammen: zur Verjüngung bei Haut- und Muskelerkrankungen, zur Heilung geschädigter Augenhornhaut. Und es wäre ein Segen für Millionen Menschen mit kaputten Gelenken zur Neubildung intakter Knorpelschichten. »Wir wollen das machen«, sagt Vittorio Sebastiano, der die Technologie von Turn Bio in seinem Labor an der Stanford University entwickelt hat, »in Tieren und in Menschen.«

Es sieht ganz so aus, als würde nicht nur Ingmar Hoerrs Traum wahr werden – die Impfung mit mRNA. Sondern auch der von Katalin Karikó: die Behandlung schwerer Krankheiten mit den Molekülen, denen sie ihr ganzes Leben gewidmet hat.

Das Zeitalter der RNA-Therapien jedenfalls hat begonnen – und es wird sehr aufregend.

Ein Wort zum Schluss

Im Oktober 2021 schließen wir die Recherchen zu diesem Buch ab – und fühlen uns trotzdem bald wieder neugierig. Es gibt doch noch so viel mehr zu berichten. So viele weitere Neuigkeiten, für die es keine Zeit mehr gab. Da ist die Firma Alnylam, der es inzwischen gelungen ist, ihre RNAi-Wirkstoffspritzen fertig aufzubereiten. Man kann sie einfach unter die Haut injizieren.

Und da gibt es immer noch CureVac, deren tragisches Scheitern eine der ganz großen Ideen fast in Vergessenheit geraten lässt. Gemeinsam mit Elon Musk wollen sie mobile Labore fertigen, um RNA-Impfstoff direkt in jenen Regionen zu produzieren, die sie am nötigsten haben. Es wäre eine dramatische Chance. »Gelingt uns diese Entwicklung, könnte man aufkommende Epidemien im Keim ersticken, sobald die genetische Information und die ersten Impfstoffe vorliegen«, erklärt uns Franz-Werner Haas, der CureVac-Chef im Frühjahr seine Vision. Nach dem Erfolg der Corona-Vakzine, nachdem die Technologie ihr Potenzial so überwältigend bewiesen hat, lassen sich die Zulassungsverfahren dafür beschleunigen – ähnlich wie bei den Grippeimpfstoffen, die auch jedes Jahr aufs neue hergestellt werden müssen. Wie wunderbar wäre es, wenn schon nach drei oder vier Monaten ein Impfstoff gegen einen neuen Erreger überall bereit stünde? Wie gut ließen sich jene Länder mit Vakzinen versorgen, die jetzt so schändlich von den reichen Nationen dieser Welt vernachlässigt und übergangen wurden?

Fruchtlose Patentstreitigkeiten könnten der Vergangenheit angehören, denn es stünde vor Ort ein mobiles Labor, das die Menschen vor Ort erreichen könnte. Es wären nicht die Millionen Impfstoffdosen, die ihren Weg aus den Werken in Marburg oder Belgien finden. Aber vielleicht würden sie die Not lindern können.

Wissbegierig bleiben wir auch, weil wir bereits ahnen: die kleinen Moleküle, die Informationen aus unseren Genen in die Zellen und mitunter durch den Körper tragen, halten noch so viele Geheimnisse bereit, die gelüftet werden müssen.

Die RNA-Technologie zeigt auch für jene nahezu vergessenen – weil so seltenen – Krankheiten neue Wege auf. Mit mRNA ließen sich fehlende Proteine ersetzen. Wir haben in den vergangenen Monaten einen ersten Blick auf die kommende Entwicklung in der Medizin miterlebt, die sich wohl niemand so hätte vorstellen können. Auf welche fantastischen neuen Behandlungen werden wir wohl in zehn Jahren schauen können?

Dieses Buch endet hier. Doch unsere Reise ist in Wahrheit noch längst nicht zu Ende. Die Epoche der RNA-Medizin beginnt jetzt gerade.

Quellenverzeichnis

1. Die Entdeckung der RNA

U.S. National Library of Medicine, The discovery of the double helix.
https://profiles.nlm.nih.gov/spotlight/sc/feature/doublehelix
(Aufruf 26.10.2021)

Bartens, W. Clowns im Labor. Die Zeit, Nr. 9, 20.02.2003
https://www.zeit.de/2003/09/DNA-Geschichtehttps:
//www.zeit.de/2003/09/DNA-Geschichte

Watson JD, Crick FH. Molecular structure of nucleic acids;
a structure for deoxyribose nucleic acid. Nature. 1953
Apr 25;171(4356):737-8. doi: 10.1038/171737a0.

Levene, P A., The Structure of Yeast Nucleic Acid. IV. Ammonia
Hydrolysis J. Biol. Chem. 40, 1919, 415–424

Vischer E, Chargaff E. Studies on the composition of nucleic
acids. Fed Proc. 1948 Mar;7(1 Pt 1):197.

Maddox, B. (2002) Rosalind Franklin: The dark lady of the DNA.
(New York: HarperCollins Publishers, 2002)

Watson, J., Berry, A. (2002) DNA: The Secret of Life.
(New York: Knopf, 2002)

Watson, J. (2001) A passion for DNA. Genes, Genomes, and Society. (New York: Cold Spring Harbor Laboratory Press, 2001)

Zon, J. (2020) Who Discovered Messenger RNA (mRNA)? Internet. Blog. (San Diego: TriLink Biotechnologies). Available from:
http://zon.trilinkbiotech.com/2020/05/12/who-discovered-messenger-rna-mrna/

Norkin, L. (2016) A Most »Elegant« Experiment: Sydney Brenner, Francois Jacob, Mathew Meselson, and the Discovery of Messenger RNA. Virology, Molecular Biology and Pathogenese. Internet. Blog. Available from:
https://norkinvirology.wordpress.com/2016/10/06/a-most-elegant-experiment-sydney-brenner-frjacob-mathew-meselson-and-the-discovery-of-messenger-rna/

Brenner S, Jacob F, Meselson M. An unstable intermediate carrying information from genes to ribosomes for protein synthesis. Nature. 1961 May 13;190:576-581.

GROS F, HIATT H, GILBERT W, KURLAND CG, RISEBROUGH RW, WATSON JD. Unstable ribonucleic acid revealed by pulse labelling of Escherichia coli. Nature. 1961 May 13;190:581-5.

Cobb M. Who discovered messenger RNA? Curr Biol. 2015 Jun 29;25(13):R526-32. d

Grolle, J. (2012) »Des Ganzen Wirklichkeit«, Der Spiegel, Nr. 1, 128–130

U.S. National Library of Medicine, Synthetic RNA and the Poly-U Experiments, 1959–1962
https://profiles.nlm.nih.gov/spotlight/jj/feature/syntheticrna

Robert W. Holley (1968) Alanin transfer RNA. Nobel lecture: https://www.nobelprize.org/uploads/2018/06/holley-lecture.pdf

Joyce GF. RNA evolution and the origins of life. Nature. 1989 Mar 16;338(6212):217-24.

2. Von Fehlern und von Wundern – Der mühsame Weg zum Erfolg

Green, A. Li Wenliang. Lancet. 2020 Feb; 395 (10225), 682.

Wang C, Horby PW, Hayden FG, Gao GF. A novel corona-virus outbreak of global health concern. Lancet. 2020 Feb 15;395(10223):470-473. Erratum in: Lancet. 2020 Jan 29;:

Garde, D. The story of mRNA. Stat, 10.11.2020 Available from: https://www.statnews.com/2020/11/10/the-story-of-mrna-how-a-once-dismissed-idea-became-a-leading-technology-in-the-covid-vaccine-race/

Cox, D. How mRNA went froma scientific backwater to a pandemic crusher. Wired, 02.12.2020 https://www.wired.co.uk/article/mrna-coronavirus-vaccine-pfizer-biontech

Dolgin E. The tangled history of mRNA vaccines. Nature. 2021 Sep;597(7876):318-324.

Hoerr I, Obst R, Rammensee HG, Jung G. In vivo application of RNA leads to induction of specific cytotoxic T lymphocytes and antibodies. Eur J Immunol. 2000 Jan;30(1):1-7.

Bahnsen, U., Grabar, E. Eine Milliarde Dosen für die Welt,
Die Zeit 19, 07.03.2021
https://www.zeit.de/2021/19/curevac-mrna-impfung-corona-
ingmar-hoerr-franz-werner-haas

Lo, Chris Counting the cost of failure in drug development. Internet. Blog. 19.06.2017 Pharmaceutical Technology. London: Verdict
Media Limited Available from:
https://www.pharmaceutical-technology.com/features/featurecoun-
ting-the-cost-of-failure-in-drug-development-5813046/

Hingorani AD, Kuan V, Finan C, Kruger FA, Gaulton A, Cho-
pade S, Sofat R, MacAllister RJ, Overington JP, Hemingway H,
Denaxas S, Prieto D, Casas JP. Improving the odds of drug development success through human genomics: modelling study. Sci
Rep. 2019 Dec 11;9(1):18911.

Karikó K, Buckstein M, Ni H, Weissman D. Suppression of
RNA recognition by Toll-like receptors: the impact of nucleoside
modification and the evolutionary origin of RNA. Immunity.
2005 Aug;23(2):165-75.

Ebel, B. Stolz an Kölner Schule. Irrer Lebensweg: Ex-Abiturient
wird in Corona-Zeit zum Weltstar. Kölner Express, 11.11.2020
Available from:
https://www.express.de/koeln/ugur-sahin-biontech-chef-ging-auf-
koelner-gymnasium-23446?cb=1635407890259

Demirci, A. Hätten Sie ihn erkannt? Kölner Kreisliga-Kicker rettet
gerade die Welt. Kölner Express, 21.01.2021 Available from:
https://www.express.de/koeln/koeln-biontech-ceo-ugur-sahin-
spielte-fuer-kreisliga-mannschaft-24478

SFB 1399, CV Prof. Dr. .med. Uğur Şahin. Available from: https://www.sfb1399.de/research/principal-investigators/prof-dr-med-ugur-sahin+

Beise, M., Dorste, E. »Mir ist in meinem ganzen Berufsleben noch kein so brillantes Paar begegnet.« Süddeutsche Zeitung, 13.11.2020 Available from: https://www.sueddeutsche.de/wirtschaft/struengmann-motschmann-biontech-ugur-sahin-oezlem-tuereci-corona-impfstoff-1.5114511?reduced=true

Türeci O, Koslowski M, Helftenbein G, Castle J, Rohde C, Dhaene K, Seitz G, Şahin U. Claudin-18 gene structure, regulation, and expression is evolutionary conserved in mammals. Gene. 2011 Aug 1;481(2):83-92.

Türeci O, Şahin U, Schulze-Bergkamen H, Zvirbule Z, Lordick F, Koeberle D, Thuss-Patience P, Ettrich T, Arnold D, Bassermann F, Al-Batran SE, Wiechen K, Dhaene K, Maurus D, Gold M, Huber C, Krivoshik A, Arozullah A, Park JW, Schuler M. A multicentre, phase IIa study of zolbetuximab as a single agent in patients with recurrent or refractory advanced adenocarcinoma of the stomach or lower oesophagus: the MONO study. Ann Oncol. 2019 Sep 1;30(9):1487-1495.

Buchenau, M.-W. Erfolg der Hexal-Zwillinge – Verkauf an Novartis beschert Hexal Milliarden. Handelsblatt, 22.02.2005 Available from: ttps://www.handelsblatt.com/unternehmen/industrie/verkauf-an-novartis-beschert-hexal-milliarden-erfolg-der-hexal-zwillinge/2476974.html

Grabbe, H. Was darf es sein, Özlem Türeci? Impuls 11, 27.11.2011 Available from: https://www.impulse.de/management/was-darf-es-sein-ozlem-tureci/1025894.html

Kowalska J, Wypijewska del Nogal A, Darzynkiewicz ZM, Buck J, Nicola C, Kuhn AN, Lukaszewicz M, Zuberek J, Strenkowska M, Ziemniak M, Maciejczyk M, Bojarska E, Rhoads RE, Darzynkiewicz E, Şahin U, Jemielity J. Synthesis, properties, and biological activity of boranophosphate analogs of the mRNA cap: versatile tools for manipulation of therapeutically relevant cap-dependent processes. Nucleic Acids Res. 2014;42(16):10245-64.

Bahnsen, U., Grabar, E. (2020) Ein Piks, ein Pflaster, eine Sehnsucht, Die Zeit 44, https://www.zeit.de/2020/44/corona-impfstoff-covid-19-zulassung-immunisierung-infektionsschutz

Fauci, A,. Boucher, (2020) Podcast: JAMA

dpa, afp, rtr (2021) Curevac: Rückschlag für den Hoffnungsträger. Deutsche Welle, 16.06.2021 Available from: https://www.dw.com/de/curevac-rückschlag-für-den-hoffnungsträger/a-57929851

3. Der Weg zur individuellen Therapie: Wie mRNA-Therapien den Kampf gegen den Krebs verändern

Christoph, S »Das große Geheimnis«: Die geheime Katastrophe des 2. Weltkriegs, die den Krieg gegen den Krebs einläutete. Esanum (2021) https://www.esanum.de/blogs/onkologie-blog/feeds/today/posts/das-grosse-geheimnis-die-geheime-katastrophe-des-zweiten-weltkriegs-die-den-krieg-gegen-den-krebs-einleitete

Ran T, Cheng CY, Misselwitz B, Brenner H, Ubels J, Schlander M. Cost-Effectiveness of Colorectal Cancer Screening Strategies-A Systematic Review. Clin Gastroenterol Hepatol. 2019 Sep;17(10):1969–1981.e15.

Karnoub AE, Weinberg RA. Ras oncogenes: split personalities. Nat Rev Mol Cell Biol. 2008 Jul;9(7):517-31.

Hanahan D, Weinberg RA. Hallmarks of cancer: the next generation. Cell. 2011 Mar 4;144(5):646-74.

Fischetti M, Christiansen C. Our Bodies Replace Billions of Cells Every Day. Scientific American, 01.04.21

Johns Hopkins University, The legacy of Henrietta Lacks https://www.hopkinsmedicine.org/henriettalacks/

Javaherian K, Lee TY, Tjin Tham Sjin RM, Parris GE, Hlatky L. Two Endogenous Antiangiogenic Inhibitors, Endostatin and Angiostatin, Demonstrate Biphasic Curves in their Antitumor Profiles. Dose Response. 2011;9(3):369-76.

Falcaro M, Castañon A, Ndlela B, Checchi M, Soldan K, Lopez-Bernal J, Elliss-Brookes L, Sasieni P. The effects of the national HPV vaccination programme in England, UK, on cervical cancer and grade 3 cervical intraepithelial neoplasia incidence: a register-based observational study. Lancet. 2021 Nov 3:S0140-6736(21)02178-4.

Steeg, P. Perspective: The right trials. Nature 485, S58–S59 (2012).

Kershaw EE, Flier JS. Adipose tissue as an endocrine organ. J Clin Endocrinol Metab. 2004 Jun;89(6):2548-56.

Marks L. The birth pangs of monoclonal antibody therapeutics: the failure and legacy of Centoxin. MAbs. 2012 May-Jun;4(3):403-12.

Wood LD, Parsons DW, Jones S, Lin J, Sjöblom T, Leary RJ, Shen D, Boca SM, Barber T, Ptak J, Silliman N, Szabo S, Dezso Z, Ustyanksky V, Nikolskaya T, Nikolsky Y, Karchin R, Wilson PA, Kaminker JS, Zhang Z, Croshaw R, Willis J, Dawson D, Shipitsin M, Willson JK, Sukumar S, Polyak K, Park BH, Pethiyagoda CL, Pant PV, Ballinger DG, Sparks AB, Hartigan J, Smith DR, Suh E, Papadopoulos N, Buckhaults P, Markowitz SD, Parmigiani G, Kinzler KW, Velculescu VE, Vogelstein B. The genomic landscapes of human breast and colorectal cancers. Science. 2007 Nov 16;318(5853):1108-13.

National Cancer Institute, The Cancer Genome Atlas Programme https://www.cancer.gov/about-nci/organization/ccg/research/structural-genomics/tcga

Leach DR, Krummel MF, Allison JP. Enhancement of antitumor immunity by CTLA-4 blockade. Science. 1996 Mar 22;271(5256):1734-6.

Sharma P, Allison JP. The future of immune checkpoint therapy. Science. 2015 Apr 3;348(6230):56-61.

Okazaki T, Honjo T. PD-1 and PD-1 ligands: from discovery to clinical application. Int Immunol. 2007 Jul;19(7):813-24. d

Hofmarcher T, Brådvik G, Svedman C, Lindgren P, Jönsson B and Wilking N. Comparator Report on Cancer in Europe 2019 – Disease Burden, Costs and Access to Medicines. https://ihe.se/en/publicering/comparator-report-on-cancer-in-europe-2019/

Plieth, Jacob, AARC 2020: Biontech and Roche try to resuscitate cancer vaccines, Evaluate Vantage (2020) https://www.evaluate.com/vantage/articles/events/conferences/aacr-2020-biontech-and-roche-try-resuscitate-cancer-vaccines

Cancer Research Institute, Emily Whitehead: A younggirl beats cancer with immunotherapy (2021)
https://www.cancerresearch.org/en-us/immunotherapy/stories/patients/emily-whitehead

BioNTech, Pipeline
https://biontech.de/de/science/pipeline

Reinhard K, Rengstl B, Oehm P, Michel K, Billmeier A, Hayduk N, Klein O, Kuna K, Ouchan Y, Wöll S, Christ E, Weber D, Suchan M, Bukur T, Birtel M, Jahndel V, Mroz K, Hobohm K, Kranz L, Diken M, Kühlcke K, Türeci Ö, Şahin U. An RNA vaccine drives expansion and efficacy of claudin-CAR-T cells against solid tumors. Science. 2020 Jan 24;367(6476):446-453.

Şahin U, Derhovanessian E, Miller M, Kloke BP, Simon P, Löwer M, Bukur V, Tadmor AD, Luxemburger U, Schrörs B, Omokoko T, Vormehr M, Albrecht C, Paruzynski A, Kuhn AN, Buck J, Heesch S, Schreeb KH, Müller F, Ortseifer I, Vogler I, Godehardt E, Attig S, Rae R, Breitkreuz A, Tolliver C, Suchan M, Martic G, Hohberger A, Sorn P, Diekmann J, Ciesla J, Waksmann O, Brück AK, Witt M, Zillgen M, Rothermel A, Kasemann B, Langer D, Bolte S, Diken M, Kreiter S, Nemecek R, Gebhardt C, Grabbe S, Höller C, Utikal J, Huber C, Loquai C, Türeci Ö. Personalized RNA mutanome vaccines mobilize poly-specific therapeutic immunity against cancer. Nature. 2017 Jul 13;547(7662):222-226.

Stadler CR, Bähr-Mahmud H, Celik L, Hebich B, Roth AS, Roth RP, Karikó K, Türeci Ö, Şahin U. Elimination of large tumors in mice by mRNA-encoded bispecific antibodies. Nat Med. 2017 Jul;23(7):815-817.

Leitlinienprogramm Onkologie: S-3 Leitlinie Diagnostik, Therapie und Nachsorge des Nierenzellkarzinoms (2017)
https://www.leitlinienprogramm-onkologie.de/fileadmin/user_upload/Downloads/Leitlinien/Nierenzellkarzinom/LL_Nierenzell_Langversion_1.2.pdf

Cincinatti Chidrens health library, Neuroblastoma (2019)
https://www.cincinnatichildrens.org/health/n/neuroblastoma

Hotz C, Wagenaar TR, Gieseke F, Bangari DS, Callahan M, Cao H, Diekmann J, Diken M, Grunwitz C, Hebert A, Hsu K, Bernardo M, Karikó K, Kreiter S, Kuhn AN, Levit M, Malkova N, Masciari S, Pollard J, Qu H, Ryan S, Selmi A, Schlereth J, Singh K, Sun F, Tillmann B, Tolstykh T, Weber W, Wicke L, Witzel S, Yu Q, Zhang YA, Zheng G, Lager J, Nabel GJ, Şahin U, Wiederschain D. Local delivery of mRNA-encoded cytokines promotes antitumor immunity and tumor eradication across multiple preclinical tumor models. Sci Transl Med. 2021 Sep 8;13(610):eabc7804.

4. Das unterschätzte Molekül

Fire A, Xu S, Montgomery MK, Kostas SA, Driver SE, Mello CC. Potent and specific genetic interference by double-stranded RNA in Caenorhabditis elegans. Nature. 1998 Feb 19;391(6669):806-11.

Karberg, S. Einfach stillgelegt. FAS, 21.11.2010

Berndt, Ch., Das Schweigen der Gene, Süddeutsche Zeitung, 04.10.2006

Elbashir SM, Harborth J, Lendeckel W, Yalcin A, Weber K, Tuschl T. Duplexes of 21-nucleotide RNAs mediate RNA interference in cultured mammalian cells. Nature. 2001 May 24;411(6836):494-8.

Elbashir, S.M., Harborth, J., Lendeckel, W., Yalcin, A., Weber, K., Tuschl, T. (2001), Duplexes of 21-nucleotide RNAs mediate RNA interference in cultured mammalian cells. Nature 411, 494-498

Sharp, P. (2020) 3 Questions: Phillip Sharp on the discoveries that enabled mRNA vaccines for Covid-19. Curiosity-driven basic science in the 1970s laid the groundwork for today's leading vaccines against the novel coronavirus. MIT News on Campus and around the world, School of Science 11.12.2020

Naik, Gautam (2003) Ribopharm, Alnylam announce merger. Wall Street Journal, 07.07.2003
Available from: https://www.wsj.com/articles/
SB105752103163937200Tite Wall-Street Journal

Hofmann, S. Biotechnologie – Pharmaerfolg mit Max-Planck-Forschung Mit Hartnäckigkeit entwickelte die US-Firma Alnylam aus einer auch von deutschen Forschern entdeckten Technologie eine neue Wirkstoffklasse. In Deutschland fehlte dafür das Kapital. Handelsblatt, 10.12.2019

Eisenstein, M. Pharma's roller-coaster relationship with RNA therapies. Nature 574, 2019, S.4-6

Hartmann, G., et al. Antisense-Oligonukleotide. Deutsches Ärzteblatt (95), 1998, Heft 24, C-1115–C-1119

Perry CM, Balfour JA. Fomivirsen. Drugs. 1999 Mar;57(3): 375-80; discussion 381.

Müller, A.J., Schaller, U.C., Bogner, J., Klauss, V. Diagnose und Therapie schwerer Augeninfektionen bei AIDS. Dtsch Ärztbl 97, 2000, (1-2)

Berget SM, Moore C, Sharp PA. Spliced segments at the 5' terminus of adenovirus 2 late mRNA. Proc Natl Acad Sci U S A. 1977 Aug;74(8):3171-5.

Kollmar R, Fak J, Montgomery LG, Hudspeth AJ. Hair cell-specific splicing of mRNA for the alpha1D subunit of voltage-gated Ca2+ channels in the chicken's cochlea. Proc Natl Acad Sci U S A. 1997 Dec 23;94(26):14889-93.

Black DL. Splicing in the inner ear: a familiar tune, but what are the instruments? Neuron. 1998 Feb;20(2):165-8.

Miranda-Rottmann S, Kozlov AS, Hudspeth AJ. Highly specific alternative splicing of transcripts encoding BK channels in the chicken's cochlea is a minor determinant of the tonotopic gradient. Mol Cell Biol. 2010 Jul;30(14):3646-60.

Lipscombe D. Neuronal proteins custom designed by alternative splicing. Curr Opin Neurobiol. 2005 Jun;15(3):358-63.

Zamecnik PC, Stephenson ML. Inhibition of Rous sarcoma virus replication and cell transformation by a specific oligodeoxynucleotide. Proc Natl Acad Sci U S A. 1978 Jan;75(1):280-4.

Rfam Datenbank

Ars E, Kruyer H, Gaona A, Serra E, Lázaro C, Estivill X. Prenatal diagnosis of sporadic neurofibromatosis type 1 (NF1) by RNA and DNA analysis of a splicing mutation. Prenat Diagn. 1999 Aug;19(8):739-42. PMID: 10451518.

Davis ME, Zuckerman JE, Choi CH, Seligson D, Tolcher A, Alabi CA, Yen Y, Heidel JD, Ribas A. Evidence of RNAi in humans from systemically administered siRNA via targeted nanoparticles. Nature. 2010 Apr 15;464(7291):1067-70.

Di Cresce C, Koropatnick J. Antisense treatment in human prostate cancer and melanoma. Curr Cancer Drug Targets. 2010 Sep;10(6):555-65.

Grabar E. Gentherapie ohne Gene. Technology Review 1, 2019

Bethlem J, Wijngaarden GK. Benign myopathy, with autosomal dominant inheritance. A report on three pedigrees. Brain. 1976 Mar;99(1):91-100. doi: 10.1093/brain/99.1.91. PMID: 963533.

Genomics England,
https://www.genomicsengland.co.uk/

Gesetz zur Weiterentwicklung der Gesundheitsversorgung (Gesundheitsversorgungsweiterentwicklungsgesetz – GVWG) – Drucksachen 19/30550, 19/30560. Bundesrat, 11.06.2021
https://www.bundesrat.de/SharedDocs/drucksachen/
2021/0501-0600/511-21.pdf?__blob=publicationFile&v=1

Bundesministerium für Gesundheit. Die deutsche Genom-Initiative – genomDE. Stand, 02.08.2021.
https://www.bundesgesundheitsministerium.de/themen/
gesundheitswesen/personalisierte-medizin/genomde-de.html

European Alliance for Personalised Medicine.
https://www.euapm.eu

Digital, E. Stanford patient was first to receive lifesaving drug as an infant. Stanford Medicine, 06.12.2016.
https://med.stanford.edu/news/all-news/2016/12/stanford-patient-is-first-infant-to-receive-lifesaving-drug.html

PacBio. A Rare Opportunity to Help Tackle Daughter's Rare Disease. 28.02.2020
https://www.pacb.com/blog/rare-disease-hope/

Werdnig G. Zwei frühinfantile hereditäre Fälle von progressiver Muskelatrophie unter dem Bilde der Dystrophie, aber auf neurologischer Grundlage. Arch Psychiatr. Band 22, 1891, 437

Finkel RS, Mercuri E, Darras BT, Connolly AM, Kuntz NL, Kirschner J, Chiriboga CA, Saito K, Servais L, Tizzano E, Topaloglu H, Tulinius M, Montes J, Glanzman AM, Bishop K, Zhong ZJ, Gheuens S, Bennett CF, Schneider E, Farwell W, De Vivo DC; ENDEAR Study Group. Nusinersen versus Sham Control in Infantile-Onset Spinal Muscular Atrophy. N Engl J Med. 2017 Nov 2;377(18):1723-1732.

Mercuri E, Darras BT, Chiriboga CA, Day JW, Campbell C, Connolly AM, Iannaccone ST, Kirschner J, Kuntz NL, Saito K, Shieh PB, Tulinius M, Mazzone ES, Montes J, Bishop KM, Yang Q, Foster R, Gheuens S, Bennett CF, Farwell W, Schneider E, De Vivo DC, Finkel RS; CHERISH Study Group. Nusinersen versus Sham Control in Later-Onset Spinal Muscular Atrophy. N Engl J Med. 2018 Feb 15;378(7):625-635.

FDA. FDA approves first drug for spinal muscular atrophy. FDA, 23.12.2016.
https://www.fda.gov/news-events/press-announcements/
fda-approves-first-drug-spinal-muscular-atrophy

EMA. Empfehlung für die Zulassung von Spinraza, Zusammenfassung für die Öffentlichkeit. EMA/736370/2017 EMEA/H/C/004312, 30.05.2017.
https://www.ema.europa.eu/en/documents/overview/spinraza-epar-summary-public_de.pdf

Dhillon S. Risdiplam: First Approval. Drugs. 2020 Nov; 80(17):1853-1858. d

Williams, R. Concerns over Efficacy and Cost of Muscle Wasting Treatments. The Scientist, 11.11.2020
https://www.the-scientist.com/news-opinion/concerns-over-efficacy-and-cost-of-muscle-wasting-treatments-68144

Tennyson CN, Klamut HJ, Worton RG. The human dystrophin gene requires 16 hours to be transcribed and is cotranscriptionally spliced. Nat Genet. 1995 Feb;9(2):184-90. doi: 10.1038/ng0295-184. PMID: 7719347.

Duchenne Muscular Dystrophy:
https://www.mda.org/disease/duchenne-muscular-dystrophy/research

Aartsma-Rus A, Bremmer-Bout M, Janson AA, den Dunnen JT, van Ommen GJ, van Deutekom JC. Targeted exon skipping as a potential gene correction therapy for Duchenne muscular dystrophy. Neuromuscul Disord. 2002 Oct;12 Suppl 1:S71-7.

Summerton J. Morpholino Antisense Oligos: Applications in Biopharmaceutical Research (2005).
https://www.gene-tools.com/sites/default/files/Summerton2005_IPT.pdf

Sarepta. When did Sarepta go public?
https://investorrelations.sarepta.com/faqs

Boyle D. AVI BioPharma gets $11.5M military contract. Portland Business Journal, 05.10.2009.
https://www.bizjournals.com/portland/stories/2009/10/05/daily1.html

Portland Business Journal. AVI BioPharma changes name, splits stock. 12.07.2012.
https://www.bizjournals.com/portland/morning_call/2012/07/avi-biopharma-changes-name-splits-stock.html

Timmermann L. Sarepta moves from Seattle to Boston for the Talent. Xconomy, 07.09.2012.
https://xconomy.com/seattle/2012/09/07/sarepta-moves-from-seattle-to-boston-to-recruit-more-talent/

FDA. FDA grants accelerated approval to first targeted treatment for rare Duchenne muscular dystrophy mutation. FDA Press Announcement, 12.12.2019.
https://www.fda.gov/news-events/press-announcements/fda-grants-accelerated-approval-first-targeted-treatment-rare-duchenne-muscular-dystrophy-mutation

Grabar, E. Die Pharmaindustrie taktiert und schweigt, Zeit Online, 16.02.2017,
https://www.zeit.de/wissen/gesundheit/2017-02/us-pharmaindustrie-donald-trump-obamacare-medikamente-gesundheitswesen

McCoy MS, Carniol M, Chockley K, Urwin JW, Emanuel EJ, Schmidt H. Conflicts of Interest for Patient-Advocacy Organizations. N Engl J Med. 2017 Mar 2;376(9):880-885.

Mattingly TJ 2nd, Simoni-Wastila L. Patient-Centered Drug Approval: The Role of Patient Advocacy in the Drug Approval Process. J Manag Care Spec Pharm. 2017 Oct;23(10):1078-1082.

Edwards, Kyle T. »The Role of Patient Participation in Drug Approvals: Lessons from the Accelerated Approval of Eteplirsen.« Food and Drug Law Journal, vol. 72, no. 3, Food and Drug Law Institute (FDLI), 2017, pp. 406–50.

Lowe, D. Sarepta gets an Approval – Unfortunately. Blog. In the pipeline, 20.09.2016
https://www.science.org/content/blog-post/sarepta-gets-approval---unfortunately

Lowe D. Opening the Lid on Sarepta's Drug Approvals. Blog. In the pipeline, 22.01.2020
https://www.science.org/content/blog-post/opening-lid-sarepta-s-drug-approvals

Carroll, J. (2016) Senior FDA officials warned that approving $300,000 Duchenne drug will lower agency standards. Endpoints News 19.09.2016.
https://endpts.com/senior-fda-officials-warned-that-eteplirsen-ok-would-lower-fda-standards/

Caroll J. (2016) Patient advocates descend on FDA panel as Sarepta off against regulators. Fierce Biotech, 22.04.2016
https://www.fiercebiotech.com/biotech/patient-advocates-descend-fda-panel-as-sarepta-squares-off-against-regulators

Califf R. (2016) APPLICATION NUMBER: 206488Orig1s000 Center for Drug Evaluation and Research Summary Review. FDA (16.09.2016) Available from:
https://www.accessdata.fda.gov/drugsatfda_docs/nda/2016/206488_summary%20review_Redacted.pdf

Nakata A, Amemura M, Makino K. Unusual nucleotide arrangement with repeated sequences in the Escherichia coli K-12 chromosome. J Bacteriol. 1989 Jun;171(6):3553-6.

Lander ES. The Heroes of CRISPR. Cell. 2016 Jan 14;164(1-2): 18-28.

5. RNA-Therapien bekämpfen die Volkskrankheiten

Belluck P, Kaplan S, Robbins R. How an Unproven Alzheimer's Drug Got Approved. New York Times, 19.07.2021

Dorsey ER, Sherer T, Okun MS, Bloem BR. The Emerging Evidence of the Parkinson Pandemic. J Parkinsons Dis. 2018;8(s1): S3-S8. doi: 10.3233/JPD-181474. PMID: 30584159; PMCID: PMC6311367.

WHO, Fact sheet Dementia
https://www.who.int/news-room/fact-sheets/detail/dementia

Roth GA, Mensah GA, Johnson et al. (2020) GBD-NHLBI-JACC Global Burden of Cardiovascular Diseases Writing Group. Global Burden of Cardiovascular Diseases and Risk Factors, 1990–2019: Update From the GBD 2019 Study. J Am Coll Cardiol. 2020 Dec 22;76(25):2982-3021.

Drew L. Why rare genetic diseases are a logical focus for RNA therapies. Nature. 2019 Oct;574(7778):S16-S18.

Stiftung Warentest: Pommes frites: Der Zwist um die Herkunft: Wer hat die Pommes erfunden.
https://www.test.de/Pommes-frites-Burger-King-macht-die-besten-1504590-1504595/

Robert Koch-Institut: Chronische Erkrankungen: Fettstoffwechselstörungen, Faktenblätter:
https://www.rki.de/DE/Content/Gesundheitsmonitoring/Gesundheitsberichterstattung/GBEDownloadsB/Geda2010/Fettstoffwechselstoerungen.pdf?__blob=publicationFile

Endo A. A gift from nature: the birth of the statins. Nat Med. 2008 Oct;14(10):1050-2

Stossel TP. The discovery of statins. Cell. 2008 Sep 19;134(6):903-5.

Lipid-Liga, Cholesterin-Ratgeber, 6.Auflage 2017.
https://www.lipid-liga.de/wp-content/uploads/7052_Cholesterin-Ratgeber_6.Aufl_2017.pdf

Mullin, E. The Medicines Company and Alnylam Form Strategic Alliance to Develop and Commercialize RNAi Therapeutics Targeting PCSK9 for the Treatment of Hypercholesterolemia. Fierce Biotech 04.02.2013 Available from:
https://www.fiercebiotech.com/biotech/medicines-company-and-alnylam-form-strategic-alliance-to-develop-and-commercialize-rnai

Ray KK, Wright RS, Kallend D, Koenig W, Leiter LA, Raal FJ, Bisch JA, Richardson T, Jaros M, Wijngaard PLJ, Kastelein JJP; ORION-10 and ORION-11 Investigators. Two Phase 3 Trials of Inclisiran in Patients with Elevated LDL Cholesterol. N Engl J Med. 2020 Apr 16;382(16):1507-1519

Raal F et al. Inclisiran for Heterozygous Familial Hypercholesterolemia. N Engl J Med 2020;382(16):1520–1530.

Ray KK et al. Two Phase 3 Trials of Inclisiran in Patients with Elevated LDL Cholesterol. N Engl J Med 2020;382(16):1507–1519.

Wienberger H, Rühle S, Osteresch R, Hambrecht R. Lipoprotein (a): Aus kardiologischer Sicht zu wenig beachtet?Dtsch Arztebl 2021; 118(15)

Tsimikas S, Karwatowska-Prokopczuk E, Gouni-Berthold I, Tardif JC, Baum SJ, Steinhagen-Thiessen E, Shapiro MD, Stroes ES, Moriarty PM, Nordestgaard BG, Xia S, Guerriero J, Viney NJ, O'Dea L, Witztum JL; AKCEA-APO(a)-LRx Study Investigators. Lipoprotein(a) Reduction in Persons with Cardiovascular Disease. N Engl J Med. 2020 Jan 16;382(3):244-255.

Lee RC, Feinbaum RL, Ambros V. The C. elegans heterochronic gene lin-4 encodes small RNAs with antisense complementarity to lin-14. Cell. 1993 Dec 3;75(5):843-54.

Urbich C, Kuehbacher A, Dimmeler S. Role of microRNAs in vascular diseases, inflammation, and angiogenesis. Cardiovasc Res. 2008 Sep 1;79(4):581-8

Abplanalp WT, Fischer A, John D, Zeiher AM, Gosgnach W, Darville H, Montgomery R, Pestano L, Allée G, Paty I, Fougerousse F, Dimmeler S. Efficiency and Target Derepression of Anti-miR-92a: Results of a First in Human Study. Nucleic Acid Ther. 2020 Dec;30(6):335-345.

Poller W, Dimmeler S, Heymans S, Zeller T, Haas J, Karakas M, Leistner DM, Jakob P, Nakagawa S, Blankenberg S, Engelhardt S, Thum T, Weber C, Meder B, Hajjar R, Landmesser U. Non-coding RNAs in cardiovascular diseases: diagnostic and therapeutic perspectives. Eur Heart J. 2018 Aug 1;39(29):2704-2716.

Kumarswamy R, Volkmann I, Thum T. Regulation and function of miRNA-21 in health and disease. RNA Biol. 2011 Sep-Oct;8(5):706-13.

Täubel J, Hauke W, Rump S, Viereck J, Batkai S, Poetzsch J, Rode L, Weigt H, Genschel C, Lorch U, Theek C, Levin AA, Bauersachs J, Solomon SD, Thum T. Novel antisense therapy targeting microRNA-132 in patients with heart failure: results of a first-in-human Phase 1b randomized, double-blind, placebo-controlled study. Eur Heart J. 2021 Jan 7;42(2):178-188
https://clinicaltrials.gov/ct2/show/NCT03603431

Guo J, Song W, Boulanger J, Xu EY, Wang F, Zhang Y, He Q, Wang S, Yang L, Pryce C, Phillips L, MacKenna D, Leberer E, Ibraghimov-Beskrovnaya O, Ding J, Liu S. Dysregulated Ex-

pression of microRNA-21 and Disease-Related Genes in Human Patients and in a Mouse Model of Alport Syndrome. Hum Gene Ther. 2019 Jul;30(7):865-881.
https://clinicaltrials.gov/ct2/show/NCT03373786?term=Sanofi&cond=Alport+Syndrome&draw=2&rank=1

Jonsson T, Atwal JK, Steinberg S, Snaedal J, Jonsson PV, Bjornsson S, Stefansson H, Sulem P, Gudbjartsson D, Maloney J, Hoyte K, Gustafson A, Liu Y, Lu Y, Bhangale T, Graham RR, Huttenlocher J, Bjornsdottir G, Andreassen OA, Jönsson EG, Palotie A, Behrens TW, Magnusson OT, Kong A, Thorsteinsdottir U, Watts RJ, Stefansson K. A mutation in APP protects against Alzheimer's disease and age-related cognitive decline. Nature. 2012 Aug 2;488(7409):96-9.

Tabrizi SJ, Flower MD, Ross CA, Wild EJ. Huntington disease: new insights into molecular pathogenesis and therapeutic opportunities. Nat Rev Neurol. 2020 Oct;16(10):529-546.

Harding, R Fox, L Carroll, J Huntingtons disease therapeutics conference 2021, HD Buzz, 26.04.2021
https://en.hdbuzz.net/305

Bahnsen, Ulrich (2003) Hirn unter Strom, Die Zeit 14/03, 27.03.2003

Erkrankungen, seltene: Dystonie-Parkinson-Syndrom, x-chromosomal (2013)
https://www.orpha.net/consor/cgi-bin/OC_Exp.php?lng=DE&Expert=53351

6. Auf Leben und Tod – die Zukunft der RNA-Medizin

Freyn AW, Ramos da Silva J, Rosado VC, Bliss CM, Pine M, Mui BL, Tam YK, Madden TD, de Souza Ferreira LC, Weissman D, Krammer F, Coughlan L, Palese P, Pardi N, Nachbagauer R. A Multi-Targeting, Nucleoside-Modified mRNA Influenza Virus Vaccine Provides Broad Protection in Mice. Mol Ther. 2020 Jul 8;28(7):1569-1584.

Kramer, J (2021) How COVID-19 vaccines may lead to new shots for other deadly viruses. National Geographic, 29.01.2021 https://www.nationalgeographic.com/science/article/how-covid-vaccines-may-lead-to-new-shots-for-other-deadly-viruses

Vijgen L, Keyaerts E, Moës E, Thoelen I, Wollants E, Lemey P, Vandamme AM, Van Ranst M. Complete genomic sequence of human coronavirus OC43: molecular clock analysis suggests a relatively recent zoonotic coronavirus transmission event. J Virol. 2005 Feb;79(3):1595-604.

Souilmi Y, Lauterbur ME, Tobler R, Huber CD, Johar AS, Moradi SV, Johnston WA, Krogan NJ, Alexandrov K, Enard D. An ancient viral epidemic involving host coronavirus interacting genes more than 20,000 years ago in East Asia. Curr Biol. 2021 Aug 23;31(16):3504-3514.e9. doi: 10.1016/j.cub.2021.05.067. Epub 2021 Jun 24. Erratum in: Curr Biol. 2021 Aug 23; 31(16):3704.

Tan CW, Chia WN, Young BE, Zhu F, Lim BL, Sia WR, Thein TL, Chen MI, Leo YS, Lye DC, Wang LF. Pan-Sarbecovirus Neutralizing Antibodies in BNT162b2-Immunized SARS-CoV-1 Survivors. N Engl J Med. 2021 Oct 7;385(15):1401-1406.

Conis, NcCoyd, E Moravek, M Jessie A, What to Expect, when a Coronavirus Vaccine finally arrives. New York Times, 20.05.2020 https://www.nytimes.com/2020/05/20/opinion/coronavirus-vaccine-polio.html

Taylor T, Slutsker L. Tracking severe malaria disease. Science. 2021 Aug 20;373(6557):855-856.

Paton RS, Kamau A, Akech S, Agweyu A, Ogero M, Mwandawiro C, Mturi N, Mohammed S, Mpimbaza A, Kariuki S, Otieno NA, Nyawanda BO, Mohamed AF, Mtove G, Reyburn H, Gupta S, Bejon P, Lourenço J, Snow RW. Malaria infection and severe disease risks in Africa. Science. 2021 Aug 20;373(6557): 926-931.

Baeza Garcia A, Siu E, Sun T, Exler V, Brito L, Hekele A, Otten G, Augustijn K, Janse CJ, Ulmer JB, Bernhagen J, Fikrig E, Geall A, Bucala R. Neutralization of the Plasmodium-encoded MIF ortholog confers protective immunity against malaria infection. Nat Commun. 2018 Jul 13;9(1):2714.

Cohen, J Landmark study finds artificial antibodies can protect against malaria. Science, 11. August 2021 https://www.sciencemag.org/news/2021/08/landmark-study-finds-artificial-antibodies-can-protect-against-malaria

Choo QL, Kuo G, Weiner AJ, Overby LR, Bradley DW, Houghton M. Isolation of a cDNA clone derived from a blood-borne non-A, non-B viral hepatitis genome. Science. 1989 Apr 21;244(4902):359-62.

Yang T, Poenisch M, Khanal R, Hu Q, Dai Z, Li R, Song G, Yuan Q, Yao Q, Shen X, Taubert R, Engel B, Jaeckel E, Vogel A, Falk CS, Schambach A, Gerovska D, Araúzo-Bravo MJ, Vondran FWR, Cantz T, Horscroft N, Balakrishnan A, Chevessier F,

Ott M, Sharma AD. Therapeutic HNF4A mRNA attenuates liver fibrosis in a preclinical model. J Hepatol. 2021 Aug 25: S0168-8278(21)02006-7.

Faria NR, Rambaut A, Suchard MA, Baele G, Bedford T, Ward MJ, Tatem AJ, Sousa JD, Arinaminpathy N, Pépin J, Posada D, Peeters M, Pybus OG, Lemey P. HIV epidemiology. The early spread and epidemic ignition of HIV-1 in human populations. Science. 2014 Oct 3;346(6205):56-61.

Barré-Sinoussi F, Chermann JC, Rey F, Nugeyre MT, Chamaret S, Gruest J, Dauguet C, Axler-Blin C, Vézinet-Brun F, Rouzioux C, Rozenbaum W, Montagnier L. Isolation of a T-lymphotropic retrovirus from a patient at risk for acquired immune deficiency syndrome (AIDS). Science. 1983 May 20;220(4599):868-71.

Pardi N, Hogan MJ, Pelc RS, Muramatsu H, Andersen H, DeMaso CR, Dowd KA, Sutherland LL, Scearce RM, Parks R, Wagner W, Granados A, Greenhouse J, Walker M, Willis E, Yu JS, McGee CE, Sempowski GD, Mui BL, Tam YK, Huang YJ, Vanlandingham D, Holmes VM, Balachandran H, Sahu S, Lifton M, Higgs S, Hensley SE, Madden TD, Hope MJ, Karikó K, Santra S, Graham BS, Lewis MG, Pierson TC, Haynes BF, Weissman D. Zika virus protection by a single low-dose nucleoside-modified mRNA vaccination. Nature. 2017 Mar 9;543(7644):248-251.

7. (K)ein Versprechen auf ewige Jugend

Translate Bio, Press release (2020) Translate Bio Highlights mRNA Platform Potential for the Treatment of Cystic Fibrosis (CF) at the 34th Annual North American Cystic Fibrosis Conference, October 7, 2020
https://investors.translate.bio/news-releases/news-release-details/
translate-bio-highlights-mrna-platform-potential-treatment

Rghalado, A, Exclusive: Chinese Sientists are creating CRIPR babies. MIT Technology Rev., 25.11.2018
https://www.technologyreview.com/s/612458/exclusive-chinese-scientists-are-creating-crispr-babies/amp/?__twitter_impression=true

Musunuru K, Chadwick AC, Mizoguchi T, Garcia SP, DeNizio JE, Reiss CW, Wang K, Iyer S, Dutta C, Clendaniel V, Amaonye M, Beach A, Berth K, Biswas S, Braun MC, Chen HM, Colace TV, Ganey JD, Gangopadhyay SA, Garrity R, Kasiewicz LN, Lavoie J, Madsen JA, Matsumoto Y, Mazzola AM, Nasrullah YS, Nneji J, Ren H, Sanjeev A, Shay M, Stahley MR, Fan SHY, Tam YK, Gaudelli NM, Ciaramella G, Stolz LE, Malyala P, Cheng CJ, Rajeev KG, Rohde E, Bellinger AM, Kathiresan S. In vivo CRISPR base editing of PCSK9 durably lowers cholesterol in primates. Nature. 2021 May;593(7859):429-434.

Gillmore JD, Gane E, Taubel J, Kao J, Fontana M, Maitland ML, Seitzer J, O'Connell D, Walsh KR, Wood K, Phillips J, Xu Y, Amaral A, Boyd AP, Cehelsky JE, McKee MD, Schiermeier A, Harari O, Murphy A, Kyratsous CA, Zambrowicz B, Soltys R, Gutstein DE, Leonard J, Sepp-Lorenzino L, Lebwohl D. CRISPR-Cas9 In Vivo Gene Editing for Transthyretin Amyloidosis. N Engl J Med. 2021 Aug 5;385(6):493-502.

Bahnsen, U, Darf ich? Die Zeit 05/2020, 23.01.2020
https://www.zeit.de/2020/05/uebergewicht-gene-vererbung-essverhalten-sport

Krankheitskosten, Statistisches Bundesamt, 18.03.2019,
https://www.destatis.de/DE/Themen/Gesellschaft-Umwelt/Gesundheit/Krankheitskosten/Tabellen/krankheitsklassen-alter.html

Horvath S. DNA methylation age of human tissues and cell types. Genome Biol. 2013;14(10):R115.

Lu Y, Brommer B, Tian X, Krishnan A, Meer M, Wang C, Vera DL, Zeng Q, Yu D, Bonkowski MS, Yang JH, Zhou S, Hoffmann EM, Karg MM, Schultz MB, Kane AE, Davidsohn N, Korobkina E, Chwalek K, Rajman LA, Church GM, Hochedlinger K, Gladyshev VN, Horvath S, Levine ME, Gregory-Ksander MS, Ksander BR, He Z, Sinclair DA. Reprogramming to recover youthful epigenetic information and restore vision. Nature. 2020 Dec;588(7836):124-129.